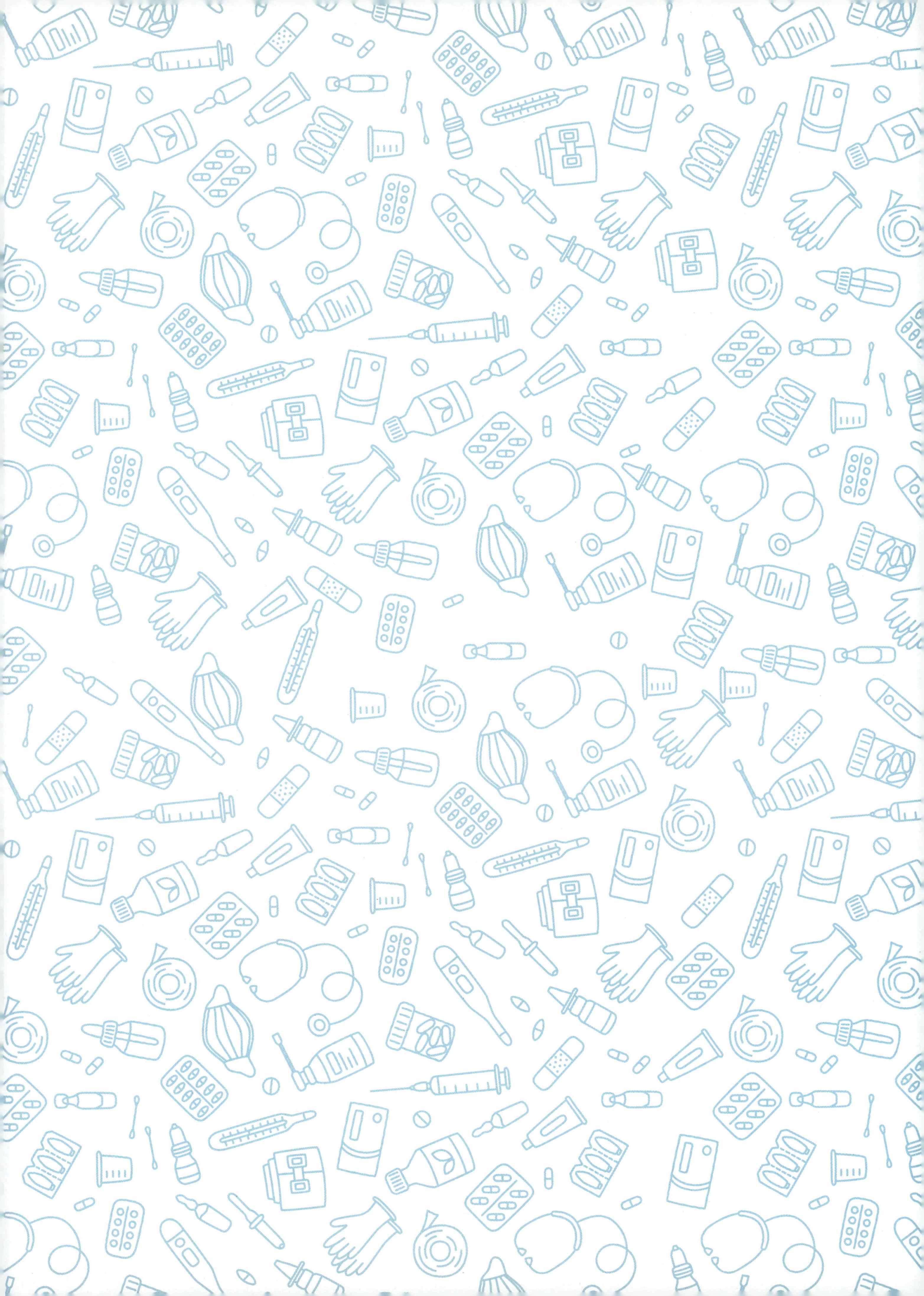

그림으로 이해하는

알기 쉬운 약리학

그림으로 이해하는 알기 쉬운 약리학

MACHITANI Yasunori | 정 가 영 감수

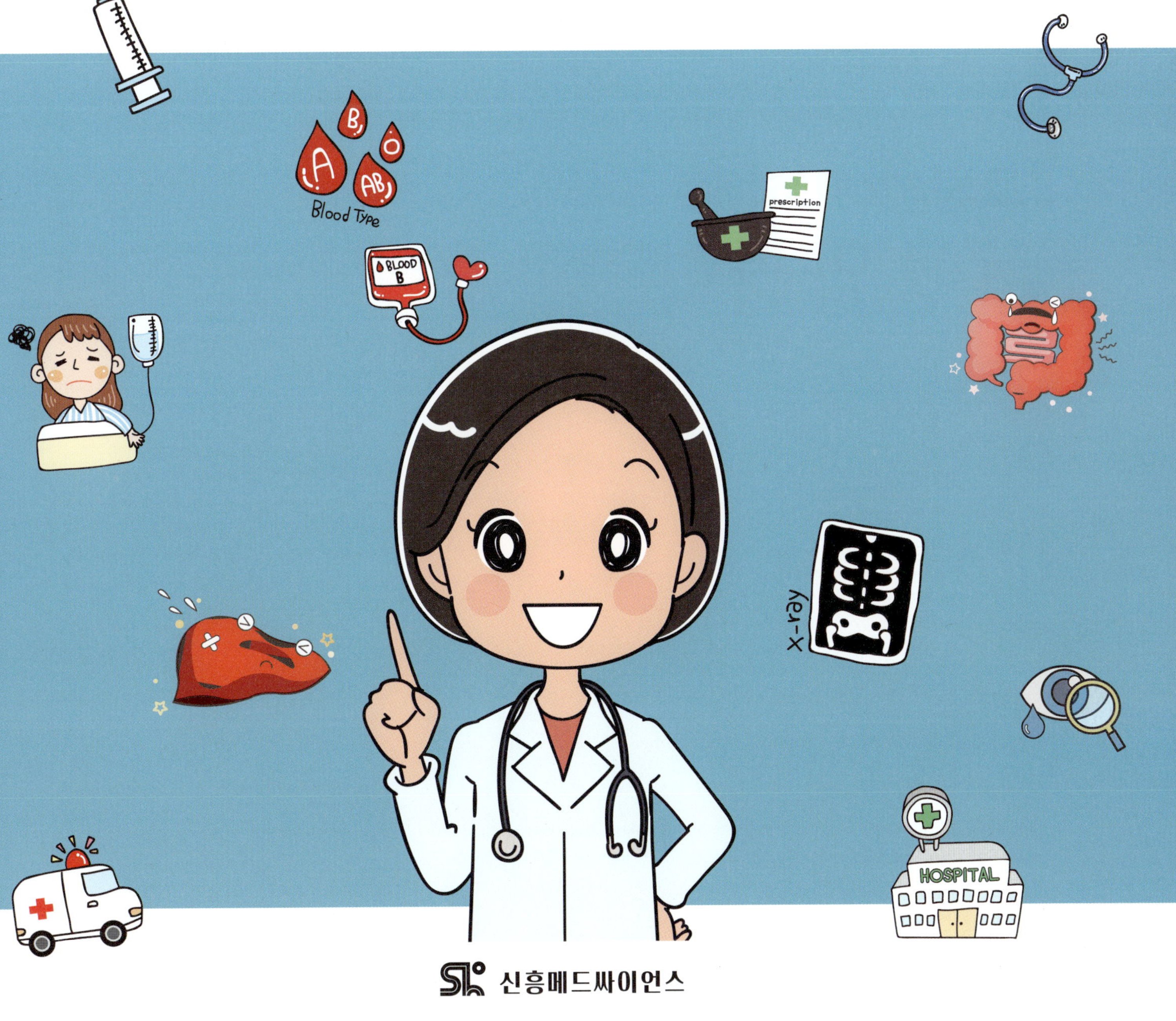

신흥메드싸이언스

그림으로 이해하는 알기 쉬운 약리학

발 행 2022년 6월 03일
지 은 이 MACHITANI Yasunori
감 수 정 가 영
발 행 인 홍 성 혁
발 행 처 **신흥메드싸이언스**
기 획 이 영 열
디 자 인 박 은 경
주 소 서울시 강서구 마곡중앙1로 10, 907호
(마곡동 798-17, 한일노벨리아타워)
등록번호 제318-2007-000077호
전 화 02-6956-8670
팩 스 02-6956-8671
홈페이지 www.shmed.co.kr
I S B N 978-89-6498-079-8 93510
정 가 35,000원

감 수
정가영, M.D.

- 현 한국 노바티스 항암제 사업부 의학부 이사
  (Medical Lead, Cell and gene therapy)
- 전 한국 화이자 제약 의학부 부장
  청주 카톨릭병원 부원장
- 순천향대학교 서울병원 가정의학과 전문의
- 순천향대학교 병원 의과대학 졸업

서 문 [개정 2판]

본서는 2018년 발간 후, 여러분 덕분에 많은 대학교에서 교재와 참고서로 사용되었습니다. 또한, 학생이나 의료진분들께 '생리학과 약리학의 관계를 이해하기 쉽다'는 평을 받아 저자로서 매우 기뻤습니다. 본서에서는 '약물이 몸의 어디에서 작용하거나, 작용시키고자 하는지 상상하기 어렵다'라는 문제를 해결하기 위해 '몸의 구조, 질환의 발생 원인, 약물을 사용하는 목적이나 구조를 순서에 맞춰 이해하는 것이 중요하다'라는 개념으로 정리한 것이며, 이에 찬성을 해주신 것으로 생각해 안도합니다.

그러나 의료, 특히 약의 정보는 시시각각으로 업데이트되고 있습니다. 신약 외에 의료비의 억제를 목적으로 한 제네릭 약품 도입 등, 계속 확인해야 할 것이 증가하고 있습니다. 또한, 의약품이라는 '물건'뿐 아니라 이를 다루는 '사람(환자나 의료진)의 사고방식'도 항상 변화하고 있어 하나를 개선해도 새로운 문제가 발생합니다. 의약품에 관련된 의료사고가 보도되기는 하나 이는 빙산의 일각이라 해도 과언이 아닙니다. 안전한 의료서비스 제공이 주목받는 가운데 이는 임상 현장에서 당연히 의식해야 하고, 학생에게도 매우 중요합니다.

이번 개정에서는 의약품의 업데이트, 국가시험의 동향에 맞춘 변경사항에 더해 저자가 의료안전관리자라는 입장에서 임상 현장에서 느낀 주의점도 포함했습니다. 또한, '구체적인 약제명이 있으면 좋겠다'는 요청도 반영했습니다. 단, 처음 보시는 분들은 일부 중요한 약물을 제외하고, '명칭을 외우기보다 먼저 약물을 사용하는 이유와 질환을 개선하는 흐름의 이해'를 중시해 주셨으면 좋겠습니다. 단, 추가한 약물은 신중하게 골랐지만, 계속해서 의견이나 느낀 점을 알려주시면 매우 감사하겠습니다.

본서는 역설적이기는 하지만 '국가시험에 자주 나오는 내용은 임상 현장에서도 중요한 실용 부분이며, 의료안전에 관련된 부분이 주로 출제된다'는 사고방식을 중시하고 있기 때문에 의료종사자를 목표로 하는 학생은 물론, 의료 현장에서 업무를 보고 있는 혹은 공백기가 있었던 의료진분들께 도움이 될 것으로 기대합니다. 단, 본서는 약물치료의 '전체 이미지와 흐름의 이해'에 중점을 두고 있습니다. 임상 현장에 관해서는 전문가와 같이 관련 서적으로 심화 학습하시길 바랍니다.

마지막으로 본서를 활용해 주시고 귀중한 의견을 주신 교수님, 학생, 의료진분들께 감사드립니다. 또한, 개정판 작업에 남산당 편집부와 제작 스텝분들께 많은 도움을 받았습니다. 이 자리를 빌려 감사 인사드립니다.

2020년 7월
MACHITANI Yasunori

서문 [초판]

임상 약사로서 의사, 간호사 등과 함께 지금까지 환자분들께 의료서비스를 제공해 왔으며, 의사나 간호사 등의 의료진이 어떠한 생각으로 일을 하는지 가까이서 느끼며 일했습니다. 또한, 다른 직종의 의료진이 요구하는 약의 정보가 매우 다르다는 것도 느꼈습니다. 특히 신입 의료진에게는 다양한 지식이나 사고방식을 상대 수준에 맞춰 알기 쉽게 제공하는 것이 중요하다고 생각합니다. 이 경험은 학생을 대상으로 한 강의에서도 활용할 수 있었습니다. 지금까지 십 수년간 여러 대학교 등에서 약리학과 생화학을 강의할 기회가 있었으며, 국가시험 세미나나 강의도 여러 번 담당했습니다.

약리학이라는 학문은 약의 기능을 학습하는 학문이지만, 우선은 몸의 구조, 다음으로 질환의 발생 원인, 마지막으로 약을 사용하는 목적이나 구조를 순서에 맞춰 이해하는 것이 중요합니다. 이 순서로 학습하면, 약에 대한 살아있는 지식을 습득하게 되고 이를 기반으로 행동할 수 있을 것으로 생각합니다. 본서에서는 우선 대략적인 약물의 역할을 이해하는 것을 목표로 하고 있으며 자세한 설명은 일부러 생략하기도 했기에 이점 양해 부탁드립니다.

또한, 본서에서는 학문 분야의 종적 관계를 없애고 몸의 연결과 약물치료의 흐름을 어떻게 임상에 활용하는지에 주목했습니다. 임상에서의 활용은 간호사를 시작으로 물리치료사, 작업치료사, 임상병리사, 방사선기사, 임상공학기사 등, 많은 직종에 통용됩니다. 요구되는 약물치료의 지식으로써, 국가시험에 출제되는 문제는 특히 중요하다고 생각하여 각종 국가시험에서 자주 출제되는 내용을 의식해 본서를 집필했습니다. 특히 다음과 같은 점들이 중요하다고 생각합니다.

① 중요한 내용은 학과, 분야별로 차이는 있으나 공통된 부분이 많다.
② 국가시험에 출제되는 내용은 세태를 반영하고 있으며, 임상현장에서 중요한 실용 파트, 의료안전에 관한 파트가 출제된다.

처음 약리학을 배우는 학생분들을 비롯해 신입, 공백기가 있는 의료진, 타 직종을 대상으로 한 약물 강의 등에 본서를 활용하시길 바랍니다. 성심성의껏 집필했으나 부족한 점도 있을 것으로 생각합니다. 만약 부족한 점이 있다면 의견이나 피드백을 주시면 감사하겠습니다.

또한, 본서를 작성하면서 첫 독자로서 바쁘신 와중에도 의견을 주신 후지타니 아키노리 씨, 후지타니 나기사 씨와 제작을 담당해주신 남산당 편집부 여러분들께도 이 자리를 빌려 감사 인사드립니다.

마지막으로 본서를 읽어주신 여러분이 약물치료를 이해하고 환자분들께 안전한 의료서비스를 제공하는데 이바지할 수 있다면 다행입니다. 저 또한 한 명의 의료진으로서 알기 쉬운 약물치료에 대하여 앞으로도 여러분들께 다양한 강의를 제공하고 싶습니다.

2018년 7월
MACHITANI Yasunori

목 차

제1장 약의 특징과 몸의 관계 1

제2장 신경의 질환과 치료 23

제3장 심장 · 혈액 · 신장에 관련된 질환과 치료 45

시작하기 전에

본문 중 표기에는 다음의 의미가 있습니다.

- **밑줄 강조 및 도표 중** 색깔 있는 글자

→ 각종 국가시험에서 과거에 출제된 키워드를 중심으로 이 책의 이해를 돕기 위한 용어 · 문장

- **핵심 포인트** 핵심 POINT

→ 과거에 각종 국가시험에서 자주 문제시되었던 분야로 앞으로도 문제 될 가능성이 높은 중요 분야

- **의료안전 포인트** 의료안전 +

→ 임상 현장에서 항상 주의해야 하는 사항

- **치료 마크** 치료

→ 해당 질환의 치료 개념 포인트

앞으로 국가시험에 응시할 분이나 약리학을 다시 공부하고자 하는 분들에게 위의 포인트들은 도움이 되리라고 생각합니다. 특히 의식해서 읽어 주시면 감사하겠습니다.

또한, 본문 중 약어의 사용은 가독성을 위해서이며 약어 목록으로 정리해 두었습니다. 참고하시기 바랍니다.

제1장

약의 특징과 몸의 관계

2020년 5월 말 시점에 의료기관 등에서 보험 진찰에 사용되는 의료용 의약품의 수는 약 14,000개 정도이며 마시는 약, 바르는 약, 주사제 등 다양한 종류가 있습니다. 의료진은 약을 사용하는 목적이나 부작용을 생각하고 투약해야 하며 약리학은 이런 것들을 전문으로 배우는 학문입니다.

약리학을 배우는 데 있어 중요한 것은 약의 특성을 이해하면서 동시에 투약하는 환자의 상태도 충분히 파악하는 것입니다. 병원에서는 아이에서 노인까지 다양한 환자에게 약이 사용됩니다.

또한, 의학의 진보, 의료비의 상승, 저출산 고령화 등 끊임없이 변화하는 의료계 환경 속에서 약에 관련된 많은 의료사고가 발생해 의료(환자)안전이 관심받고 있습니다. 안전한 의료 제공을 위해 약에 관련된 정보 수집 방법이나 관리 방법에 대해서도 이해할 필요가 있습니다.

현장에서 난감한 일이 없도록 약물치료 개념에 대해 알아봅시다.

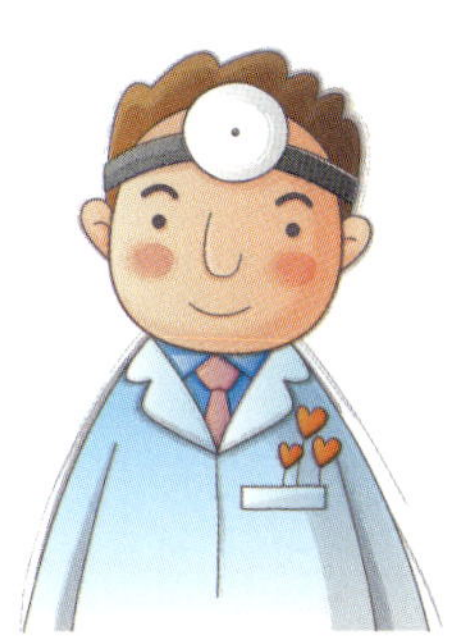

1-1 약의 종류와 특징 1(내복약)

일상생활에서 사용하는 전기는 발전소에서 만들어지고, 전선을 통해 각 가정에 전달됩니다. 이처럼 우리 몸에는 혈관이 퍼져있고, 혈관을 통해 영양분이 세포에 전달됩니다(그림 1). 약은 이 구조를 이용해 필요한 곳(병든 세포 등)에 적절한 방법으로 전달됩니다.

1-1장부터 1-3장까지는 내복약 · 외용약 · 주사제와 대해 알아봅니다. 각각의 특징을 이해하고 약을 사용합시다.

내복약

알약 · 캡슐약 · 가루약 등이 있습니다. 약의 효과를 얻기 위해 효과가 긴 경우는 1일 1회에서 짧은 경우는 1일 수회 먹습니다.

[약효를 늘리는 아이디어]

서방(徐放)형 약물은 글자 그대로 '徐'는 천천히, '放'은 방출한다는 의미로 복용 후 소화관(주로 소장)에서 천천히 장시간 방출되도록 만들어졌습니다(그림 2). 금지사항으로 **농도가 급격히 증가하기 때문에 서방형 약물을 씹거나 으깨면 안 됩니다.**

[배합제와 한방약]

배합제는 글자 그대로 여러 성분을 합친 것으로 약을 여러 개 먹지 않아도 되도록 만들어진 약입니다. 한방약도 배합제처럼 여러 생약을 섞어 만들어집니다(그림 3).

한방약

한방약은 배합제처럼 2종류 이상의 한방약을 조합해 섞은 상태의 약입니다. 한의학에서는 질환의 원인인 특정 부분의 치료뿐만 아니라 몸 전체의 증상을 파악해 치료합니다. 따라서 한방약의 효능과 효과는 여러 가지가 있습니다. 의료용의 대표적인 한방약을 정리했습니다(표 1).

[투약 시 주의사항]

일반적으로 식전(식사 30분~1시간 전)이나 식간(식사와 식사 사이로 식후 약 2시간)에 복용합니다. 음식물의 영향을 받지 않고, 소장 등의 장내 세균에 의해 약효 성분이 흡수되기 쉽다고 여겨지기 때문입니다.

[주의할 부작용 사례]

감초(甘草)에 포함된 성분(글리시리진산)의 영향으로 부신피질에서 분비되는 호르몬(알도스테론)이 증가 시 발생하는 것과 같은 증상(위알도스테론증 : 저칼륨혈증이나 혈압 상승 등)이 나타나는 경우가 있습니다(그림 4)(호르몬의 기능은 4장에서 해설합니다).

[한방약과 다른 약을 동시에 사용할 경우 주의사항]

여러 한방약이나 다른 약을 동시에 사용할 경우, 성분이 겹치거나 같은 기능을 가진 성분에 의해 부작용이 나타날 수 있으므로 주의가 필요합니다. 예를 들어, 소시호탕(小柴胡湯)과 간염치료에 사용되는 인터페론의 병용으로 인해 간질성 폐렴(폐에 공기가 들어가는 폐포를 제외한 부위에 발생하는 폐렴)이 발생할 가능성이 있습니다(그림 5).

그림 1 전기와 혈액을 보내는 구조

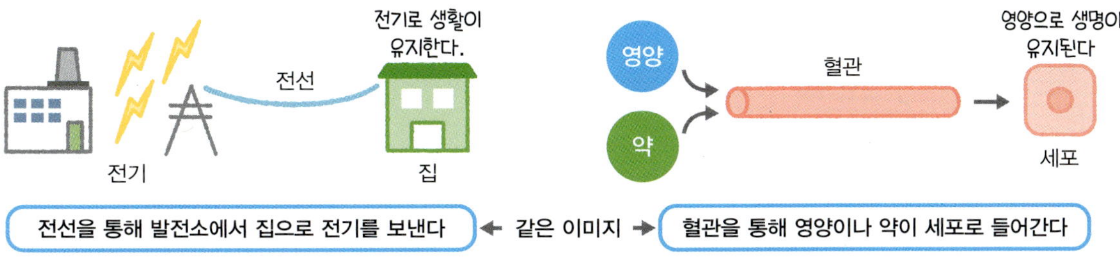

그림 2 서방형 약물의 특징

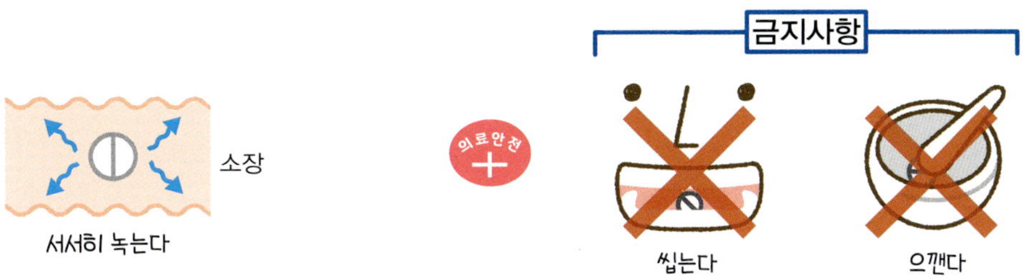

그림 3 배합제와 한방약

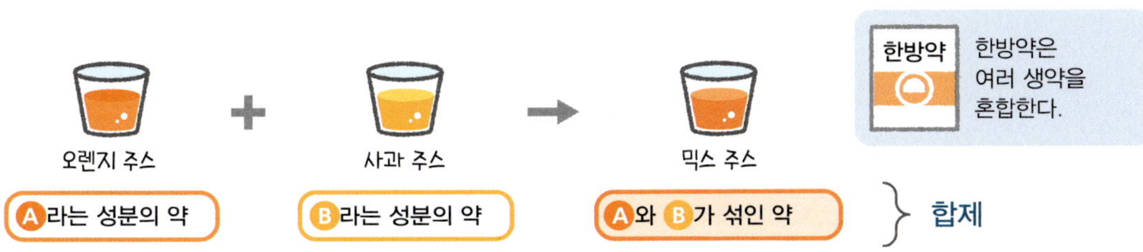

표 1 대표적인 한방약

한방약		효능
갈근탕	葛根湯	감기 및 어깨결림
작약감초탕	芍藥甘草湯	근육 경련을 동반한 통증(경련)
대건중탕	大建中湯	복부 팽만(연동운동을 개선)
보중익기탕	補中益氣湯	식욕부진 및 고령자의 허약(노화)
마황탕	麻黃湯	감기 및 독감(초기)
억간산	抑肝散	신경증 및 불면증같은 신경정신 증상 개선

그림 4 한방약의 부작용 사례

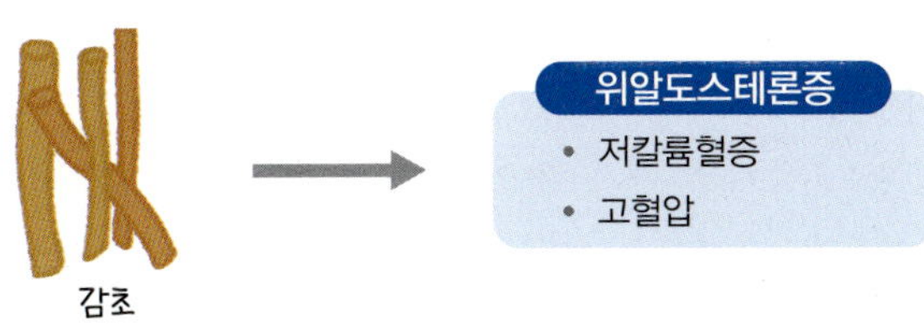

그림 5 약물 병용에 주의해야 할 한방약 사례

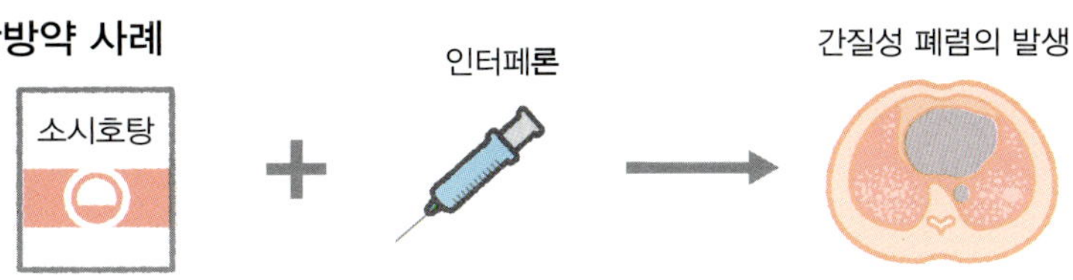

1-2 약의 종류와 특징 2(외용약)

약은 효과를 내고 싶은 신체 부위에 전달하거나 또는 최대한의 효과를 발휘시키기 위해 사용법이 각각 다릅니다. 또한, 약의 형태도 다양하여 예를 들면, 도포제(바르는 약) · 첩부제(붙이는 약) · 흡입제(흡입약) · 좌제(좌약) · 설하정 · 박칼정 등이 있습니다(그림 1).

도포제와 첩부제

피부 표면에 사용하는 약물 종류는 표 1과 같습니다. **도포제**는 바른 부위에 약물이 침투해 효능을 발휘하는 약입니다. 피부 표면의 세균에 의한 화농을 억제하는 항균제와 염증을 억제하는 스테로이드 약물 등이 있습니다. 피부의 염증에 사용되는 스테로이드 약물은 염증의 강도에 따라 적절히 사용합니다(표 2).

첩부제는 시트나 스티커 등에 약제를 스며들게 한 약입니다. 첩부제는 제제에 따라 목적이 두 가지로 나뉩니다(그림 2).

① **국소작용** : 주로 붙인 부위를 고농도로 유지하기 위함(예 : 진통용 첩부제)

② **전신작용** : 붙인 부위에서 흡수시켜 장시간 혈액으로 이행시키기 위함(예 : 협심증 예방, 암 진통제, 기관지천식의 발작 예방 등)

흡입제

흡입제는 전용 흡입기를 이용하여 약물이 닿은 부위에 작용하는 약으로 기관지천식 치료 등에 사용됩니다.

좌약

좌약은 약을 못 먹는 경우나 빠르게 약 효과를 보고 싶은 경우에 항문에 삽입하여 투여합니다. 해열 · 진통제나 구토억제제, 경련억제제 등이 있습니다(그림 3).

설하 · 박칼정

설하 · 박칼정은 모두 입안에 넣지만 혀 아래에 넣는게 설하정, 볼과 잇몸 사이에 끼워 사용하는 것이 박칼정입니다.

좌약과 설하 · 박칼정은 내복약과 달리 **간을 통과하지 않고 혈관에 들어가므로** 효과가 빠른 것이 특징입니다(그림 4).

그림 1 외용약의 종류

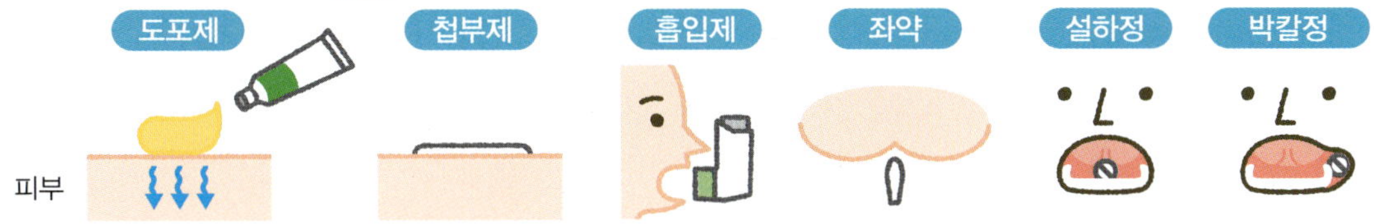

표 1 도포제 및 첩부제의 종류와 특징

종류		특징
도포제	연고	도포제 중 가장 강도가 있어 피부에 남기 쉽다.
	크림	연고보다 부드럽다.
	로션	액체 상태
첩부제	테이프·파스	붙이는 약. 국소작용을 위한 것(록소프로펜 테이프 등)과 지속성을 위한 것(니트로글리세린이나 펜타닐 패치 등)이 있다.

표 2 스테로이드 역가

영문 표기	한글 표기	대표적인 약물
strongest	가장 강력	클로베타솔(clobetasol)
very strong	매우 강력	베타메타손(betamethasone)
strong	강력	덱사메타손(dexamethasone)
medium	중간	클로베타손(clobetasone)
weak	약함	프레드니솔론(prednisolone)

그림 2 첩부제의 작용

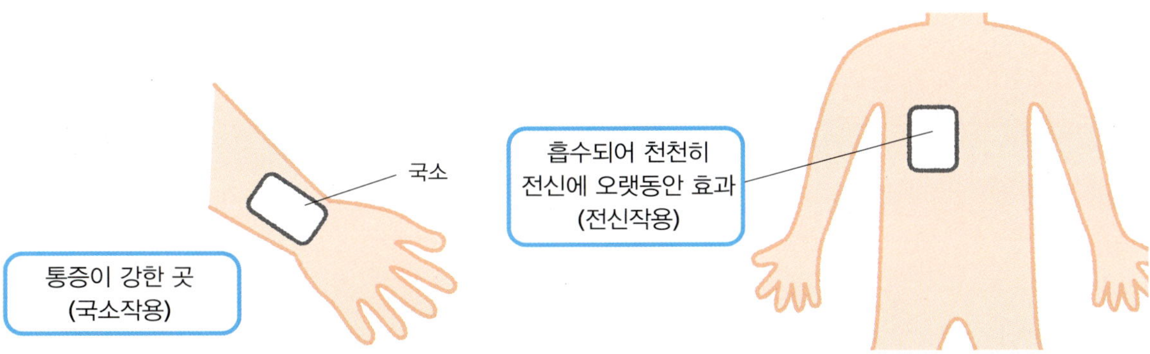

그림 3 좌약 사용 시 주의사항

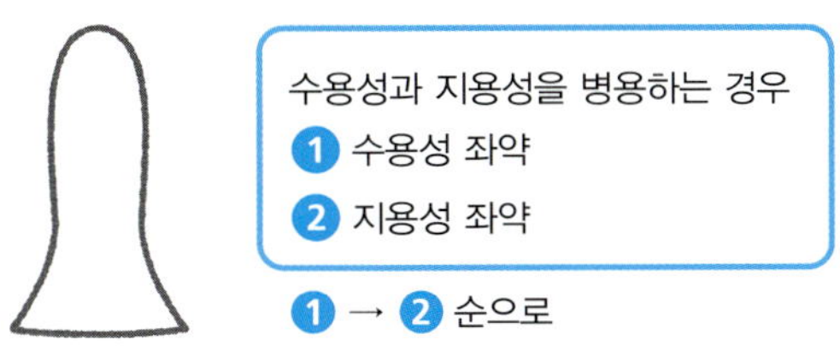

그림 4 좌약과 설하정 및 박칼정의 특징

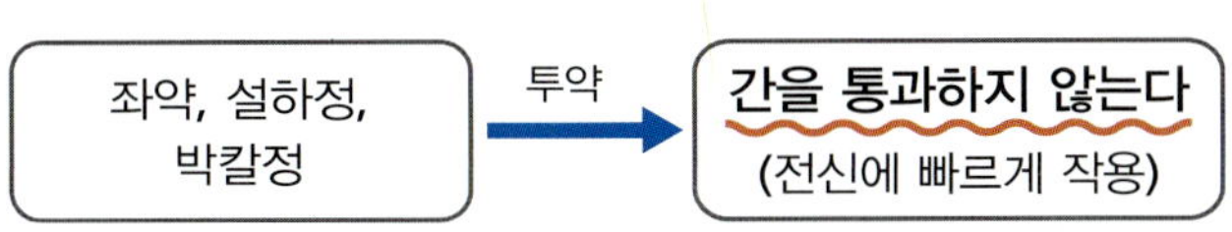

1-3 약의 종류와 특징 3(주사제와 정리)

주사제

주사제는 약물을 투여하는 목적 이외에 식사하기 어려운 경우, 식사 대신 포도당, 아미노산, 지방유제를 투여해 영양보급을 하는 목적이 있습니다(그림 1). 목욕 시 탕에 온도가 온도가 너무 높거나 낮으면 몸을 못 담그지만 체온과 비슷하면 안심하고 들어갈 수 있습니다. 이와 마찬가지로 점적용 수액은 사람의 체액과 같은 농도인 **0.9% 생리식염수**와 **5% 포도당**을 기본으로 만들어집니다(**11-4장** 참조).

주사는 바늘을 찔러 투여하는 방법으로 목적에 따라 투여 부위가 다르고, 바늘을 찌르는 부위에 따라 명칭이 다릅니다(그림 2). 특징은 아래와 같습니다.

① **정맥주사** : 혈관에 직접 바늘을 찔러 한번에 투여합니다.

② **근육주사** : 투여 시 피부에 대해 **45~90도 각도**로 주사바늘을 삽입합니다. 통증을 동반하고 신경에 손상이 발생할 가능성이 있어 주의가 필요합니다.

③ **점적 정맥주사** : 수액에 약물을 주입하고, 점적으로 시간을 들여 정맥에 투여합니다. 심장의 기능이 떨어진(심부전) 환자의 경우, 심장에 부담이 가지 않도록 시간을 두고 투여해야 합니다. 수액 펌프를 사용해 투여하기도 합니다(그림 3).

④ **피하주사** : 10~30도 각도로 피하에 약액을 주사합니다. 주로 **인슐린 자가주사**나 백신 접종에 사용됩니다(그림 4).

약물을 체내에 넣었을 때 혈액 내 농도의 변화

지금까지 내복약, 외용약, 주사제에 대한 설명을 했습니다. 약물 투여 시 그래프를 보고 혈액 내 약물 농도 변화를 생각해 봅시다(그림 5).

① **내복약(서방형 약물 제외)** : 약물을 먹고 녹아서 흡수될 때까지 시간이 조금 필요합니다. 천천히 농도가 올라 서서히 대사 · 배설됩니다.

② **첩부제(전신작용을 가리킴)** : 피부로부터 천천히 흡수해 혈액에 스며듭니다. 농도가 일정하게 유지됩니다.

③ **정맥주사** : 농도가 급속히 상승합니다. **투여방법 중 가장 빠르게 작용합니다.**

④ **점적 정맥주사(점적 정주)** : 천천히 혈액 내 농도가 올라 갑니다. 혈액 내로 들어가는 농도와 분해 · 배설되는 농도가 같아지면 혈액 내 농도는 일정해집니다.

주사와 바늘

주사를 놓을 때 사용하는 바늘은 목적에 따라 다음과 같이 나뉩니다.

수액 : 18~20G	채혈 · 정맥주사 : 21~23G
근육주사 : 22~23G	피하주사 : 24~27G

또한, 바늘 굵기를 나타내는 단위를 **G(게이지)**라고 하며 숫자가 크면 가늘고 작으면 굵어집니다(그림 2).

그림 1 주사를 이용한 영양공급

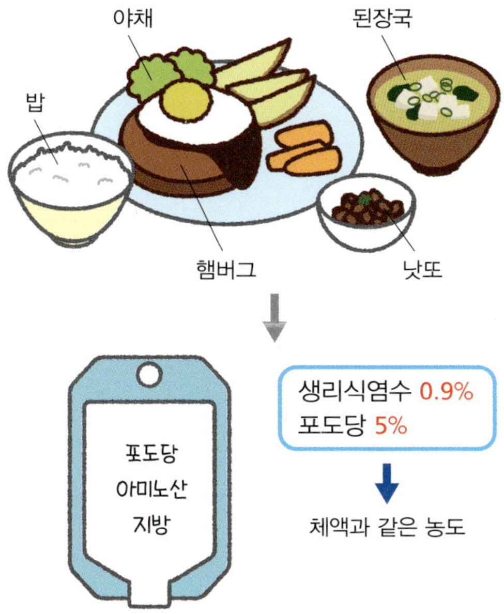

그림 2 주사에 의한 투여 방법과 바늘의 예 (핵심 POINT)

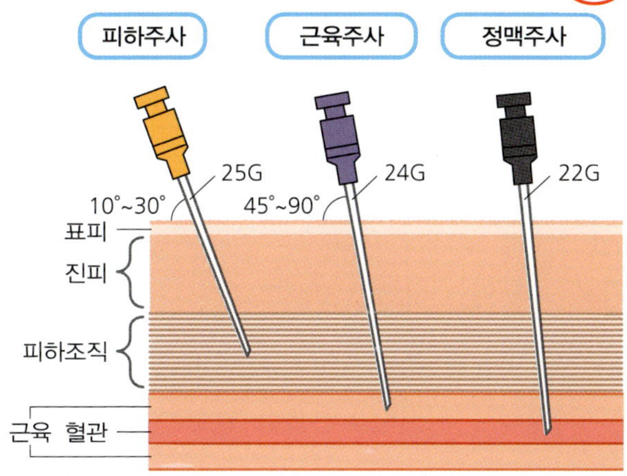

그림 3 점적 정맥주사의 주의사항

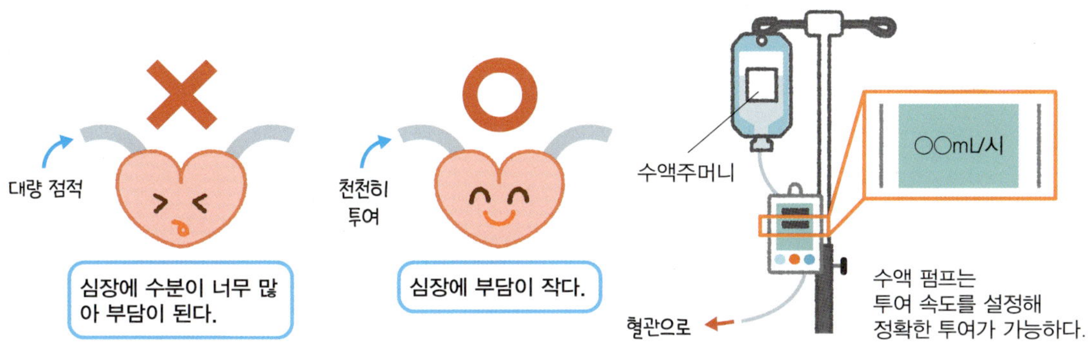

그림 4 피하주사의 주의사항

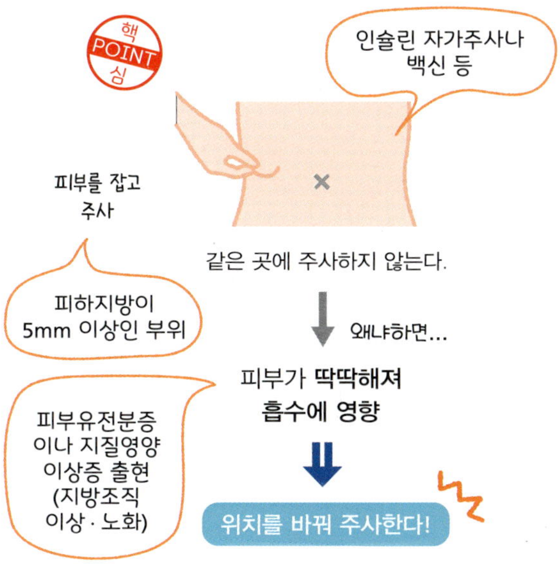

그림 5 투여방법별 약물 농도 그래프 (핵심 POINT)

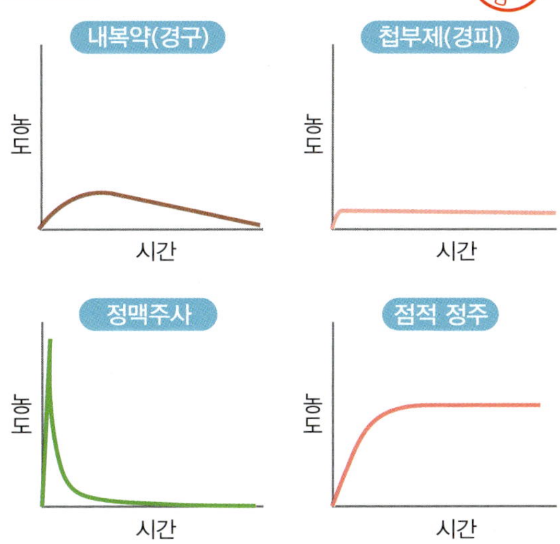

1-4 몸과 약물동태

흡수 · 분포 · 대사 · 배설

내복약을 먹으면 어떻게 몸 속을 돌아다닐 수 있는 것입니까? 약이 효과를 나타내기 위한 목표는 세포입니다. 그 경로는 크게 4개로 나뉘며 각각 흡수 · 분포 · 대사 · 배설이라는 과정이 있습니다.

흡수

약은 입을 거쳐 식도 → 위 → 십이지장 → 소장을 지납니다. 도중에 약은 녹아 소장에서 흡수된 것이 문맥을 거쳐 간으로 들어갑니다. 흡수되지 않은 약은 변으로 배설되고, 일부는 간에서 분해됩니다. 이를 **초회통과효과(liver first pass effect)**라고 합니다(그림 1). 그 초회 통과되지 않은 약이 전신의 혈액 내로 들어갑니다. 투약량 중 분해되지 않고 혈액에 도달하는 약의 비율을 **생물학적 가용능(bioavailability)**이라 합니다(그림 2).

분포

혈액 내로 들어간 약은 혈액 속에서 세포로 들어가면서 처음 약으로서 효과가 나타납니다. 또한, 혈액 내에서 약이 어떤 형태로 존재하는지 중요합니다. 혈액 내의 약은 간에서 만들어지는 알부민 등의 큰 단백질과 결합한 **결합형**과 결합하지 않은 **유리형(비결합형)**으로 존재합니다. 약효가 나타나는(세포로 들어가는) 것은 유리형입니다. 결합형은 입자가 큰 단백질과 결합하고 있어 유리형과 달리 혈관벽을 통과하지 못합니다(그림 3).

대사

약은 투약 후 체내에 오래 머물지 않고 점차 분해됩니다. 대사는 간에서의 분해 등 여러 요인에 의해 일어나는데 큰 요인 중 하나로 **약물대사효소**의 작용이 있습니다. 그 효소의 작용에 의해 약물은 분해됩니다. 약물대사효소는 식품이나 다른 약물에 의해 기능이 억제되거나(효소 저해, 그림 4) 강화(효소 유도)됩니다.

배설

약은 간에서 대사되는 것 외에 대사를 받지 않고 그대로 소변으로 배설되는 것도 있습니다. 따라서 혈액을 여과해 소변을 만드는 신장 기능이 저하가 있으면 약의 배설량이 저하되므로 주의해야 합니다. 신장 기능의 지표로서 **크레아티닌 클리어런스**가 있고, 그 수치가 낮은 경우는 신장 기능이 저하된 것으로 생각되며 약효가 길어질(반감기의 연장) 가능성이 있습니다(1-5장, 1-6장 참조).

체내에서 약물의 효과 발현이나 배설에는 간이나 신장이 크게 관여하고 있기 때문에 각각의 기능을 정확히 확인해야 합니다.

그림 1 초회통과효과 (핵심 POINT)

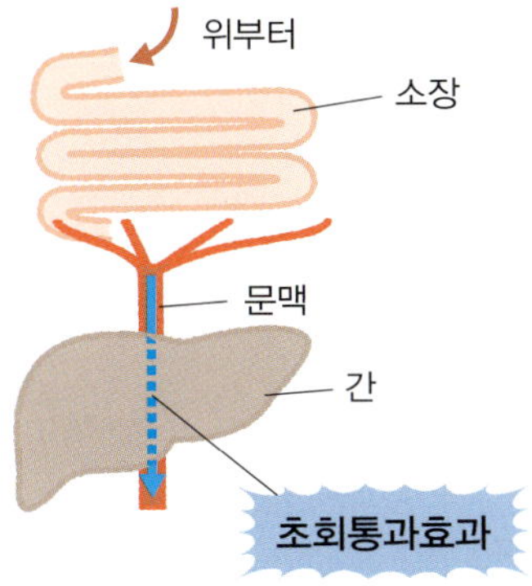

그림 2 생물학적 가용능

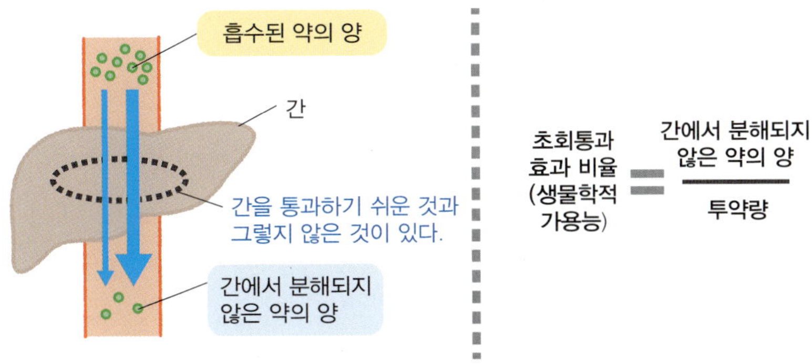

그림 3 혈액 내의 약 상태와 약효 (핵심 POINT)

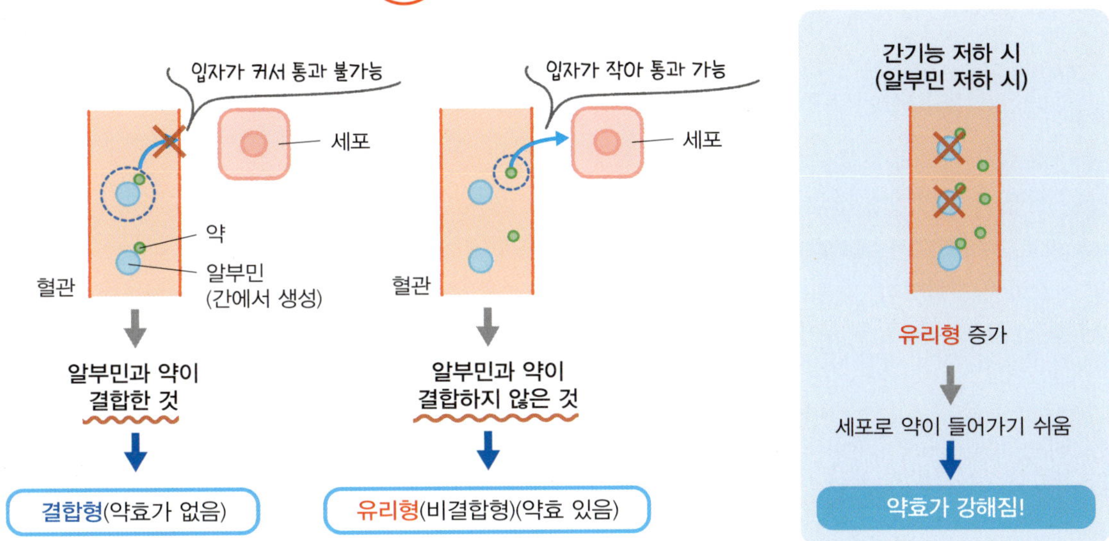

그림 4 약물대사효소의 기능 사례(효소 저해) (핵심 POINT)

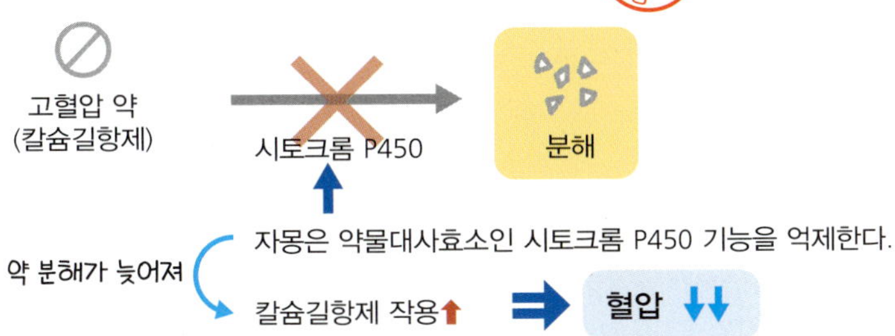

1-5 의존과 약물중독

약의 작용과 부작용

약에는 치료 목적에 적합한 **주작용**과 치료상 바람직하지 않은 작용의 **부작용**이 있습니다. 약을 사용할 때는 주작용의 치료효과 확인과 동시에 부작용의 유무를 확인해야 합니다.

약 의존

수면제를 매일 복용하는 환자 등은 '약이 없으면 도저히 잠들 수 없다'고 호소하기도 합니다. 약 의존에는 **신체적 의존**과 **정신적 의존**이 있습니다.

① **신체적 의존** : 약제가 체내에 들어오지 않은 상태로 구토나 손떨림 등의 증상이 나타나는 상태.

② **정신적 의존** : 약물에 대한 강한 욕구 때문에 스스로 통제할 수 없는 상태.

의존하기 쉬운 의료용 약제로서 **벤조디아제핀계** 수면제나 항불안제 등이 있으며, 갑자기 약제를 중지함으로써 불면증 등의 증상을 호소하기도 합니다. 약제를 중지하는 경우, 계획적으로 약의 양을 단계적으로 줄이거나(그림 1), 약제를 변경하는 것으로 대처합니다. 또한, 약물에 의존하지 않기 위해 일상생활을 재검토하는 것도 중요합니다.

약물중독(drug addiction)

약물중독이라는 표현에서 두 가지를 고려할 수 있습니다. 하나는 고의로 통상적 사용량 이상의 약을 복용한 경우, 다른 하나는 통상적 복용량임에도 간기능이나 신장 기능의 저하로 대사(분해), 배설도 저하되어 약물중독에 이르는 경우입니다. 모두 기본적인 해결법으로서 체내에 남아 있는 여분의 약을 빨리 밖으로 내보내는 것이 중요합니다.

우선 약의 반감기가 매우 긴 경우 주의가 필요합니다. 약의 **반감기**란 알기 쉽게 표현하자면 약이 혈액 내 가장 높은 농도에서 절반의 농도가 될 때까지 걸리는 시간으로 그 시간이 길수록 몸 밖으로 배설되기 어렵습니다(그림 2). 반감기가 긴 약을 정기적으로 투약할 경우, 혈액 내 약의 농도를 정기적으로 측정함으로써 중독 증상과 부작용 방지에 큰 도움이 됩니다. 이를 **치료약물농도감시(TDM)**라고 합니다.

또한, 노화로 인해 간기능이나 신장 기능이 저하되어 약의 대사(분해) 저하나 소변을 통한 약의 배출량이 감소합니다. 약 종류에 따라서는 치료에 사용되는 약의 농도와 중독 증상(부작용)이 나타나기 쉬운 농도가 매우 비슷한 것이 있어 주의해야 합니다(그림 3). 중독 증상을 일으키기 쉬운 대표적인 약과 중독 증상 · 부작용에 대해서 표 1에 정리했습니다.

일상생활에서 주의해야 할 의존과 중독 사례

최근 시중에서 판매되는 의약품이나 식품에 포함된 약물로 인해 의존이나 중독이 문제가 되고 있는데 그 사례를 정리했습니다.

의약품 : 코데인(codeine)을 포함한 감기약(코데인은 대사 후 모르핀이 되고 대량 복용으로 의존을 유발한다)

식품 : 카페인을 포함한 식품[대량 섭취로 카페인 중독(두근거림 등 심장에 영향)을 유발한다]

그림 1 단계적 약의 감소법(예시)

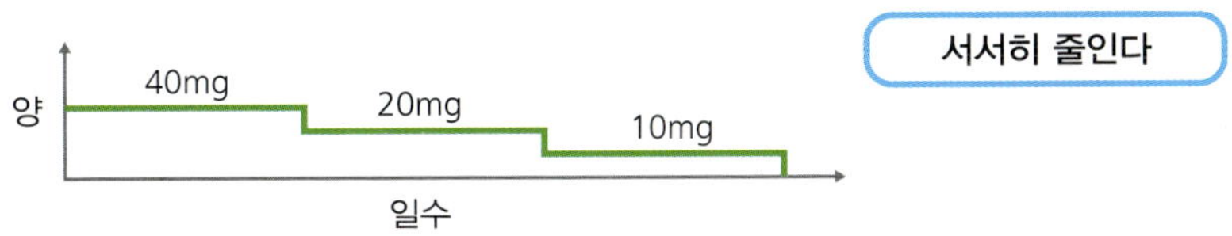

그림 2 반감기(투약한 약이 혈액 내 최고 농도에서 절반의 농도가 될 때까지 걸리는 시간)

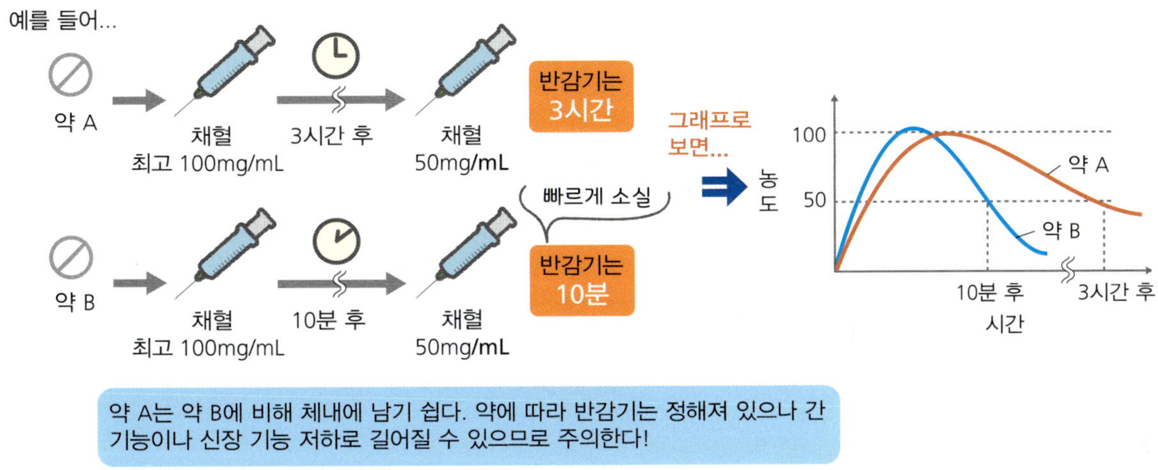

그림 3 TDM을 해야 할 약의 특징

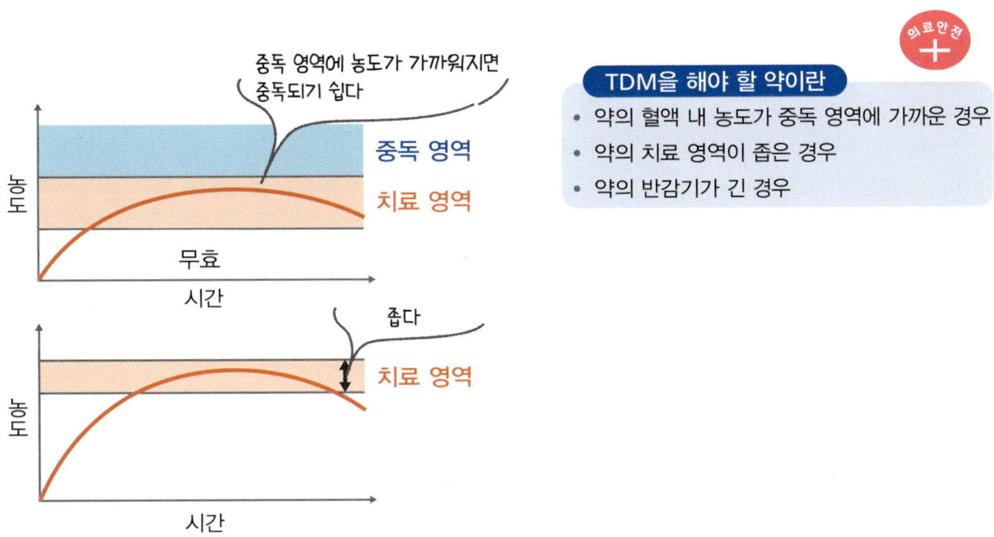

표 1 중독 증상이나 부작용을 일으키기 쉬운 대표적인 약

대표적인 약	증상 사례
디곡신(울혈성 심부전 치료제)	구역질 · 구토, 부정맥
테오필린(기관지 확장제)	구역질 · 구토
반코마이신(항균제)	신장 기능장애

1-6 소아와 고령자

약의 대사(분해) 및 배설에 영향을 주는 기능의 변화

약의 대사 및 배설에는 간이나 신장의 기능이 크게 영향을 미칩니다. 신생아의 경우 미발달이지만 성장에 맞춰 서서히 발달합니다. 반대로 고령이 되면 쇠퇴하여 기능이 저하됩니다(그림 1).

약의 분포에 영향을 미치는 수분량과 분해 · 대사 기능

투약할 때는 환자의 나이를 고려해야 합니다. 소아와 고령자의 경우는 특히 주의해야 합니다. 그 이유는 두 가지로 하나는 수분량, 다른 하나는 분해 · 대사 기능이 성인과 크게 다르기 때문입니다. 아기는 촉촉하고 고령자는 수분이 적어 주름이 있는 것처럼 몸에서 차지하는 수분량이 소아는 많고, 고령자는 적습니다(그림 2). 분해 · 대사 기능에 관해 소아에서는 미발달로, 고령자는 간 · 신장 기능 노화로 인한 기능 저하로 모두 성인보다 낮다고 생각됩니다.

소아의 약 투여량

소아의 경우, 전체 체중에서 차지하는 수분량이 많고 약효에 영향을 미치는 간에서 만들어지는 알부민의 양이 적으며, 신장의 미발달로 인해 성인과 같은 양이면 과다하게 됩니다. 따라서, 연령으로 성인량에 비해 어느 정도의 비율로 투약하면 좋은지 참고할 수 있는 방법이 있는데 예를 들어, Augsberger의 식 등이 있습니다(그림 3). 일반적으로 소아에 사용되는 약제의 경우, 약의 첨부문서(약을 구입했을 때 동봉되어 있는 설명서)에 병명과 용량(체중별 양)이 정해져 있습니다(1-9장에서 설명합니다).

고령자의 약 투여량

고령자의 경우, 기능 저하에 개인차가 있습니다. 간의 혈액순환이 저하됨으로써 대사를 악화시키는데 특히 약물 배설에 관한 신장 기능에는 주의해야 합니다. 신장 기능의 지표로는 1-4장에서 설명한 크레아티닌 클리어런스가 있습니다(그림 4). 크레아티닌(creatinine)은 혈액 내 신장의 사구체에서 여과되지만 재흡수되지 않습니다. 즉, 신장의 사구체 여과 기능을 크레아티닌 클리어런스(creatinine clearance)로 평가할 수 있습니다. 클리어런스란 없애 버린다는 뜻으로 크레아티닌 클리어런스 값이 크면 신장 기능이 좋다고 판단하고, 낮으면 신장 기능이 나쁘다고 평가합니다. 크레아티닌 클리어런스가 낮은 경우, 약을 감량해야 합니다. 단, 크레아티닌은 크레아틴이라는 근육 유래 성분이므로 수면 중인 경우 등 근육량이 저하되어 있을 때 크레아티닌 클리어런스가 정확한 신장 기능을 나타내지 않는 경우가 있으므로 주의가 필요합니다. 또한, 동양인의 평균적인 체형(1.73m^2)으로 혈액 내의 크레아티닌 값과 성별, 연령으로 산출된 추정 사구체 여과량(eGFR : mL/min/1. 73m^2)도 크레아티닌 클리어런스처럼 이용됩니다. 즉, 검사값을 사용할 때는 환자의 몸 상태를 판단해 활용할 필요가 있습니다.

그림 1 간 · 신장 기능 이미지

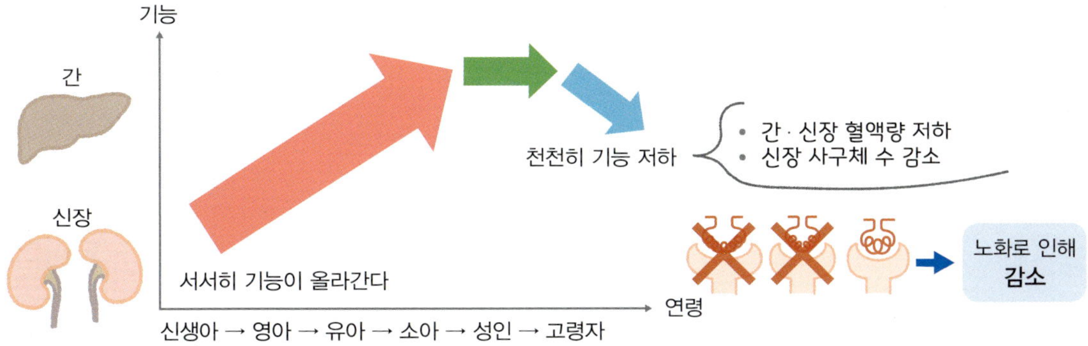

그림 2 연령에 따른 수분량 차이 (핵심 POINT)

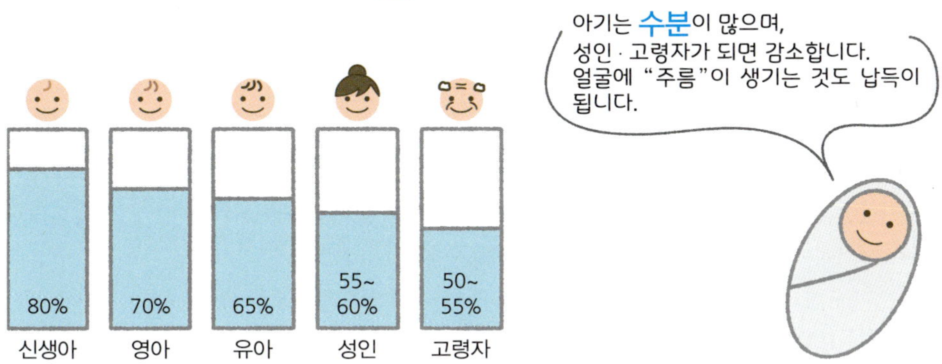

그림 3 Augsberger식

$$\text{소아량} = \frac{(\text{연령}) \times 4 + 20}{100} \times \text{성인량}$$

예) 5세, 성인량 100mg인 경우

$$= \frac{5 \times 4 + 20}{100} \times 100 = \frac{40}{100} \times 100 = 40\text{mg}$$

그림 4 크레아티닌 클리어런스

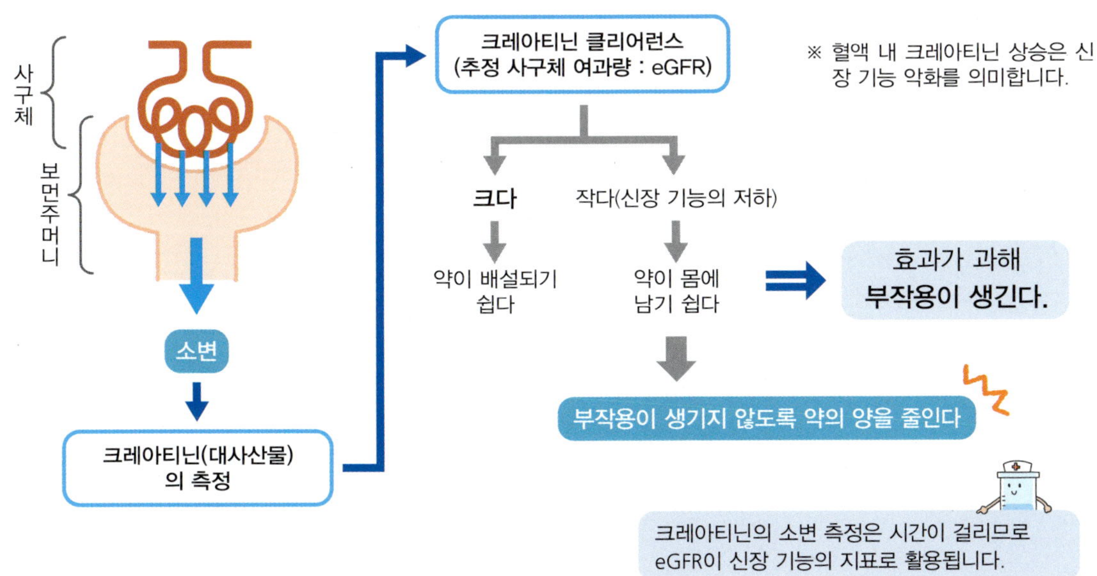

1-7 임산부와 수유부

기본적인 접근법

투약할 때 환자가 여성일 경우에는 임신 가능성 유무를 고려해야 합니다.

임산부나 수유부를 대상으로 투약할 경우, 뱃속의 아이에게도 영향을 주는 약이 있습니다. 따라서, 약을 투여할 필요가 없다면 중지를 검토하지만 치료상 약이 필요하다고 판단되는 경우, 임산부에 관해서는 산모와 태아에 미치는 영향을, 수유부에 관해서는 모유로 약이 이행하는지를 생각해야 합니다.

임산부 대상 투약의 접근법

산모와 태아와의 사이에는 **혈액 태반 관문**이라는 막이 있습니다. 그러나, 약 종류에 따라서는 이 관문을 통과해 태아에게 약제가 이행될 수 있습니다(그림 1).

특히 주의해야 할 점으로 임신주수에 따라 주의할 점이 다릅니다. 임신주수가 4주째까지는 아직 몸의 기관이 형성되지 않아 세포분열을 하는 시기로 약의 영향이 있는 경우 성장하지 못하고 유산됩니다. 4~15주는 기관형성기로 최기형성에 관해서 가장 주의해야 할 시기입니다. 16주 이후(임신 중기 이후)는 각 기관이 성장하는 시기입니다. 성장에 영향을 미치는 약제는 특히 주의해야 합니다.

수유부 대상 투약의 접근법

약에는 모유로 이행하기 쉬운 조건이 있으며, 이행하기까지 긴 과정이 있습니다. 모유는 혈액으로부터 만들어지지만 약이 간에서 분해되지 않고 혈액 내로 들어가 다시 유선조직으로 들어가거나 모유로 직접 이행합니다.

이렇게 되면 약의 양은 대폭 감소합니다(그림 2). 산모나 소아가 사용하는 약제는 소아가 먹는 양보다 매우 작지만 적은 양으로도 영향을 미치는 약제는 주의해야 합니다.

임산부나 수유부도 약의 복용기간이나 종류, 양이 다양하기 때문에 그때마다 검토가 필요합니다. 임신 전 약을 여러 종류 복용하는 경우, 주치의와 상담하여 전문의나 약사 등이 약의 변경이나 일시적으로 약의 감량 등에 대해 고려하는 것도 중요합니다.

그림 1 혈액 태반 관문의 구조

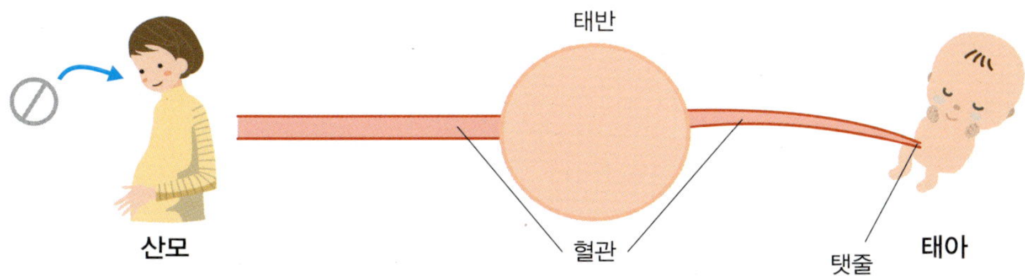

이행하기 쉬운 조건
- 약의 분자 크기가 작다.
- 생체이용률이 높다 등

그림 2 약이 모유까지 도달하는 과정

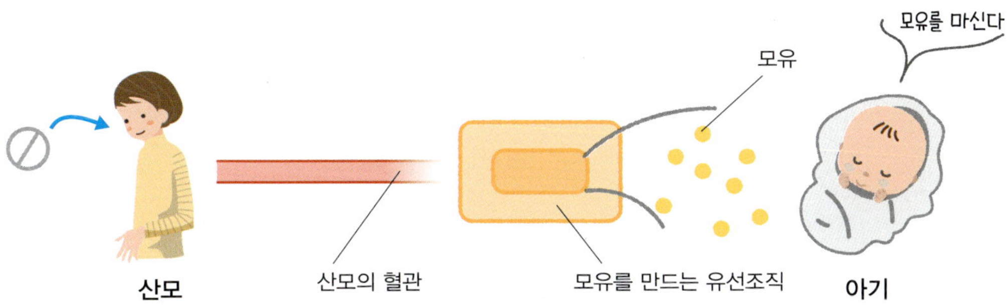

산모가 복용한 약이 일부 모유로 이행될 수 있다.
약에 따라 양은 다르다. 특히 항암제는 주의한다.

핵심 POINT

유아를 대상으로 한 투약
유아에게 가루약을 투약 시에는 소량의 물에 녹이거나 소량의 물로 반죽한다. 우유 등에 섞어 유아가 복용하지 않으면 우유를 마시지 않게 되므로 피한다.

1-8 약의 관리

약의 관리와 법률

약은 관리상 다양한 규정과 규칙이 있습니다. '의약품, 의료기기 등의 품질, 유효성 및 안전성의 확보 등에 관한 법률'(줄여서 약기법)이라는 법률이 있습니다. 이 장에서는 병원에서 취급하는 약제의 규칙을 설명합니다.

의료용 의약품 규칙

보통약과 독약 · 극약은 따로 보관해야 하는 규칙이 있습니다. 독약과 극약의 표시는 그림 1과 같이 명확하며 구분해서 보관해야 합니다.

마약 규칙

마약을 관리하는 마약 관리자는 의사 · 치과의사 · 수의사 · 약사에 한하며, 마약을 처방 · 사용하는 마약 사용자는 의사 · 치과의사 · 수의사에 한합니다. 의사의 지시에 따라 간호사가 마약을 준비, 투약할 수 있으나 법적으로는 의사의 지시에 따라 시행한다는 해석으로 **마약 관리자 · 사용자 모두 간호사가 그 면허를 취득할 수는 없습니다**(그림 2). 또한, 마약 면허의 취급은 후생노동성이 아닌 광역자치단체 지사의 관할(실무는 각 보건소)입니다(국내에서는 식품의약품안전처에서 승인을 받아야 함). 기타 다음과 같은 점에 주의해야 합니다.

① 마약 보관에 관해서 병원(약국 및 병동 등)에서는 반드시 **자물쇠가 있는 금고** 등에 보관해야 합니다(그림 3)(환자가 자택에서 마약을 보관하는 경우에는 자물쇠를 채워야 할 의무는 없습니다). 단, 입원환자에게 마약을 처방했을 때 환자가 스스로 복용 및 관리가 가능한 상황이라면 환자에게 꼭 필요한 최소한의 마약을 보관시키는 것은 문제가 되지 않습니다.

② 사용하지 않아 남은 마약은 **마약 관리자에게 반납**합니다(그림 4).

③ 마약 주사제를 분할하여 두 명 이상의 환자에게 시용하는 것은 관리 및 위생에 문제가 있는 경우 피합니다.

④ 잔액이 있는 경우 주사기 등으로 빨아들여 반납하고, 사용한 **빈 앰플은 마약 관리자에게 반납**합니다.

향정신약물 규칙

향정신약물(향정신병약물)의 보관에 관해서는 마약과는 별개의 자물쇠가 있는 장소에 보관해야 합니다(그림 5).

그림 1 독약과 극약의 표시 (핵심 POINT)

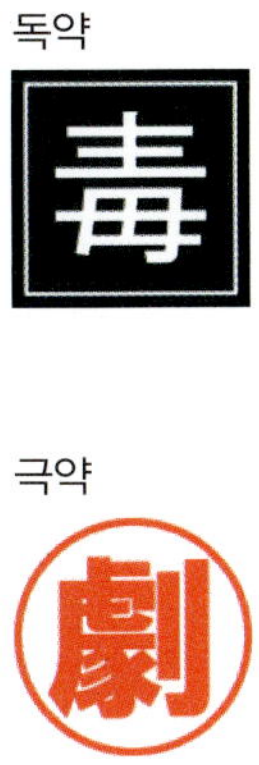

그림 2 마약의 규칙 (핵심 POINT)

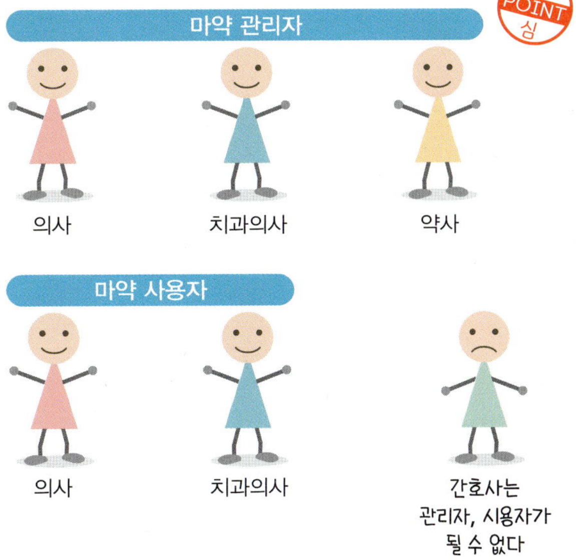

마약 관리자 · 사용자에는 수의사도 포함됩니다.

그림 3 마약의 보관

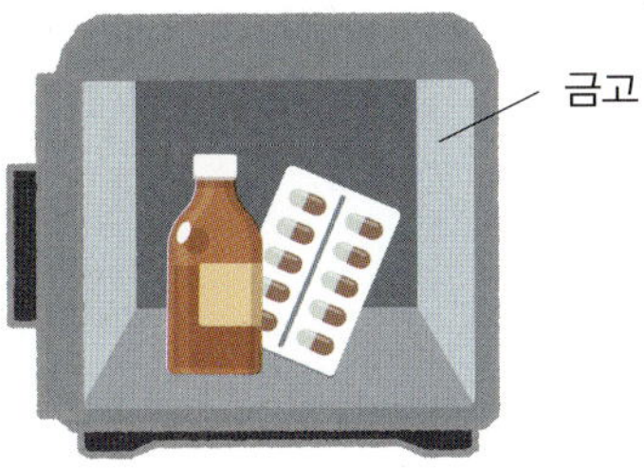

그림 4 마약의 반납 (핵심 POINT)

남은 마약은 마약 관리자에게 반납한다.

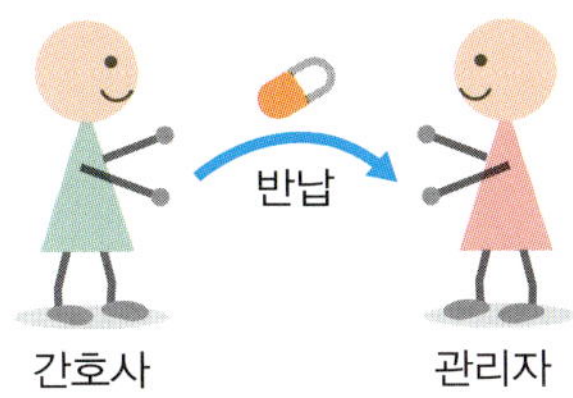

그림 5 향정신약의 보관

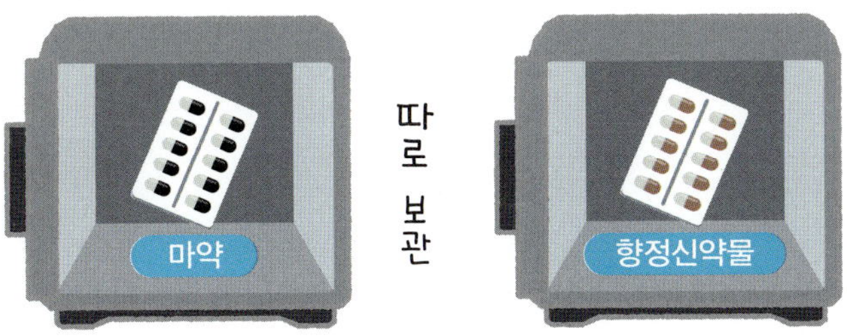

1-9 약과 정보

정보의 중요성

약을 제대로 안전하게 사용하려면 정보가 중요합니다. 의사가 처방전에 약을 어떻게 투약하는지 기재하지만 약에 어떤 부작용이 있는지 등의 정보를 어떻게 수집하고, 활용할지 알아 둘 필요가 있습니다. 여기서는 약의 중요한 정보원을 설명합니다.

처방전

의료용 의약품을 누구에게 얼마나, 어떻게 투약하는지를 기재한 정보용지가 처방전입니다(**그림 1**).

일반적으로 처방전의 기재사항은 법률로 '환자의 성명, 연령, 약품명, 분량, 용법, 용량, 발행 날짜, 사용 기간 및 병원, 진료소의 명칭 및 주소 혹은 의사의 주소'를 기재하고, 기명날인 또는 서명해야 합니다.

용법 사례에 대해서는 **그림 1**의 파란 테두리에 정리했습니다.

첨부문서

약통이나 용기에는 현재 첨부문서(**그림 2**)라는 설명서가 있지만 앞으로는 온라인 제공이 될 예정입니다. 첨부문서에는 약 명칭이나 사용법, 부작용 등이 기재되어 있습니다. 약국에서 받은 약은 약봉지에 들어있어 첨부문서를 직접 볼 수 없지만 인터넷으로도 볼 수 있습니다. 인터넷이 제한되는 환경에서도 약의 명칭이나 용법·용량, 부작용 등의 정보를 정리한 서적도 있으므로 필요한 정보를 수집해 환자에게 투약한 후의 평가 계획에 참고하면 되겠습니다.

약과 인터넷

인터넷 보급으로 개인의 복용 체험이나 증상을 쉽게 열람할 수 있게 되었는데 그 정보는 정확할까요? 안이한 활용으로 잘못된 행동을 할 우려가 있으므로 평가가 어려운 경우에는 사용하지 않도록 합니다. 정보를 의료현장에 도입해 활용할 경우, 그 정보의 출처나 신뢰도 등을 제대로 평가하고 사용해야 합니다. 의약품의료기기종합기구(PMDA)의 홈페이지에서 앞서 설명한 첨부문서나 약에 대해 자세히 기재된 인터뷰 양식 등을 열람할 수 있습니다. 인터넷의 정보를 활용할 때는 환자가 위험에 처할 수 있으므로 충분히 주의하도록 합니다.

* 국내에서는 의약품안전사용서비스(DUR)에서 확인 가능합니다.

그림 1 처방전

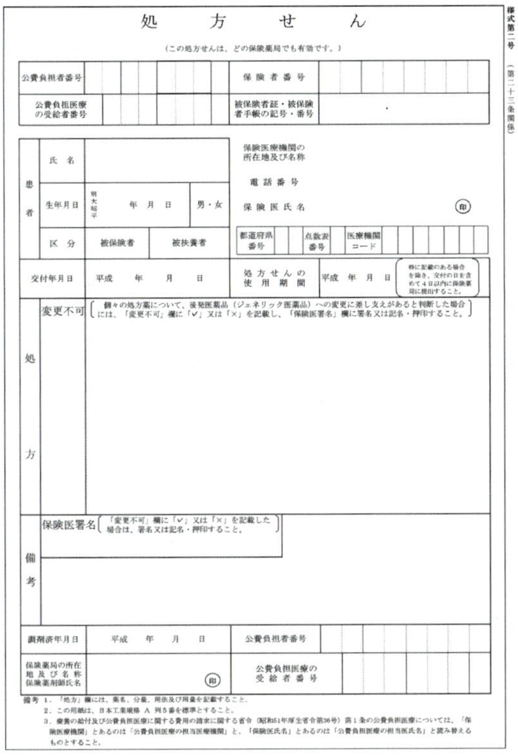
処　方　せ　ん
（この処方せんは、どの保険薬局でも有効です。）
公費負担者番号 / 保険者番号
公費負担医療の受給者番号 / 被保険者証・被保険者手帳の記号・番号
患者：氏名 / 生年月日 明 大 昭 平 年 月 日 男・女 / 区分 被保険者 被扶養者
保険医療機関の所在地及び名称 / 電話番号 / 保険医氏名 ㊞
都道府県番号 / 点数表番号 / 医療機関コード
交付年月日 平成 年 月 日 / 処方せんの使用期間 平成 年 月 日
変更不可
処方
保険医署名
備考
調剤済年月日 平成 年 月 日 / 公費負担者番号
保険薬局の所在地及び名称 保険薬剤師氏名 ㊞ / 公費負担医療の受給者番号

병원이나 진료소에서 발행된 처방전을 약국에 제출 시 조제되어 환자에게 약이 전달됩니다.
처방전의 유효기간은 4일입니다(국내에서는 3-7일, 대학병원은 14일 정도입니다).

핵 POINT 심

내복약 용법 사례

기상 시 : 아침에 일어나자마자
식전 : 식사 30분 전
식 직전 : 식사 5~10분 전
식후 : 식사 후 바로
식간 : 식후 2시간 후
수면 전 : 자기 30분 전
표준 : 증상이 생겼을 때

(保険医療機関及び保険医療養担当規則 様式第二号(第二十三条関係)より)

그림 2 첨부문서

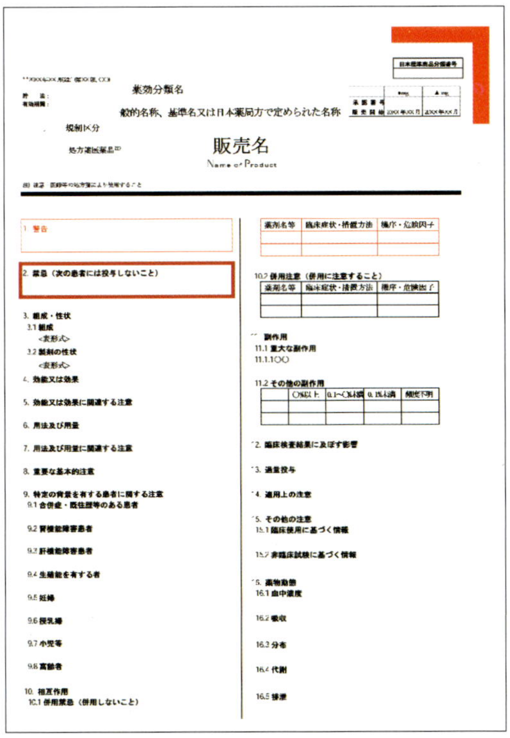
日本標準商品分類番号
薬効分類名
一般的名称、基準名又は日本薬局方で定められた名称
規制区分
処方箋医薬品
販売名
Name of Product
1. 警告
2. 禁忌（次の患者には投与しないこと）
3. 組成・性状
3.1 組成
3.2 製剤の性状
4. 効能又は効果
5. 効能又は効果に関連する注意
6. 用法及び用量
7. 用法及び用量に関連する注意
8. 重要な基本的注意
9. 特定の背景を有する患者に関する注意
9.1 合併症・既往歴等のある患者
9.2 腎機能障害患者
9.3 肝機能障害患者
9.4 生殖能を有する者
9.5 妊婦
9.6 授乳婦
9.7 小児等
9.8 高齢者
10. 相互作用
10.1 併用禁忌（併用しないこと）
10.2 併用注意（併用に注意すること）
11. 副作用
11.1 重大な副作用
11.2 その他の副作用
12. 臨床検査結果に及ぼす影響
13. 過量投与
14. 適用上の注意
15. その他の注意
15.1 臨床使用に基づく情報
15.2 非臨床試験に基づく情報
16. 薬物動態
16.1 血中濃度
16.2 吸収
16.3 分布
16.4 代謝
16.5 排泄

핵 POINT 심

첨부문서에는 사용해서는 안 되는 환자에 대해 기재되어 있습니다(금기라고 불립니다).
검은 글씨 · 빨간 테두리로 기재됩니다.

(厚生労働省 薬生安発0608 第1 号 平成29 年6 月8 日 より)

1-10 약과 의료(환자)안전

제네릭 의약품, 후발 의약품

약을 환자에게 투약할 때는 약품의 외관상이나 명칭의 유사성에 주의해야 합니다(그림 1).

제네릭 의약품 혹은 후발 의약품(후발품)이라는 단어를 들어본 적이 있나요? 후발품은 식품 등에서도 최근 많아진 프라이빗 브랜드와 비슷한 아이디어로 후발품이 늘어난 배경으로는 선발품의 특허가 만료된 후에 저렴하게 만들 수 있게 된 것입니다. 또한, 고령화로 인한 의료비 증가로 지출을 억제할 목적으로 보급되었습니다.

이전부터 비슷한 이름의 약을 혼동하는 일은 문제가 되어 왔습니다. 요즘에는 후발 의약품이 늘어 명칭이 다름에도 같은 성분이 포함된 약제가 있어 잘못하여 중복 투약하는 일이 늘고 있습니다. 투약 시 반드시 약과 그 성분을 잘 확인하고 투약해야 합니다.

6R

의약품은 영문 표기 이름이 많으며, 또한, 취급하지 않는 의약품을 잘못 보거나 듣는 등으로 그릇되게 처방하는 일이 많습니다. 약제를 환자에게 투약하는 경우, 먼저 일본의료기능평가기구가 제창하는 '약제 준비 시 · 투약 직전에 **6R을 확인**'하는 것이 중요합니다. 6R은 다음 여섯 가지가 올바른 것을 가리킵니다.

(1) 바른 환자(Right Patient)
(2) 바른 약제(Right Drug)
(3) 바른 목적(Right Purpose)
(4) 바른 용량(Right Dose)
(5) 바른 용법(Right Route)
(6) 바른 시간(Right Time)

투약할 때는 반드시 환자와 의약품을 대조해 보는 것이 중요합니다.

인시던트 · 액시던트 보고와 하인리히 법칙

병원에서는 바쁜 업무 등으로 이른바 "사고에는 이르지 않았지만 자칫하면 사고였을지 모르는 사건이라 불리는 **인시던트(incident)**나 사고에 이른 **액시던트(accident)**가 발생할 수 있어 보고체제를 구축하고 있는 병원도 많이 있습니다. 보고체제를 만드는 이유로 하인리히 법칙이 있습니다(그림 2). 하나의 중대한 액시던트 발생은 경미한 액시던트나 사고에는 이르지 않은 사건(인시던트)과 관련이 있다는 것입니다. 의료안전관리자(그림 3)는 수집한 정보를 개인의 책임 추궁이 아닌 작업환경 개선 등 사고가 발생하지 않는 체제를 만듭니다(그림 4).

고령화와 폴리파머시

고령화로 인해 연간 의료비가 42.6조엔(2018년도)으로 계속 상승하고 있으며, 의약품 비용도 증가하고 있습니다. 그 원인으로 고가의 항암제 사용이나 약제의 폴리파머시(poly-pharmacy)(다제 병용 · 다제 처방) 등의 문제가 있습니다. 또한, 환자의 복수 의료기관 진료 이력이나 처방 정보를 충분히 공유하지 못하는 등의 과제도 있습니다. 환자의 생활, 인생관 등의 가치관을 의료 종사자가 잘 파악하여 효과적이고 적절한 약물치료를 해야 합니다.

그림 1 외관상의 유사

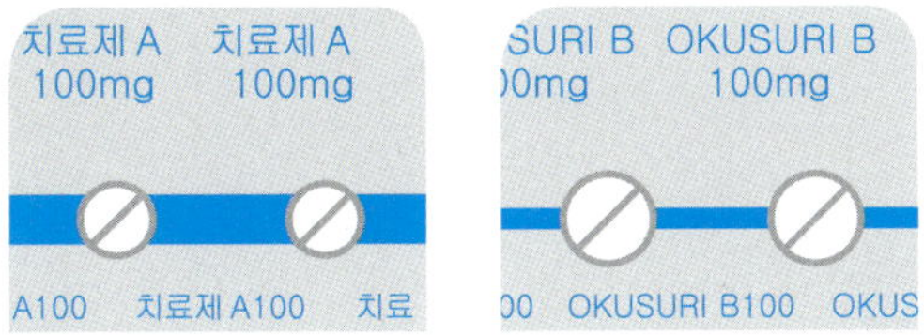

약의 형태나 포장이
비슷한 것이 많아
주의가 필요하다.

그림 2 하인리히 법칙(Heinrich's Law)

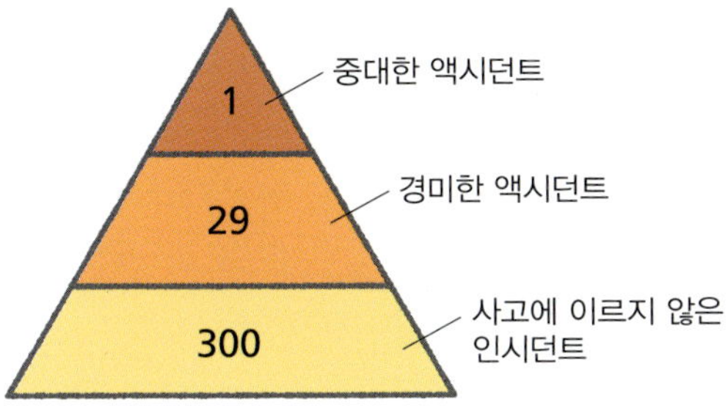

중대한 액시던트의 발생을 막기 위해
29 와 300 의 사건 수집, 분석, 대책이 중요합니다.

그림 3 의료안전관리자의 역할(예) 핵POINT심

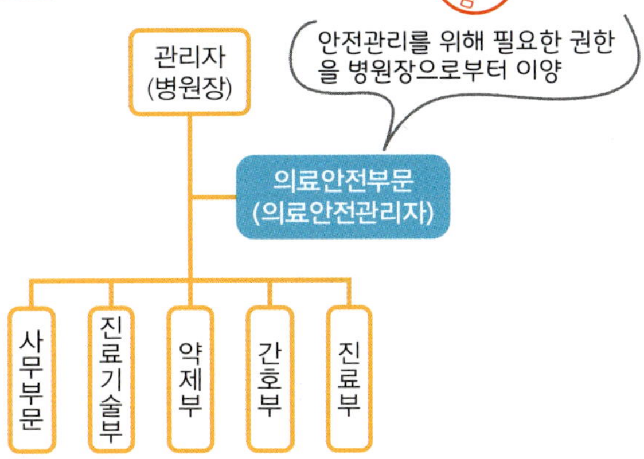

그림 4 인시던트 및 액시던트와 의료(환자)안전체제

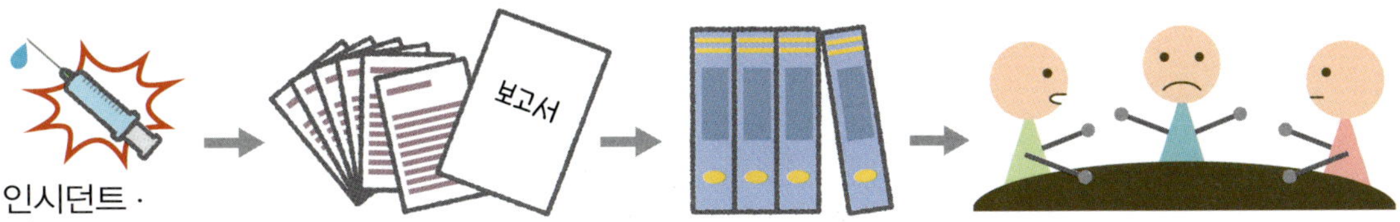

인시던트 · 액시던트 발생

인시던트 · 액시던트를 의료종사자가 공유하여 의료사고가 일어나지 않는 환경을 의논 및 조성한다.

핵POINT심

보고서는 병원에 따라 항목 등의 내용이 다릅니다.
의료안전관리자는 의료사고 방지를 위해 노력해야 합니다.

구체적 사례

의료안전관리자
- 의료기기 안전관리 책임자 : 조작법을 알기 쉬운 의료기기의 도입 및 교육 등
- 의약품 안전관리 책임자 : 의약품의 관리 및 투약 과정을 의료안전관리자와 함께 고려
- 의료방사선 안전관리 책임자 : 피폭 방지 등의 교육 등

- 절차 작성
- 연 2회 이상의 연수 등

제1장 마무리 문제

다음 문제에 대한 설명이 올바른지 ○, ×로 답하라.

① 내복약은 모두 소화관에서 흡수되어 전신의 혈액으로 이행한다.

② 주사제는 초회통과효과를 피할 수 있다.

③ 혈액 속 약물 중 약효를 보이는 것은 결합형 약물이다.

④ 모든 약제에 대해 약물 혈중농도 모니터링이 필요하다.

⑤ 고령자의 약 복용은 반감기 단축이 일어나고 약효가 증강하기 때문에 주의해야 한다.

⑥ 산모가 복용한 약은 모유로 전혀 이행되지 않는다.

⑦ 남은 마약은 마약관리자에게 반납한다.

⑧ 약에 관한 정보는 첨부문서나 인터뷰 양식에 기재되어 있다.

⑨ 폴리파머시란 원외 조제 약국의 증가가 문제가 되고 있는 것을 가리킨다.

⑩ 인시던트 · 액시던트 보고서의 작성 목적은 작업환경이나 업무 검토에 활용하기 위함이다.

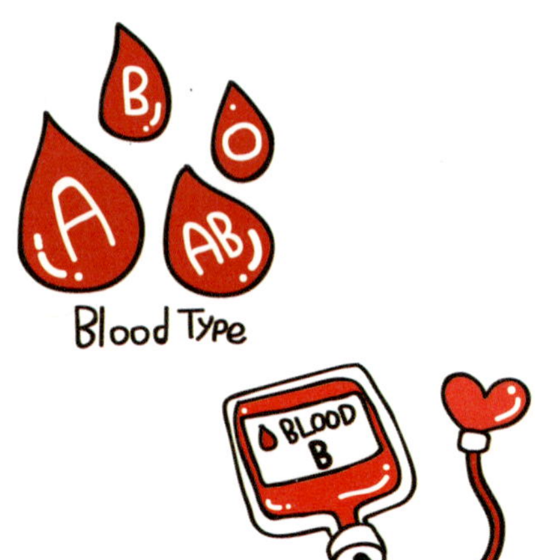

제2장

신경의 질환과 치료

신경은 우리의 몸을 둘러싸고 있어 다양한 기능의 조절을 실시하고 있습니다. 그 신경 작용에 문제가 생기면 질환으로 이어집니다. 신경은 조금 어려운 부분도 있지만 이해할 수 있다면 약리학의 기본을 커버할 수 있어 전체적인 학습을 원활하게 할 수 있다는 장점이 있습니다. 기본을 짚고 넘어가기 위해 해부생리학적으로 신경 구조를 공부한 후 각 질환 및 약에 대해 알아보겠습니다.

질환 이외에도 통증의 감각을 조절하기 위한 약이 있습니다. 마취약이 여기에 해당하며 마취약은 신경에 작용해 정보의 전달을 정지시킴으로써 통증이 뇌에 전달되는 것을 억제합니다. 마취약은 수술할 때 매우 중요한 역할을 합니다.

또한, 삶의 질을 유지하기 위해 수면은 매우 중요합니다. 잠을 제대로 못 자면 일상생활에도 지장이 생깁니다. 참고로 2018년의 국민건강 · 영양조사에서 하루 평균 수면시간은 6~7시간으로 나타났습니다. 수면을 적절히 취하지 못하는 경우, 메커니즘에 맞게 자연스러운 수면으로 유도하는 약이 있으며 많은 환자가 복용하고 있습니다.

그 밖에 운전 중에 간질(뇌전증) 발작을 일으켜 의식을 잃고 큰 사고로 이어진 사건이 최근 화제가 되었습니다. 간질은 발작의 종류를 파악하고, 예방하는 것이 중요합니다. 차근차근 배워 봅시다.

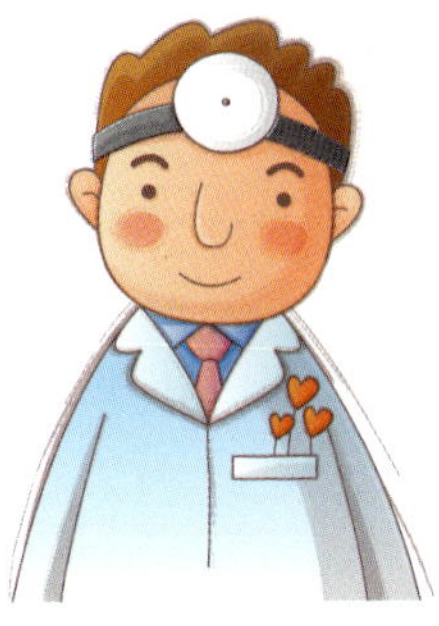

2-1 신경의 구조 · 분류와 기능

신경의 구조

일상생활 속에서 신경에 대해 말할 일은 거의 없지만 신경이 친숙하게 느껴질 때가 있습니다. 바로 무릎을 꿇고 앉은 자세입니다. 오랜 시간 무릎을 꿇고 앉은 자세를 유지하면 신경을 압박해 전기가 흐르는 것처럼 '찌릿찌릿'한 다리의 저림을 느낍니다. 신경 자극의 전달은 전선의 전기와 같이 전달됩니다. 전체 구조는 **1장**에서 설명한 전기와 영양, 전선과 혈관의 관계와 유사합니다(**그림 1** 오른쪽 아래). 신경은 **그림 1** 위쪽과 같은 신경세포가 이어져 있습니다. 막대 모양의 부분을 축삭이라고 하며 전기적 자극이 전달됩니다. 신경과 혈관 모두 그물망 형태로 전신에 퍼져 있으나 구조적으로 큰 차이가 있습니다. 혈관과 다르게 신경계는 이어진 것처럼 보여도 작은 빈틈이 있어 연결되어 있지 않습니다.

신경의 구조를 생각할 때는 이 '빈틈'이 매우 중요하며, 비유하자면 이 '빈틈'은 섬과 섬을 왕복하는 배와 같은 관계에 있으며 섬은 신경세포, 배는 신경전달물질로 신경과 신경을 잇는 역할을 하고 있습니다(**그림 1** 왼쪽 아래). 배 종류가 다양하듯이 신경전달물질도 신경의 종류에 따라 다릅니다. 신경의 종류와 신경전달물질은 **표 1**과 같습니다.

신경의 분류

신경계는 **그림 2**와 같이 분류됩니다. 머리부터 몸 중심에 있는 것이 중추신경(뇌와 척수로 구성)입니다. 중추신경(**뇌**나 **척수**)으로부터 갈라지는 신경이 말초신경으로 몸의 바깥쪽(피부쪽)을 향해 나무뿌리처럼 퍼져있습니다. 형태로 치자면 무의 굵은 뿌리가 중추신경이고, 뿌리에서 난 얇은 수염뿌리가 말초신경이라고 생각하면 되겠습니다(**그림 3**).

말초신경(체성신경계와 자율신경계) 작용의 구체적인 예는 **그림 4**에 있습니다.

자율신경은 **교감신경**과 **부교감신경**이 있고, 일부 예외는 있으나 **기본적으로 반대 작용**(이를 **길항**이라 합니다)을 합니다. 차이는 효과기(혈관이나 기관지 등의 기관)에 전달하는 신경전달물질이 교감신경은 **노르아드레날린(noradrenaline)**이고, 부교감신경은 **아세틸콜린(acetylcholine)**입니다. 신경전달물질에 대해서는 다음 **2-2장**에서 설명합니다.

그림 1 신경의 구조

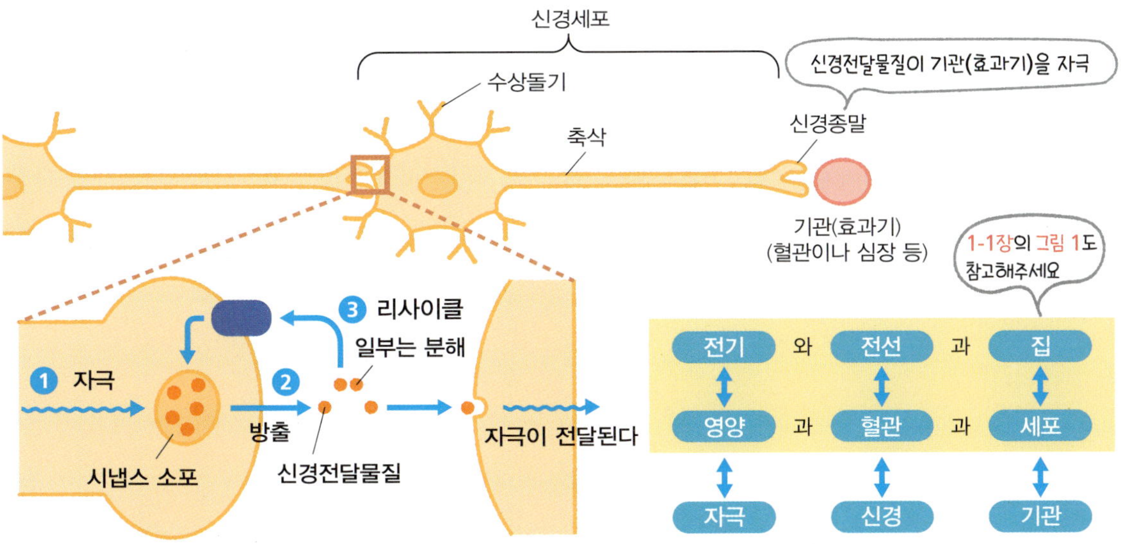

①② 신경 자극으로 신경전달물질이 방출된다.

③ 일부 분해되고 남은 것은 재활용된다.

시냅스 소포 :
신경전달물질을 저장해 놓는 기관

표 1 신경과 신경전달물질 (핵심 POINT)

분류	신경	효과기에 전달되는 신경전달물질
체성신경계	감각신경	아세틸콜린(acetylcholine)
	운동신경	
자율신경계	교감신경	노르아드레날린(noradrenalin)
	부교감신경	아세틸콜린

교감신경만 노르아드레날린

그림 2 신경계의 분류

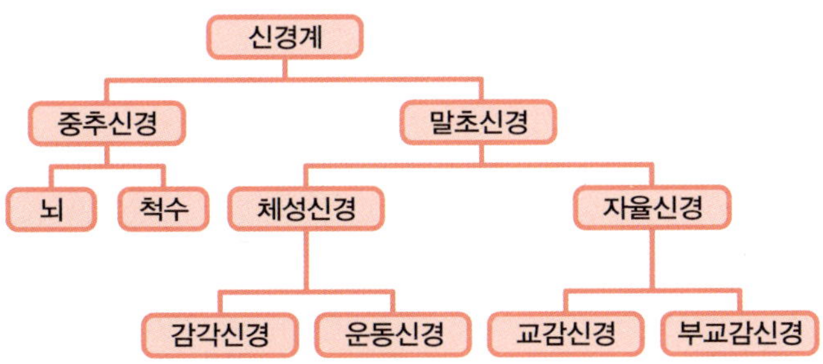

그림 3 중추신경과 말초신경은 무와 비슷

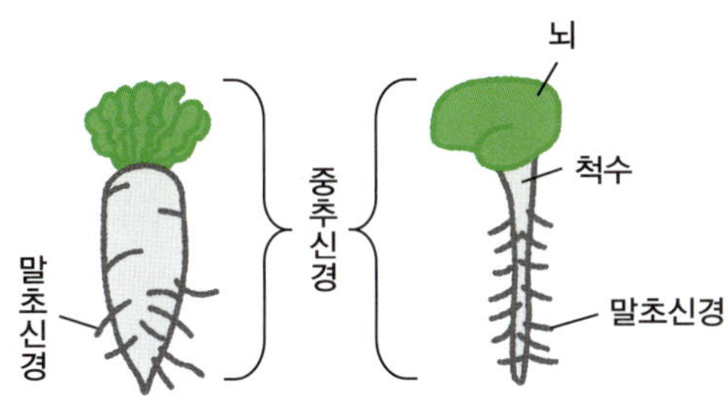

그림 4 신경 작용의 예

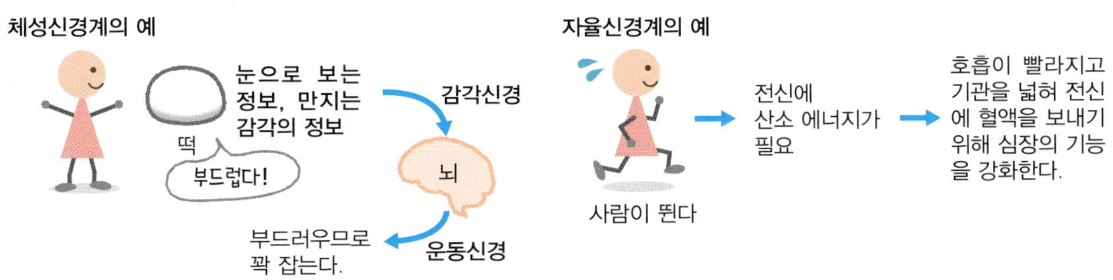

2-2 자극이 전달되는 구조와 작용

교감신경과 부교감신경의 작용

2-1장에서는 설명한 바와 같이 기본적으로 교감신경과 부교감신경은 일부를 제외하고 반대의 작용을 합니다. 대표적인 것은 **표 1**과 같습니다.

수용체(리셉터, receptor)와 수용체에 결합하는 물질(리간드, ligand)

약의 효과는 어떻게 나타나는 것일까요? 대부분 체내에서 생산되는 물질과 유사하게 작용합니다.

체내에는 야구공과 글러브처럼 물질(리간드라고 합니다)과 그것을 수용하는 수용체(리셉터라고 합니다)가 있습니다. 공(리간드)의 종류와 글러브(리셉터)가 일치하면 작용합니다. 이 글러브에 맞는 공과 비슷하게 만들어진 것이 약이며 자극을 주어 반응시키는 것을 **작용제(아고니스트, agonist)**, 글러브가 공을 못 받도록 차단하는 것을 **차단제(안타고니스트, antagonist)**이라고 합니다(**그림 1**). 공과 글러브의 관계는 다양하며, 정해진 짝끼리만 잡을 수 있는데, 이를 특이성이라고 합니다.

수용체와 작용의 구조

교감신경의 종말(교감신경의 말단, **2-1장 그림 1** 참조)에서는 **노르아드레날린**이 분비됩니다.

노르아드레날린이 수용체에 작용하면 혈관은 수축합니다. 반대로 노르아드레날린의 수용체를 차단하면 혈관은 수축하지 않습니다(거꾸로 표현하면 확장됩니다).

교감신경 종말에서 분비되는 노르아드레날린과 비슷한 아드레날린이라는 신경전달물질이 있습니다. 아드레날린은 주로 부신수질에서 분비됩니다. 노르아드레날린과 아드레날린의 수용체는 모두 아드레날린 수용체라고 불립니다. 아드레날린 수용체는 **α수용체**(α_1, α_2)와 **β수용체**(β_1, β_2, β_3)가 있습니다. 각각의 아드레날린 수용체는 **표 2**와 같이 분담해 작용합니다.

부교감신경 종말에서는 **아세틸콜린**이 분비됩니다. 아세틸콜린 수용체는 니코틴(N) 수용체와 무스카린(M) 수용체가 있습니다.

표 1 교감신경과 부교감신경의 작용

	교감신경을 자극	부교감신경을 자극
혈관	수축	확장
심장	심박수 증가	심박수 감소
기관지	확장	수축
동공	확대	축소
소화관 분비	저하	증가
연동운동	저하	증가

교감신경은 전투·시합 등을 하고 있는 것 같은 긴장감있는 느낌, 부교감신경은 야간 취침 중 편안한 느낌으로 표를 이해합니다.

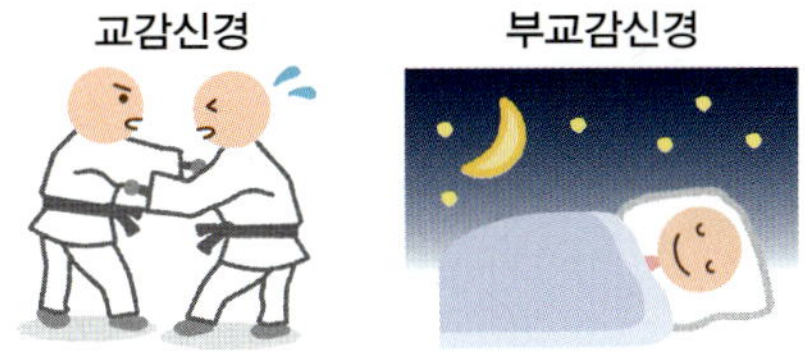

그림 1 수용체(리셉터)와 물질(리간드)

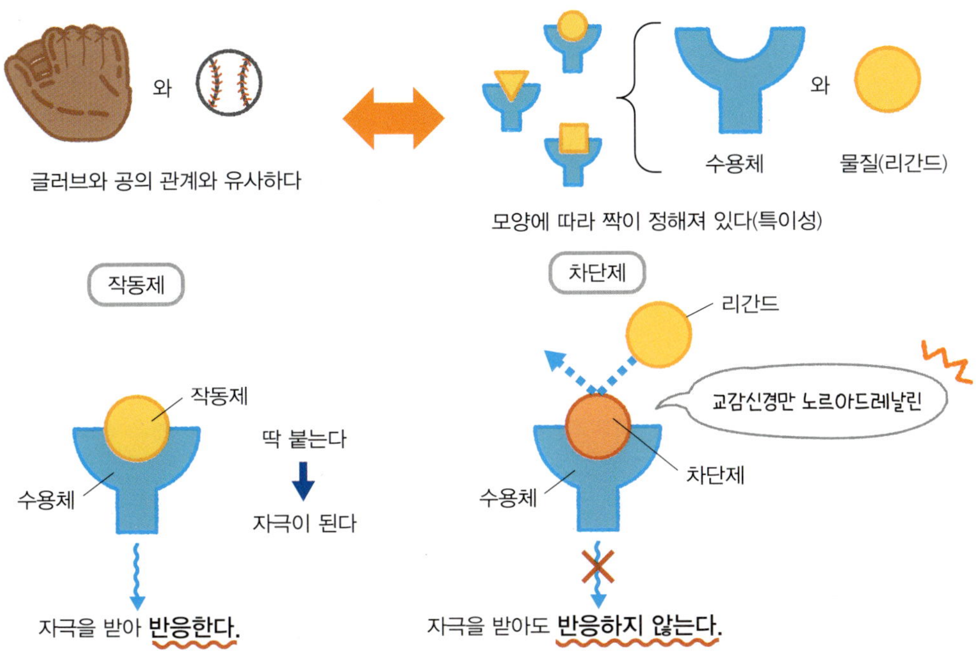

표 2 아드레날린 수용체의 분담(교감신경 일부를 예로)

존재하는 위치	분담하는 수용체
혈관	α_1수용체
뇌	α_2수용체
심장	β_1수용체
기관지	β_2수용체
방광	β_3수용체

빵에는 멜론빵이나 카레빵처럼 비슷한 종류가 있듯이 α수용체에는 α_1이나 α_2, β수용체에는 β_1이나 β_2, β_3 등이 있습니다.

특히 α_1, β_1, β_2를 기억해 둡시다.

2-3 말초신경의 기능과 질환의 치료

4가지의 조합

교감신경과 부교감신경의 두 조합과 자극과 차단의 두 조합에서 4가지(2×2)의 패턴을 생각할 수 있습니다. **표 1**의 4가지 패턴을 알아봅시다.

아드레날린 작동제(교감신경 자극제)(표 2)

교감신경을 자극합니다. **2-2장**에서 설명했듯이 아드레날린 수용체는 α수용체(α_1, α_2)와 β수용체(β_1, β_2, β_3)가 있습니다. 모두 1 · 2가 중요하며 대표적인 작용은 **표 2**와 같습니다. 임상에서 특히 중요한 α_1, β_1, β_2에 대해 설명합니다.

아드레날린과 노르아드레날린은 체내에서 생산되지만 치료상 필요하다면 약물로 투여합니다. 모두 주로 α_1과 β_1에 작용하며 α_1은 혈관의 수축(혈압의 상승), β_1은 심장 기능을 높이는 작용 등이 있습니다. 아드레날린은 심박 소생 시 사용되며 노르아드레날린은 아드레날린보다 심장 기능을 높이는 작용이 약해서 패혈성 쇼크(세균감염 등으로 전신의 혈관이 확장하는 질환) 등에 쓰입니다.

β_1은 **심장 기능을 높이는** 목적으로 사용됩니다. β_2는 **기관지를 확장**시켜 호흡을 원활하게 하는 것을 목적으로 사용됩니다.

항아드레날린 작용제(교감신경 차단제)(표 3)

아드레날린 차단제(adrenergic blocking agent)이라 불리며 대표적인 작용은 **표 3**과 같습니다.

- α_1수용체를 차단하면 **혈관의 수축을 억제**해 혈관을 확장시키므로 **고혈압 치료**에 사용됩니다.
- β_1수용체를 차단하면 **심장 기능을 높이는 것을 억제**할 수 있으므로 **고혈압의 치료**나 심장의 부담을 줄이는 질환(**협심증** 및 **부정맥**)에 사용됩니다.
- β_2수용체를 차단하면 기관지 확장을 억제하고 수축하기 때문에(호흡이 어려워짐) 약물로 사용되는 것은 없습니다.

콜린 작용제(부교감신경 자극제)

작용만 두고 본다면 부교감신경을 자극하는 것과 비슷한 작용이 일어나지만 약으로 사용하는 일은 적습니다.

항콜린 작용제(부교감신경 차단제)(표 4)

콜린 작용제에 비해 사용빈도가 높습니다. 부교감신경을 억제, 즉 교감신경을 자극하는 것과 비슷한 이미지를 상상하면 이해하기 쉽습니다. 대표적인 작용은 **표 4**와 같습니다.

표 1 교감신경과 부교감신경의 자극과 차단

	자극한다	차단한다
교감신경	① 아드레날린 작용제	② 항아드레날린 작용제
부교감신경	③ 콜린 작용제	④ 항콜린 작용제

항콜린 작용제 : 아세틸콜린이 아세틸콜린 수용체에 결합하는 것을 억제하는 약물

표 2 아드레날린 작용제

수용체		대표적 작용
α_1	각각 자극하면 →	혈관을 수축한다
β_1		심장기능 UP(심박수 증가, 심수축력 증강)
β_2		기관지 확장 · 혈당 상승 작용

β_1과 β_2는 같은 β이기 때문에 기관지천식 발작 시 β_2수용체를 자극하면 β_1 작용도 나타나 심장 기능이 강해져 심장이 심하게 두근거리므로 주의합니다.

표 3 항아드레날린 작용제

수용체		대표적 작용
α_1	각각 차단하면 →	혈관의 수축을 억제한다. ➡ 혈관을 확장
β_1		심장 기능 UP(심박수 증가, 심수축력 증강)을 억제한다. ➡ 심장 기능을 억제
β_2		기관지 확장을 억제한다. ➡ 기관지를 수축

β_1과 β_2는 같은 β이기 때문에 β_1작용을 억제하면 β_2를 억제하는 작용(기관 수축)이 나오므로 기관지천식이 유발될 가능성이 있으므로 주의합니다.

표 4 항콜린 작용제

	항콜린 작용	사용 목적
기관지	기관지 수축을 막기 위해 기관지를 확장한다.	기관지천식(흡입 시)
분비	위액이나 장액 등의 분비물을 억제한다.	기관지내시경(bronchoscope)이나 기관 삽관 시
연동 운동	연동 운동의 움직임을 완화시킨다.	내시경이나 복통 시

내시경 검사 시 항콜린제의 사용 목적

처치 중 소화관에 움직임이 있으면 관찰에 방해가 됩니다. 따라서, 항콜린제를 사용하나 (폐색우각)녹내장이나 전립선비대증 환자의 경우 증상이 악화하므로 피합니다. 내시경 전 질환 유무를 확인해야 합니다.

항콜린 작용제의 부작용으로는 체내 분비물이 저하함에 따라 입마름이나 연동 운동 저하로 인한 변비가 발생합니다. 그 밖에 배뇨장애, 안압 상승 등이 발생하기도 합니다.

2-4 중추신경에 관련된 질환의 이해 포인트

치료를 통합적으로 이해하는 팁

중추신경과 관련된 질환은 신경전달물질의 종류와 그 증감을 이해하는 것이 중요하다. 먼저 각 질환을 상상해 보면 잊지 않고 기억에 남을 것이며 포인트는 다음과 같습니다.

① 질환의 이미지를 신경전달물질의 이미지와 관련 짓는다.
② 신경전달물질이 너무 많은지 또는 너무 적은지를 이해해야 한다.
③ 치료하고 정상적인 상태로 만들려면 어떻게 해야 하는지를 이해해야 한다.

질환의 이미지와 신경전달물질

통합실조증이란 어떤 이미지일까요? 이전에는 정신분열증으로 불렸습니다. **양성증상**(망상이나 환각 등이 특징적)과 **음성증상**(무표정이나 활동 저하 등이 특징적)이 있으며, 양성증상의 이미지는 과도한 신경 활동을 의미할 수 있습니다.

한편, 파킨슨병이나 우울증, 치매(알츠하이머형, 루이소체형)는 굳이 따지자면 기운이 없고, 반응이 느리다는 비활동적인 이미지를 갖고 있다고 생각합니다(**그림 1**).

활동성의 크고 작은 이미지는 사실 신경전달물질의 많고, 적음과 거의 일치합니다. 즉, 통합실조증은 신경전달물질이 너무 많은 질환[도파민 과잉설(양성증상과 관련)이 유력하고, 세로토닌(음성증상과 관련)의 관여도 지적], 파킨슨병, 우울증, 치매(알츠하이머형, 루이소체형)는 너무 적은 질환이라 이해할 수 있습니다(**표 1**).

신경전달물질과 치료

치료는 신경전달물질이 너무 많은 경우에는 감소시키고, 너무 적은 경우에는 증가시키는 치료를 하게 됩니다. 그럼으로써 정상 상태로 되돌릴 수 있습니다. 치료에 관해서 한 가지 더 중요한 것은 **신경전달물질을 감소시키는 약물의 효과 발현은 비교적 빠르지만, 신경전달물질을 증가시키는 약물의 효과 발현에는 몇 주가 걸린다는 것입니다.** 이를 이해하고 진행시키는 것이 중요합니다.

다음 장 이후에는 각각의 질환에 대해 어떻게 신경전달물질을 감소시킬 수 있는 지, 증가시킬 수 있는 지를 더 자세히 알아봅니다.

그림 1 신경의 활동과 신경전달물질

활동성을 상상하여 질환과 신경전달물질의 관계를 이해합시다.

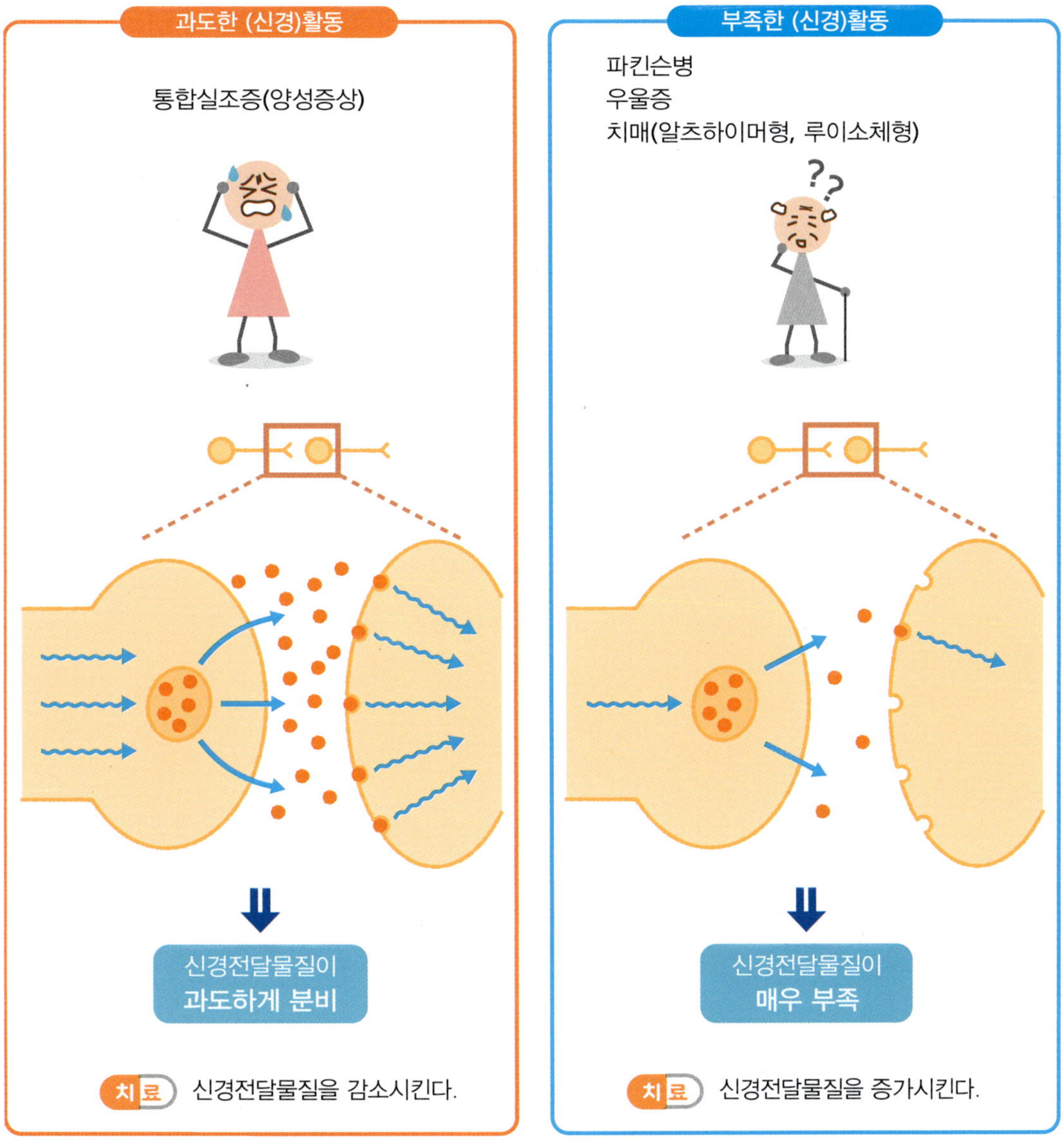

표 1 신경전달물질과 질환 핵심 POINT

신경전달물질의 종류	신경전달물질이 너무 많다	신경전달물질이 너무 적다
도파민	통합실조증(양성증상)	파킨슨병
세로토닌, 노르아드레날린	-	우울증
아세틸콜린	-	치매(알츠하이머형, 루이소체형)

치료 신경전달물질이 많은 질환은 양을 줄이고, 적은 질환은 늘리는 것이 중요합니다.

2-5 중추신경의 전달물질이 많은 질환

도파민(dopamine)이나 세로토닌(serotonin)이 많은 통합실조증

통합실조증에는 주로 **양성증상**(망상이나 환각 등)과 **음성증상**(무표정이나 활동 저하 등)이 있습니다. 양성증상은 증상으로부터 파악하기 쉬우나, 음성증상은 증상으로 알기 어려운 경우가 많은 것이 특징입니다.

양성증상의 원인으로 신경전달물질인 **도파민 과잉**이라는 견해가 있습니다. 즉, 치료는 도파민을 줄이는 것을 목적으로 합니다(**그림 1**).

음성증상에는 **세로토닌**이 관련되어 있으며, 세로토닌의 과잉 분비가 도파민 분비를 억제하고 있다고 알려져 있습니다. 즉, 세로토닌의 과잉 분비를 억제하는 치료를 합니다(**그림 2**).

신경전달물질의 과도한 분비를 억제하고, 도파민과 세로토닌의 분비 균형을 맞춥니다. 도파민을 너무 억제하면 파킨슨병과 같은 증상이 나타나므로 적절하게 조절할 필요가 있습니다.

치료제는 정형항정신약물(**표 1**)이 작용도 강한 반면, 부작용도 많기 때문에 최근에는 비정형항정신약물(**표 2**) 등 부작용이 경감된 액물도 나오고 있습니다.

아직 원인을 정확히 알 수 없는 조증(양극성장애)

조증(mania)은 흥분 때문에 일상생활에 지장이 생기는 상태로 뇌(중추신경)의 이상 흥분이 원인으로 여겨지지만, 아직 정확히 알려지지 않았습니다. 치료에는 탄산리튬이 사용되지만, 약제의 작용 메커니즘은 아직 불분명합니다.

탄산리튬(lithium carbonate)은 치료 효과가 나타나는 혈액 내 약물 농도와 중독 증상이 나타나는 혈액 내 약물 농도가 비슷하기 때문에 리튬 중독을 방지하기 위해 정기적으로 혈액의 리튬 농도를 측정해야 합니다.

그림 1 통합실조증(양성증상)의 신경 상태와 치료

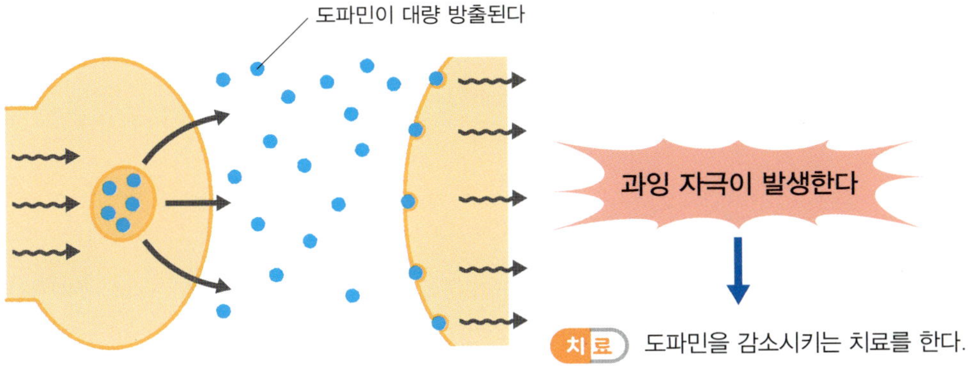

그림 2 통합실조증(음성증상)의 신경 상태와 치료

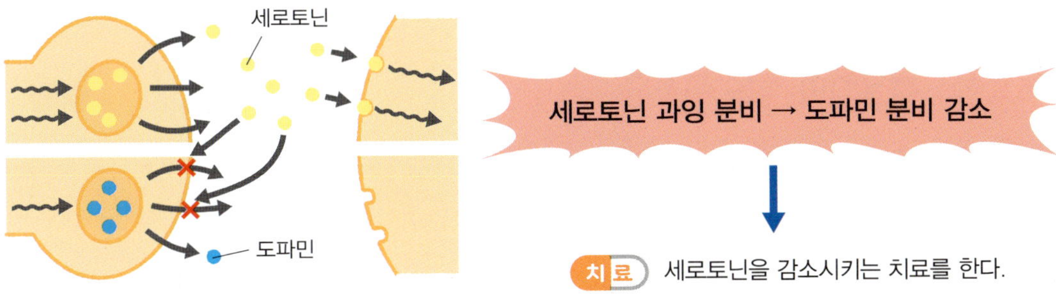

표 1 정형항정신병약물(양성증상 : 주로 도파민 작용을 억제) 핵심 POINT

대표적인 약물	특징
할로페리돌	불온 증상(환각 · 망상 등) 억제에 유효

의료안전 **부작용** : 도파민을 과하게 억제하면 파킨슨병과 같은 작용이 발현되며 추체외로(몸 상태를 조절하는 신경)장애로서 dyskinesia(운동이상증), akathisia(좌불안석증) 등이 발생합니다.
중대한 부작용으로 악성증후군(40°C 가량의 고열, 근경직 등)이 있습니다.

표 2 비정형항정신병약물
(양성 · 음성증상의 치료 : 도파민의 작용을 억제할 뿐만 아니라 세로토닌의 작용도 억제한다) 핵심 POINT

분류	약물	특징	작용
SDA	리스페리돈 (risperidone)	양성 · 음성증상을 개선한다.	세로토닌, 도파민을 억제한다.
MARTA	올란자핀 (olanzapine)	운동이상증 부작용이 적다. 당뇨병 환자에는 금기	도파민 · 세로토닌뿐만 아니라 아드레날린이나 히스타민 등도 조절한다.
DSS	아리피프라졸 (aripiprazole)	양극성장애, 우울증 등에도 사용된다.	도파민, 세로토닌이 많을 때는 억제, 적을 때는 자극해 적절하게 조절한다.

2-6 중추신경의 전달물질이 작은 질환

도파민이 적은 파킨슨병

파킨슨병은 **안정 시 진전**(떨림), **근고축**, **무동**, **자세반사장애**가 특징입니다. 정상 시 뇌내의 도파민과 아세틸콜린의 균형이 잡혀 있는데(**그림 1** 왼쪽 위), 이상 시(증상이 나타날 때)에는 도파민 분비가 극단적으로 저하되어 있습니다. 또한, 도파민의 감소로 균형이 무너지고 아세틸콜린의 작용이 강해집니다. 감소하고 있는 **도파민을 증가시키는**(**그림 1** 오른쪽 위) 치료나 **아세틸콜린의 작용을 약하게 하는**(**그림 1** 오른쪽 아래) 치료를 합니다.

세로토닌과 노르아드레날린이 적은 우울증

우울증은 **세로토닌**과 **노르아드레날린**의 감소로 인해 발생합니다. 치료는 **세로토닌과 노르아드레날린을 증가시키도록** 합니다. **SSRI**는 세로토닌을, **SNRI**는 세로토닌이나 노르아드레날린의 재흡수(리사이클)를 억제하는 약물을 사용합니다(**그림 2**, **표 1**). 최근에는 노르아드레날린의 분비를 촉진하고, 세로토닌의 작용을 촉진하는 약물(NaSSA)도 사용되기 시작했습니다.

SSRI의 중대한 부작용으로 세로토닌 증후군이 있으므로 약물을 투여할 때에는 다음 증상을 확인해야 합니다.

세로토닌 증후군(serotonin syndrome)

핵심 POINT

- 정신장애 : 불안, 혼란, 짜증, 흥분, 방황
- 추체외로장애 : 손발이 제멋대로 움직임, 떨림, 몸이 굳음
- 자율신경장애 : 땀을 흘리고 발열, 설사, 빈맥(맥박이 빨라짐)

다양한 원인으로 발생하는 치매의 분류와 증상

치매에는 **알츠하이머형 치매**, **루이소체형 치매**, 뇌혈관성 치매, 전두측두형 치매 등이 있습니다. 원인과 치료에 대해서는 **표 2**와 같습니다.

알츠하이머형이나 루이소체형 치매의 경우, 뇌의 아세틸콜린이 감소하고 있기 때문에 그 분해효소의 작용을 억제하는 아세틸콜린에스테라아제 억제제가 사용됩니다. 효과가 불충분한 경우, 뇌내에 증가한 글루탐산을 억제하는 약물을 사용합니다.

치매는 노화와 다양한 원인으로 뇌의 위축에 의해 신경전달물질이 감소하여 중핵 증상이나 이로 인한 주변 증상이 나타납니다. 해당 증상에 대한 치료나 재활이 이루어집니다.

핵심 POINT

중핵 증상이란 : 기억장애, 분별장애, 이해 · 판단력장애, 실어 등
주변 증상(BPSD)이란 : 섬망, 망상, 수면장애, 불안, 우울, 배회 등

그림 1 파킨슨병의 신경 상태와 치료

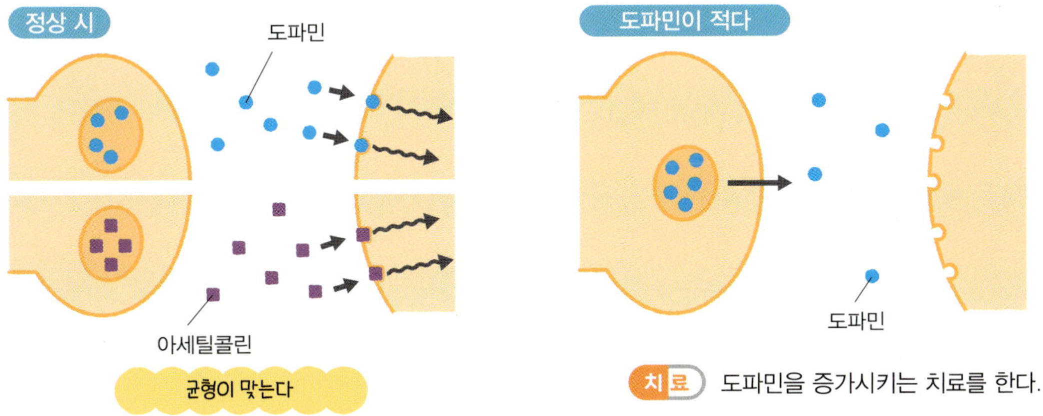

치료 도파민을 증가시키는 치료를 한다.

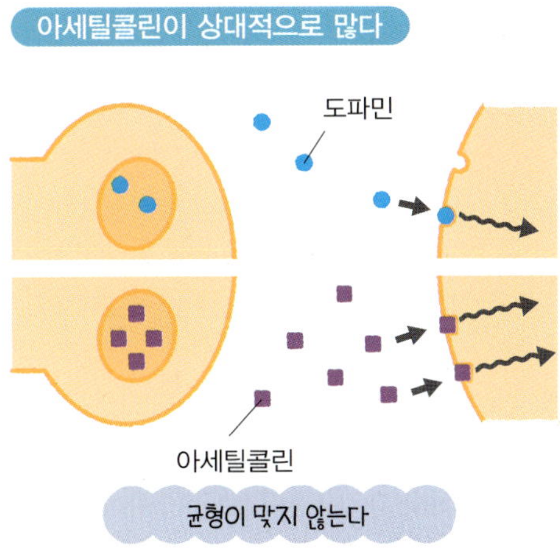

치료 아세틸콜린의 작용이 강해지므로 아세틸콜린의 작용을 약화시킨다.

그림 2 우울증의 신경 상태와 치료

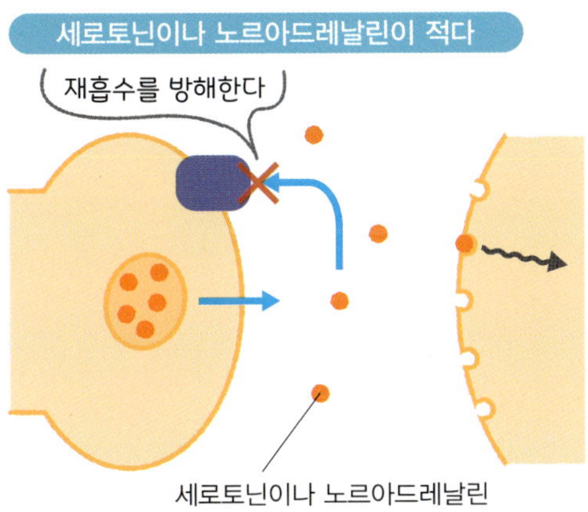

치료 세로토닌, 노르아드레날린을 증가시키는 치료를 한다[조금이라도 증가시키기 위해 재흡수(리사이클)를 막는다].

표 1 우울증 치료제 (핵심 POINT)

대표적인 약물		특징
SSRI	파록세틴 (paroxetine)	재흡수를 막고, 세로토닌 농도를 높인다.
SNRI	밀나시프란 (milnacipran)	재흡수를 막고, 세로토닌과 노르아드레날린 농도를 높인다.

표 2 치매 원인과 약물치료 (핵심 POINT)

	발생 원인 · 특징	약물치료
알츠하이머형 치매	뇌 안에 β-아밀로이드 단백질이 만들어져 뇌 기능 저하가 일어난다. 환자가 가장 많다.	다음 ① ➡ ②순으로 진행 ① 아세틸콜린 증가를 도모 ② 글루탐산을 억제한다.
루이소체형 치매	뇌 안에 루이소체라는 단백질이 만들어져 뇌 기능 저하가 일어난다.	
뇌혈관성 치매	뇌경색이나 뇌출혈 등 뇌혈관장애로 발생한다.	뇌혈류 개선 치료를 한다.
전두측두형 치매	뇌의 전두엽(사고에 관련), 측두엽(청각에 관련)의 위축으로 기능 저하가 일어난다.	약이 없음

모두 뇌의 기능 저하나 장애가 원인이지만 그 발생 원인은 다릅니다.

2-7 국소마취의 구조
- 말초신경으로의 작용을 억제하는 구조

골격근의 작용

우리는 스스로의 의식에 따라 손을 움직이거나 걸을 수 있습니다. 여기에는 골격근이 관련되어 있고, **운동신경**이 이를 조절합니다. 골격근은 우리가 흔히 상상하는 근육으로 양 끝은 뼈와 연결되어 있습니다.

골격근의 긴장을 완화시키는 목적으로 **표 1**과 같은 약물이 사용됩니다.

통증 자극 메커니즘과 마취 구조

상처를 입었을 때 마취하지 않고 꿰매거나 이를 뽑거나 하면 어떤 일이 일어날까요? 아마 아파서 치료를 제대로 하지도 못했을지도 모릅니다. 도대체 통증은 어떻게 느껴지는 걸까요? 통증을 느끼는 것은 **뇌**이며 통증은 **그림 1**과 같이 전달됩니다. 즉, 통증을 느끼지 않으려면 어딘가에서 이 전달을 차단하면 됩니다.

말초신경 쪽에서 감각신경으로부터 중추신경에 가까운 곳을 차단한 상태를 **국소마취**, 감각신경으로부터 중추신경 전체를 차단한 상태를 **전신마취**라고 합니다. 전신마취에 관해서는 다음 **2-8장**에서 설명하겠습니다.

국소마취의 예와 이미지는 **그림 2**, 척수의 해부생리는 **그림 3**과 같습니다. 국소마취도 피부 표면에서 중추신경의 바로 앞까지 용도에 따라 다양합니다. 임상에서의 국소마취 사용 예는 **표 2**와 같습니다.

표 1 골격근의 긴장을 완화시키는 치료 용도

용도	작용	대표적인 약물
어깨결림	근육 긴장을 완화시키고 어깨결림을 해소	eperisone
수술 시 근육 이완 기관삽관 시 이완	근육 강직을 억제. 기관삽관을 쉽게 해줌	rocuronium
악성증후군 치료	통합실조증 등의 치료에 사용되는 약물로 발생하며, 전신 근육의 강직이 일어나므로 완화시킴	dantrolene

핵심 POINT

악성증후군이란
통합실조증 등의 치료에 사용되는 약의 부작용으로 40도 가까이 되는 발열이나 근강직을 일으키는 질환. 근이완제가 치료에 사용됩니다.

그림 1 통증을 전달하는 메커니즘(국소마취와 관련된 신경)

통증(자극)의 원인 발생 → 감각신경 → 척수 → 뇌
(말초신경 쪽) (중추신경 쪽)

국소마취로 일부를 차단하면 자극이 멈춰 통증이 느껴지지 않는다.

그림 2 국소마취의 전체 이미지

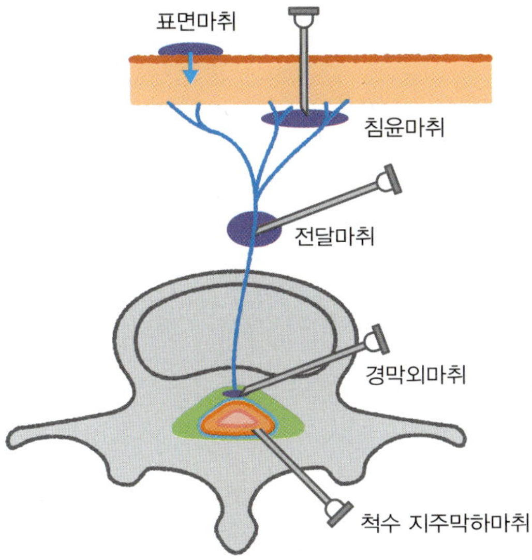

그림 3 척수의 해부생리

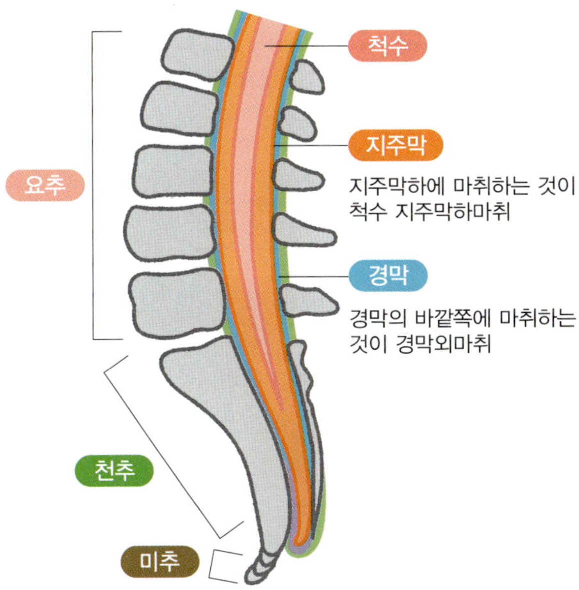

표 2 국소마취의 임상 사용 예

위치	마취	설명과 임상 적용 예
말초 쪽	표면마취	외상 봉합 시, 내시경 삽입 시의 인두마취 등 피부나 점막 표면을 마취한다.
↕	침윤마취	발치 등의 상황에서 약제를 주사해 마취한다.
	전달마취	신경이나 신경에 가까운 곳에 약액을 주입하고 마취한다. 정형외과의 신경차단술 등이 있다
	척수 지주막하마취	하반신 마취 등 척수 일부에 약액을 주입하여 마취한다.
중추 쪽	경막외마취	수술 후 통증을 막기 위해 사용. 경막외강에 약액을 주입한다.

2-8 전신마취의 구조

- 중추신경으로의 작용을 억제하는 구조

마취제와 마약의 사용법

밤에 자고 있을 때 바늘로 손가락이 찔리는 것을 상상해 보세요. 아마 통증으로 금방 깨어나 버릴 겁니다. 그러나 수술에서는 마취제를 사용해 자고 있는 동안 통증을 느끼지 못합니다. 수술 중에는 잠을 재우기 위해 마취제를 통증을 억제하기 위해 마약(진통제)을 균형 있게 조합해 사용하고, 고통 없이 지낼 수 있도록 합니다(**그림 1**). **2-7장**에서 설명한 바와 같이 '통증'을 '통증'이라 느끼는 것은 뇌이며, 거기에 이르기까지의 정보를 차단하면 통증을 느끼지 않습니다. 따라서 통증을 없애는 방법으로 감각신경~중추신경(뇌 · 척수)의 정보 전달을 차단합니다.

전신마취의 구조와 사용법

전신마취는 어느 신경에 마취제가 작용하고 있는지 명확히 알 수 없지만 감각신경에서 중추신경 전체에 작용시킴으로써 뇌로 향하는 통증 자극을 차단합니다(**그림 2**).

마취는 효과에 따라 4가지 단계(1920년에 Guedel이 제창)로 나눌 수 있습니다(**표 1**). 마취의 깊이는 **3기(외과적 마취기)로 유지**해 안전한 수술 환경을 조성합니다.

마취는 수술 내용 및 예정 수술시간 등을 생각해서 흡입마취 및 정맥내마취 등의 특징을 고려하여 사용합니다. 마취의 특징은 **표 2**와 같습니다.

전신마취의 부작용 · 합병증과 대응

전신마취의 흔한 부작용으로 구역질 · 구토, 두통이나 오한 등이 있습니다. 수술 전에는 금식을 하기 때문에 구역질 · 구토를 하는 일은 없고, 두통도 서서히 나아집니다. 오한이 있으면 전기담요를 사용할 수 있습니다. 매우 드문 합병증으로 **악성 고열증**이 있습니다.

악성 고열증(malignant hyperthermia)

핵심 POINT
증상 : 근강직, 빈맥, 부정맥 등
치료 : 근이완제 투여, 전신 냉각 등

또한, 수술 중에는 폐색전증에도 주의해야 합니다. 폐색전증으로 유명한 것은 이코노미증후군입니다. 비행기를 장시간 타고 있으면 하지의 혈류가 나빠져 혈전이 발생할 수 있고 DVT(심부정맥혈전증)가 생깁니다. 수술 중에도 폐색전증이 생길 수 있으며, 이를 예방하기 위해서는 탄성 스타킹이나 발바닥을 공기로 자극하는 풋펌프를 사용합니다.

과거에 정맥혈전이 생긴 적이 있는 고위험 환자들의 경우 항응고제도 사용합니다.

그림 1 균형이 맞는 마취

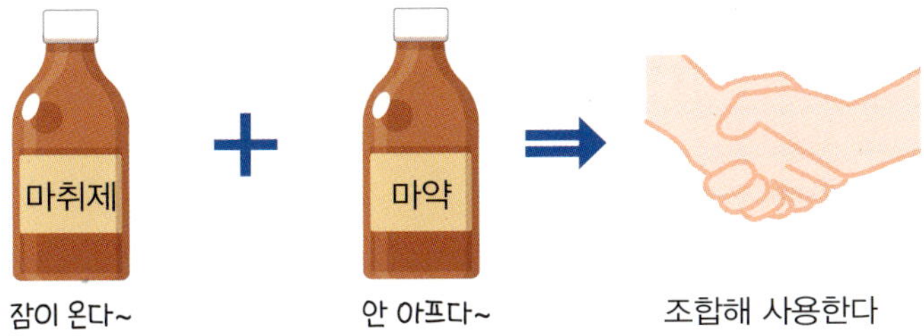
마취제
잠이 온다~
마약
안 아프다~
조합해 사용한다

그림 2 통증을 전달하는 메커니즘(전신마취에 연관된 신경)

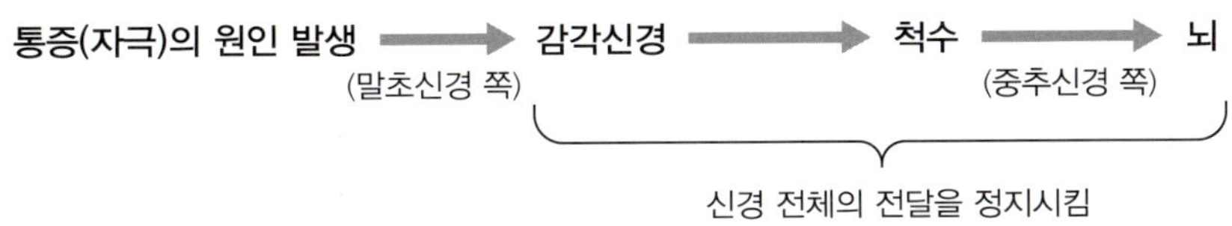

표 1 전신마취의 분류(Guedel의 마취 심도 분류)

단계		특징
1기	무통기	의식은 있으나 통증을 느끼기 어려워짐
2기	흥분기	의식이 없어지는 상태에서 억제에 관련된 신경이 억제됨(외관상의 흥분) (주의)
3기	외과적 마취기	수술을 하는 마취 상태. 의식이 없어지고, 골격근 긴장도 억제됨
4기	연수 마비기	호흡 정지를 초래할 위험한 상태

(주의) 외관상의 흥분에 대해 : '억제에 관련된 신경이 억제됨'이란 자동차로 비유하면 브레이크가 고장나는 것과 비슷합니다. 브레이크가 고장나면 액셀을 안 밟아도 계속 달립니다.

표 2 마취의 특징

마취법	특징
흡입마취	도입과 각성이 원활
정맥내마취	프로포폴은 기기를 사용하며, 혈액 내 농도를 설정하여 최적의 혈액 내 농도를 유지할 수 있고, 각성도 원활하다. 외관은 우유와 같이 새하얀 액체이다.
	미다졸람은 반감기가 짧고, 지속적인 작용을 원할 때는 정맥내 지속주사를 한다.

수술 시 이외에도 집중치료 중인 환자나 내시경 시 진정용으로 정맥내마취가 이루어집니다. 이때, 호흡 상태 등에도 주의가 필요하며, 혈압이나 산소농도(SpO_2)를 측정합니다(6-3장 참조). 각성 후에도 몸을 움직일 때 낙상이나 추락 등에 주의해야 합니다.

2-9 수면제는 중추마취제

수면제와 항불안제로 사용되는 벤조디아제핀계 약물

수면제를 이해하기 위해서는 수면의 메커니즘을 알아야 합니다. 수면에는 깊은 잠(**NREM**, Non Rapid Eye Movement 수면 : 눈이 빠르게 움직이지 않는 수면)과 얕은 잠(**REM**, Rapid Eye Movements 수면 : 눈이 빠르게 움직이는 수면)이 있습니다. 이 주기는 **약 1.5시간**이며, 1회 수면 중 **그림 1**과 같이 반복됩니다. 이 반복 주기를 이해함으로써 양질의 수면을 얻을 수 있습니다.

노화에 따라 깊은 잠(논렘수면)은 감소하고, 정상적인 수면리듬(**그림 1**)이 무너짐으로써 수면장애가 발생합니다. 수면장애를 개선하는 목적으로 사용되는 약물이 **벤조디아제핀계(benzodiazepine) 약물**로 중추신경(대뇌변연계나 시상하부)의 작용을 억제하는 신경에 강하게 작용합니다(**표 1**). 그 작용을 활용해 항불안제로도 이용됩니다.

벤조디아제핀계 약물의 특징

수면제를 사용할 때는 약물의 작용시간 길이를 파악해야 합니다. 작용시간에 따라 초단시효성, 단시효성, 중시효성, 장시효성으로 분류됩니다.

의료안전 벤조디아제핀계 약물에는 근육이완 작용도 있어, 특히 고령자는 **낙상·추락**(특히 낙상 시 고관절을 다쳐 **대퇴골 경부 골절**이나 머리를 타박함으로써 **급성 경막하혈종**을 일으키기 쉽다)에 주의해야 합니다.

기타 수면제

벤조디아제핀계 약물의 장기간 투여에 의한 의존이 문제가 되고 있습니다. 그 대체 약물로 비벤조디아제핀계 수면제, 호르몬이 관련된 수면제(멜라토닌 수용체 작동제나 오렉신 수용체 길항제)가 있습니다.

- **비벤조디아제핀계 약물** : 약의 구조는 벤조디아제핀계 약물과 다르지만 동일하게 수면 작용이 있습니다. 작용시간은 벤조디아제핀계 약물의 초단시효성과 마찬가지로 짧은 것이 특징입니다(**표 2**).
- **멜라토닌 수용체 작동제** : 밤에 어두워지면 뇌의 **송과체**라는 부분에서 **멜라토닌**이라는 호르몬이 분비되어 잠을 유발합니다. 노화로 인해 멜라토닌이 감소하고, 약물로 보충하는 것이 멜라토닌 수용체 작동제입니다(**그림 2**).
- **오렉신 수용체 길항제** : 식사를 하면 이내 졸음이 옵니다. 그것은 **오렉신**이라는 호르몬과 관련되어 있습니다. 오렉신은 각성을 유지하는 뇌 내의 물질(이른바 잠을 깨는 호르몬)을 가리키며, 식사를 하면 이 오렉신의 기능이 저하해 졸음이 옵니다. 이 구조를 이용한 약물이 오렉신 수용체 길항제입니다(**그림 3**).

그림 1 수면주기(논렘수면과 렘수면)

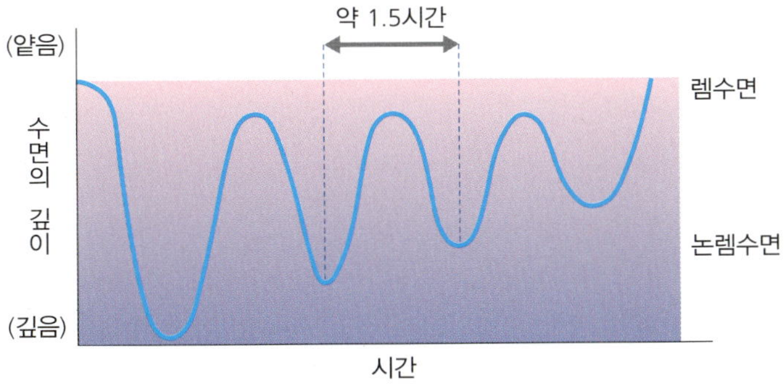

논렘수면(깊은 잠) : 뇌가 쉬고 있는 상태. 뇌파는 서파. 심박수 · 호흡수는 낮게 유지
렘수면(얕은 잠) : 몸이 쉬고 있는 상태(골격근 이완, 조직의 신진대사 저하). 꿈을 꾸고 있다. 심박수 · 호흡수는 변동이 크다.

표 1 벤조디아제핀계 약물

분류	반감기	대표 약물
초단시효형	4시간까지	트리아졸람(triazolam)
단시효형	6~10시간	브로티졸람(brotizolam)
중시효형	12~24시간	플루니트라제팜(flunitrazepam)
장시효형	24시간 이상	쿠아제팜(quazepam)

반감기 : 약이 흡수되었을 때의 최고 혈액 내 농도에서 절반의 농도로 감소하는데 걸리는 시간. 길면 몸에 오래 남아 효과가 지속됩니다(**1-5장** 참조).
벤조디아제핀계 약물 : "~졸람, ~제팜"이라는 명칭이 뒤에 붙는게 특징입니다.
수면제의 '강하다', '약하다' : 수면제는 종종 "강하다", "약하다"로 표현되지만 특징의 차이는 작용시간의 길이입니다. 작용시간을 제대로 파악해야 합니다.

표 2 비벤조디아제핀계 약물

약물명	반감기(대략)
졸피뎀	2시간
조피클론	4시간
에스조피클론	5시간

비교적 작용시간이 짧은 게 특징입니다.

그림 2 멜라토닌 수용체 작동제

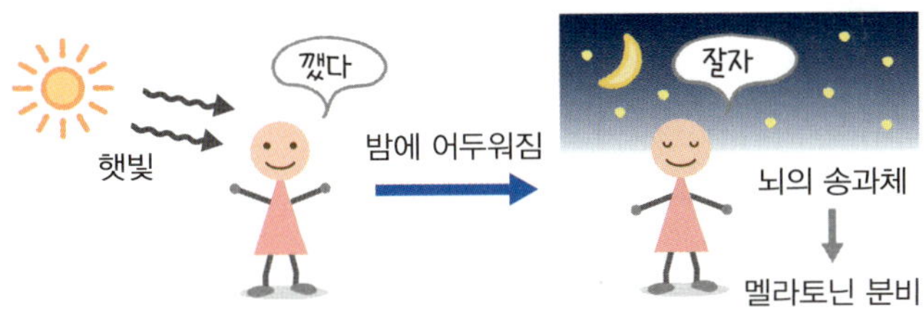
깼다
햇빛
밤에 어두워짐
잘자
뇌의 송과체
멜라토닌 분비

그림 3 오렉신 수용체 길항제

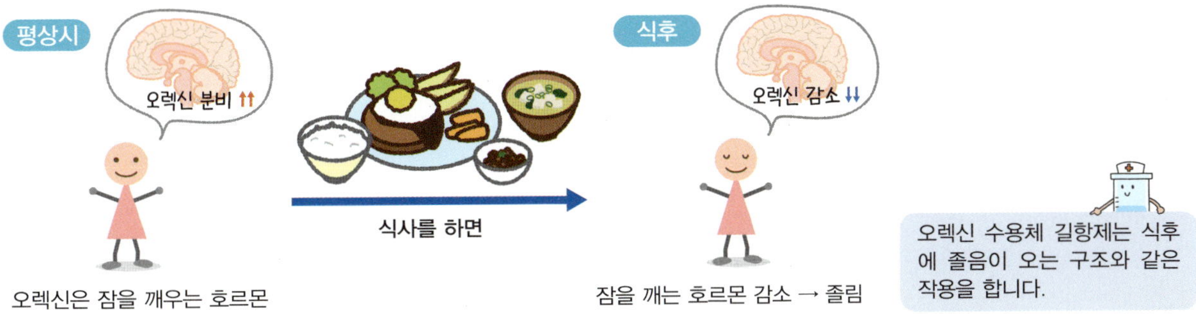
평상시
오렉신 분비 ↑↑
오렉신은 잠을 깨우는 호르몬
식사를 하면
식후
오렉신 감소 ↓↓
잠을 깨는 호르몬 감소 → 졸림
오렉신 수용체 길항제는 식후에 졸음이 오는 구조와 같은 작용을 합니다.

2-10 신경의 만성질환인 간질(뇌전증)

간질(epilepsy)의 기본

간질이란 대뇌피질(중추신경)에서 나오는 비정상적인 전기적 흥분에 의해 발작이 일어나는 만성질환으로 증상으로 손발에 경련을 일으키는 것처럼 '움찔움찔'하는 가벼운 것부터 전신의 경련이나 의식소실을 동반하는 심각한 것까지 있습니다.

간질은 천식과 같은 접근법으로 대처하는 질환으로 '발작을 예방하는 것'과 '발작이 일어났을 때의 치료'가 기본이 됩니다(천식 치료는 **5-2장** 참조). 간질은 예방약을 먹고 발작이 일어나지 않으면 정상인과 같은 일상생활을 보낼 수 있습니다. 자동차의 운전 등 위험을 동반하는 행위 중 발작이 일어나면 중대한 사고로 이어집니다. 이를 예방하기 위해서도 지속적으로 약물을 복용하는 것이 중요하며, 소아에서 2~3년, 성인에서 5년 이상 발작이 없는 상태가 지속되면 약제의 감량이나 중지를 검토합니다.

간질의 발작 분류와 예방약

발작을 예방하는 방법은 발작의 분류에 따라 정해집니다. 발작이 일어났을 경우, 우선은 발작을 억제하는 것이 중요합니다. 그 이유는 발작으로 인해 뇌가 손상되면 전신에 다양한 장애가 나타날 수 있기 때문입니다.

간질은 대뇌의 양쪽에서 발생하는 것을 전신성 발작(의식장애가 있음), 대뇌의 한쪽 일부에서 발생하는 것을 부분발작이라고 합니다. 발작 분류와 특징은 **표 1**과 같습니다.

대표적인 예방약은 **표 2**와 같으며 모두 신경의 흥분을 억제하는 약물입니다.

표 1 발작 분류와 특징

발작 분류		특징
전신성 발작	결신발작	일시적으로 의식, 반응이 없어지지만 곧 돌아온다(수초 동안)
	간대성 근경련발작	손발 · 몸이 순간 실룩거림
	강직간대성 발작	갑자기 의식을 잃고 손발이 경직되어 실룩거림(1분 정도)
부분 발작	단순 부분 발작	의식장애는 없고, 손발 등의 운동 기능에 장애가 생긴다.
	복잡 부분 발작	의식수준이 낮아지고, 단순 부분 발작 증상을 보임

표 2 간질의 예방약

예방 약물	사용하는 발작 분류	특징
발프로산나트륨 (sodium valproate)	전신성 발작	폭넓게 사용됨. 복용하기 시작할 때 일시적으로 소화기 증상이나 졸음이 발생할 수 있음
카르바마제핀 (carbamazepine)	부분 발작	골수억제(과립구감소증)의 부작용이 있음. 또한, 자몽주스 섭취로 혈중농도가 상승(**1-4장 그림 4** 참조). 졸음, 비틀거림 등의 부작용이 심해짐
페니토인 (phenytoin)	부분 발작 강직간대성 발작	과량으로 운동실조 · 경면. 장기연용으로 잇몸증식이 일어남
레비티라세탐 (levetiracetam)	강직강대성 발작 부분 발작 이차성 전신화 발작	주사제도 있음

항간질성 약물은 약제의 효과 확인 및 부작용을 방지하기 위해 정기적으로 혈액 내 농도를 측정하는 것이 바람직하다고 여겨집니다(**1-5장** 참조).
발작이 5분 이상 계속되면 디아제팜이나 미다졸람 등이 사용됩니다.

제2장 마무리 문제

다음 문제에 대한 설명이 올바른지 ○, ×로 답하라.

① 신경의 구조는 혈관과 마찬가지로 빈틈없이 연결되어 있다.
② 노르아드레날린이 α_1수용체에 작용하면 혈관이 수축하고 혈압이 상승한다.
③ 기관지천식의 치료에는 β_2차단제가 사용된다.
④ 항콜린제의 부작용으로 변비 증상이 있다.
⑤ 통합실조증에는 신경전달물질인 아세틸콜린이 관여하고 있다.
⑥ 알츠하이머형 치매 치료에 SSRI가 사용된다.
⑦ 양질의 수면은 논렘수면이 오래 지속됨으로써 얻을 수 있다.
⑧ 수면제에는 벤조디아제핀계 약물이 사용된다.
⑨ 수면제에는 오렉신 수용체 자극제가 사용된다.
⑩ 간질(뇌전증)은 예방이 중요하므로 약물을 제대로 복용해야 한다.

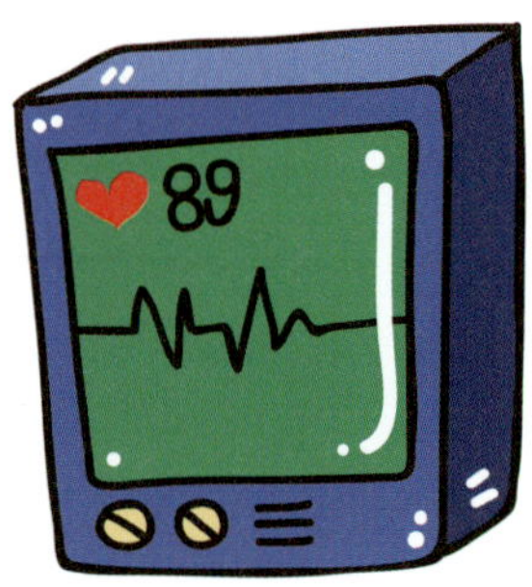

제3장

심장 · 혈액 · 신장에 관련된 질환과 치료

옛날과 달리 우리가 오래 살 수 있게 된 이유는 풍족한 식생활과 의료의 진보에 힘입은 바가 큽니다. 반대로 생활이 풍요로워짐에 따라 대사증후군에 관련된 환자가 증가했습니다. 2016년 국민생활기초조사에서는 남녀 모두 의료기관에서 진찰받는 환자 중 가장 많은 질환이 고혈압이었으며, 또한, 2019년 사망원인 2위는 심장 질환으로 심장이나 혈관 등의 순환기에 관련된 많은 약들이 개발되어 복용하는 환자들도 많습니다. 특히, 심장과 관련된 약은 그 수가 많으며 작용도 다양합니다. 이런 약물을 사용할 때는 심장이나 혈관 등의 기본적인 기능이나 구조, 역할을 알고 질환을 이해하는 것이 매우 중요합니다. 대사증후군 관련 질환에 대해서는 제3장과 제4장에서 설명합니다.

심장 이외에도 매일 열심히 작동하는 장기 중에 신장이 있습니다. 투석은 신장의 기능을 의료기기로 대체한 것으로서 신장 기능이 저하된 환자에게 사용합니다. 신장의 역할을 한마디로 표현하면 "수분, 영양 등의 리사이클 기관"입니다. 본 장에서는 신장의 리사이클 구조를 이해하고, 신장에 작용하는 약물(이뇨제)이 어떻게 작용하는지 살펴보겠습니다.

또한, 사람은 다량으로 출혈하면 죽게 됩니다. 혈액은 대체 무엇 때문에 흐르고 있으며, 혈액에 관련된 질환에는 어떤 것이 있고, 어떻게 치료하면 좋은지 순서대로 배워봅시다.

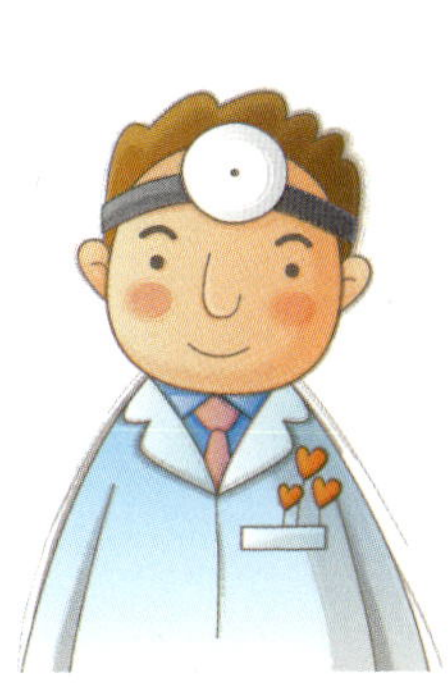

3-1 혈액이 흐르는 구조

- 심장 · 혈관 · 신장의 기능

혈액의 역할

혈액은 혈구 성분(적혈구 · 백혈구 · 혈소판)과 액체 성분인 혈장으로 구성됩니다. 혈구 성분은 **골수**에서, 혈장은 **간**에서 만들어집니다. 각각의 주된 역할은 다음과 같습니다.

- **적혈구** : **헤모글로빈**이 포함돼 있어 폐에서 산소를 흡수해 전신의 세포로 운반합니다.
- **백혈구** : 세균 등이 체내에 침입했을 때에 탐식작용(먹는 것)을 통해 방어 기능을 수행합니다.
- **혈소판** : 출혈 시에 작용하고, 지혈하는 작용이 있습니다.
- **혈장** : 액체 성분으로 영양분을 전신의 세포로 운반합니다. 세포로 에너지를 만들 때 발생한 이산화탄소를 회수해 폐로 운반합니다.

혈액이 흐르는 목적

우리가 살아가기 위해서는 전신에 존재하는 세포에 산소나 영양분 등을 전달해 주어야 합니다. 세포 하나하나는 도착한 산소나 영양분(당 등)을 재료로 하여 몸에 필요한 에너지를 만들어 내고 있습니다. 반대로 말하면 전신의 혈류가 끊어지면 세포는 에너지를 만들 수 없게 되어 살아갈 수 없습니다.

그렇다면 혈액의 흐름은 어떻게 만들어질까요? 혈액 흐름의 근원은 심장입니다. 몸에 필요한 산소와 영양분을 혈액에 흡수하여 펌프 기능으로 전신에 전달하고 있습니다. 구조는 그림 **1**, **2**와 같습니다.

고혈압은 뭐가 문제일까?

혈액의 흐름은 몸속 세포에 필요한 산소나 영양분 등을 전달하는데 중요한 역할을 합니다. 혈액이 힘차게 흘러 혈압이 높은 것은 좋은 것이 아닐까 생각할지도 모르겠습니다. 실제로 고혈압이 직접적인 사망원인이 되지는 않습니다. 그러나 혈압이 높은 상태가 오랫동안 계속되면 혈관에 부담을 주어 혈관이 찢어져 버립니다. 구체적으로는 뇌졸중(뇌경색이나 뇌출혈 등)이나 대동맥 박리(**3-3장** 참조)가 있습니다. 반대로 혈압이 낮으면 전신에 혈액을 보낼 수 없어 너무 낮은 저혈압도 문제가 됩니다.

진찰실에서 고혈압 판단의 경계선은 최고혈압(수축기혈압)이 **140mmHg** 이상, 최저혈압(확장기혈압)이 **90mmHg** 이상입니다(덧붙여 가정혈압은 각각 5mmHg 낮은 값이 됩니다). 각각의 수치보다 낮으면 고혈압으로 인해 일어나는 심각한 질병에 걸리지 않는다고 알려져 있습니다.

그림 1 사회생활과 사람 몸의 유사성

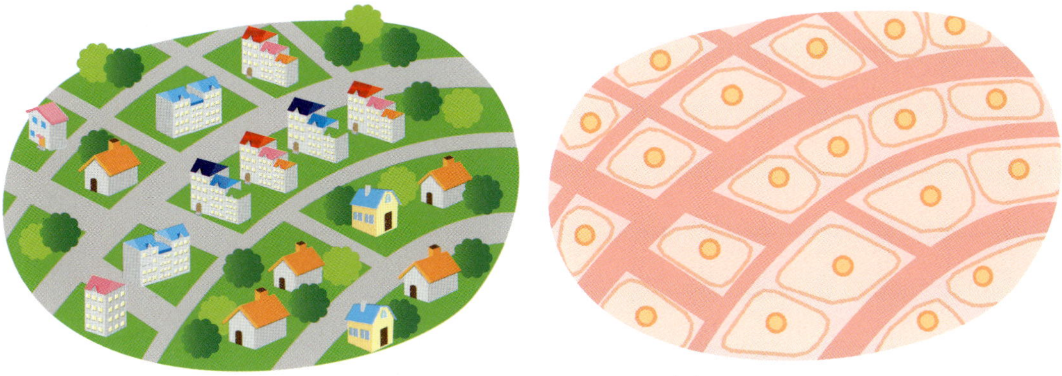

혈관을 도로, 세포를 집으로 비유하면
각각의 집에서 생활이 유지되고, 사회가 성립되어 있듯이
세포 내에서 에너지가 생산돼 사람도 활동할 수 있습니다.

그림 2 혈액이 전신에 운반되는 전체 이미지

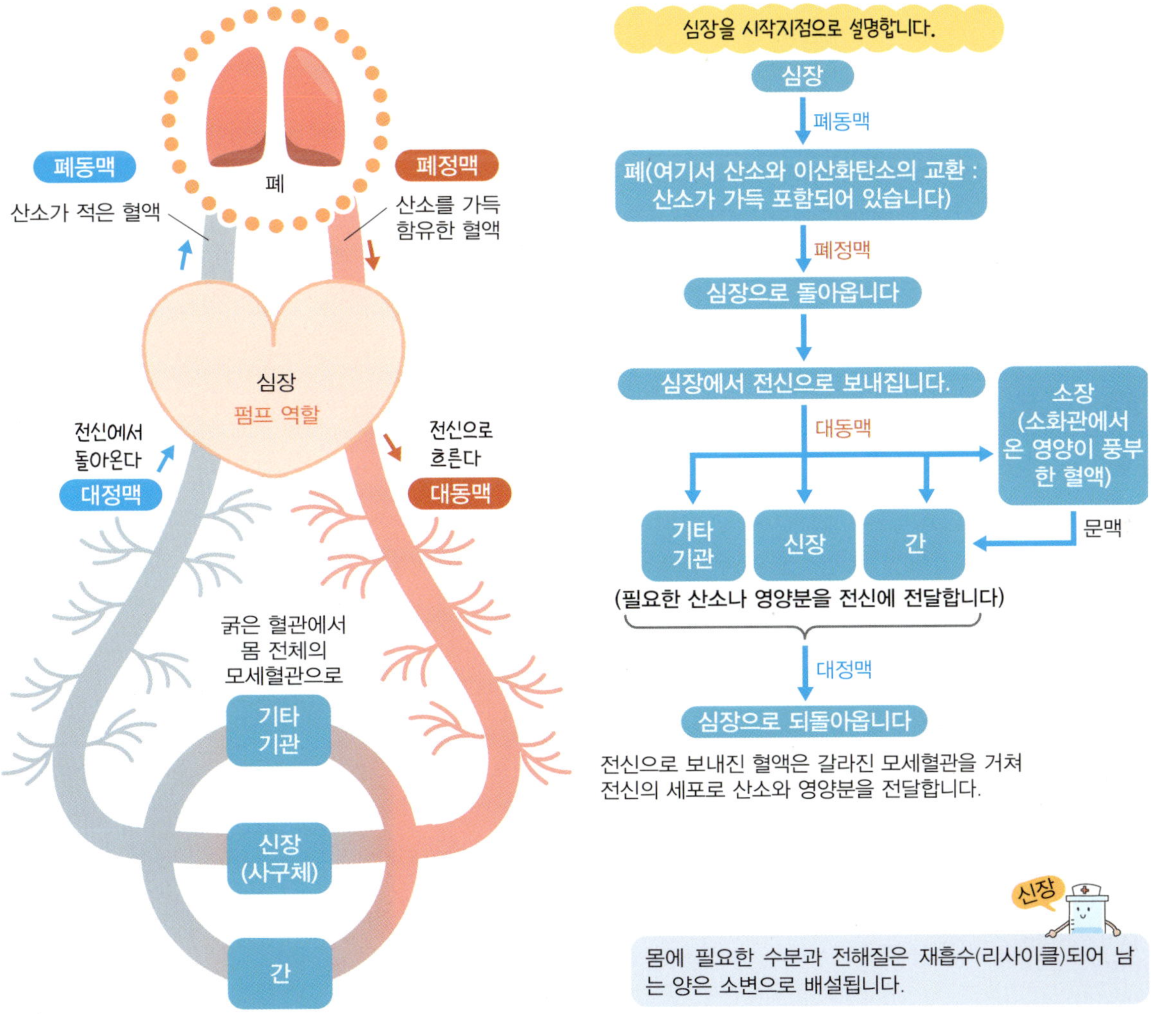

3-2 고혈압의 원인과 치료

[대사증후군 관련 질환]

혈압이 오르는 원인

고혈압은 본태성 고혈압(직접적인 원인이 분명치 않은 고혈압) 환자가 대부분을 차지합니다. 과도한 스트레스나 식사 등의 생활습관과 관계가 매우 크다고 알려져 있으며, **염분의 과다섭취**와 **혈관이 딱딱해지는 것** 등이 주된 원인으로 생각되고 있습니다.

염분의 과다섭취로 인한 혈압상승은 염분을 섭취했을 때 이를 희석하기 위해서 뇌가 수분을 섭취하도록 명령하는 것이 계기가 됩니다. 수분을 섭취하면 혈관 안에 수분이 많아져 혈관에 압력이 가해지는 것('혈관저항의 증대'라고 표현됩니다)으로 고혈압이 유발됩니다. 혈액이 신장을 흐를 때 수분 중 일부는 소변으로 버려집니다. 그렇게 되면 다시 염분 농도가 높아져 또 수분을 섭취하게 되는 악순환에 빠집니다. 이를 예방하려면 염분 섭취를 줄여야 합니다. "건강일본21(제2차)"에 따른 염분 목표치는 하루당 식염 섭취량인 **평균 8g**입니다.

또한, 혈액이 흐르는 혈관이 원인일 때도 있습니다. 혈관은 젊었을 때는 탄력이 있고 부드러우나 나이가 들면서 점점 딱딱해집니다. 이와 같은 악화나 지방분이 많은 식사가 **동맥경화** 등을 일으켜 경우에 따라서는 뇌나 전신의 혈관이 찢어져 출혈하여 혈액이 세포까지 도달하지 못하게 됩니다.

고혈압에는 개인차가 있으나 혈압이 높지 않으면 자각증상이 적고, 방치하는 일이 많으므로 자신이 정한 시간에 정기적으로 측정하는 것이 중요합니다.

고혈압의 치료

우선 염분 섭취를 줄이고, 지방분이 적은 식사나 운동을 하여 생활습관을 개선하는 것이 중요합니다. 식이요법으로 개선할 수 없는 경우에는 약물요법을 실시합니다(그림 1). 간단히 정리하면 다음과 같은 약물치료 방법이 있습니다.

① 혈류를 부드럽게 한다 · 혈관을 넓힌다 → **교감신경 억제제**, **혈관확장제(칼슘길항제)** (그림 2-①)

② 혈관수축과 관련된 물질을 억제한다 → **레닌 · 안지오텐신 · 알도스테론계 억제제** (그림 2-②)

③ 혈관 내 수분을 약간 줄인다 → **이뇨제**(그림 2-③)

고혈압의 치료는 한 가지 약부터 소량으로 시작하여 혈압 상태를 관찰하면서 위의 약제를 **조합해 치료**합니다.

그림 1 고혈압의 원인과 치료법

고혈압의 이유

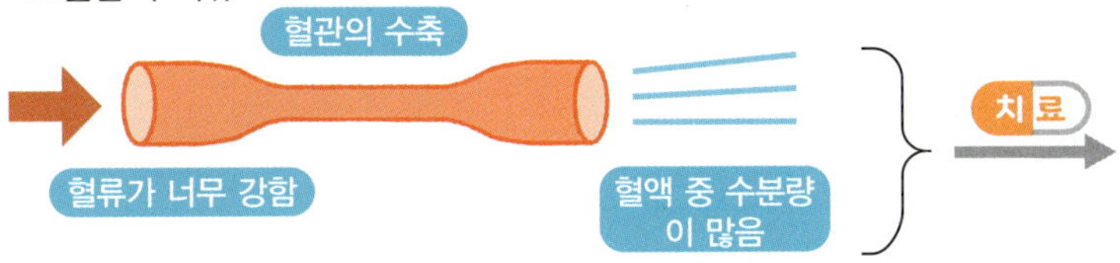

- 혈관을 넓힘
- 혈류를 부드럽게 함
- 혈관 수축 관련 물질을 억제한다.
- 혈액 내 수분량 줄이기

그림 2 고혈압 치료제

① 교감신경 억제제, 혈관확장제(칼슘길항제)

목적	분류	특징	대표적인 약물
혈류를 부드럽게 함	β_1수용체 차단제	β_1수용체를 차단하면 심장에서 전신으로 보내지는 혈액량(심박출량)을 억제할 수 있음	비소프로롤
혈관을 넓힘	α_1수용체 차단제	α_1수용체를 차단하면 혈관의 수축을 억제할 수 있음	독사조신
	칼슘길항제	혈관의 수축 및 확장에 칼슘이온이 관련돼 있어 이 작용을 억제하면 혈관수축을 막을 수 있음	니페디핀 암로디핀

2-3장도 참조할 것. 또한, 혈류를 부드럽게 하고, 혈관을 넓히는 작용을 모두 갖는 α, β차단제도 있음.

핵심 POINT

칼슘길항제인 니페디핀은 자몽주스와 병용하면 니페디핀의 분해가 억제돼 작용이 강해질 수 있으므로 주의해야 합니다(1-4장 참조).

② 레닌 · 안지오텐신 · 알도스테론계 억제제

핵심 POINT

간에서 안지오텐시노겐의 생성

↓ ← 신장에서 레닌 (신혈류가 저하되면 분비)

안지오텐신 I

↓ ← 폐의 혈관 내피세포에서 안지오텐신 변환효소(ACE)

안지오텐신 II

- 혈관 수축 작용
- 알도스테론(부신피질호르몬) 분비↑
(알도스테론…신장에서 나트륨과 물을 재흡수)

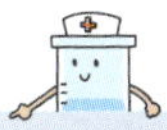

치료

알도스테론은 혈압 상승을 촉진하는 작용이 있습니다(→그림 1). 안지오텐신 II 의 생성을 막기 위해 안지오텐신 변환효소(ACE)의 작용을 억제하고(ACE 저해제) 혹은 안지오텐신 II 의 작용을 막기 위해 안지오텐신 II 수용체 길항제(ARB)를 사용합니다.

혈관 수축에 관련된 물질을 억제하는 약물

분류	특징	이름의 특징
ACE 저해제	안지오텐신 변환효소(ACE)를 억제하여 안지오텐신 II 생성을 억제	'~프릴'과 같은 명칭 예) 리시노프릴
ARB	안지오텐신 II 수용체를 차단	'~사르탄'과 같은 명칭 예) 로사르탄

③ 이뇨제(푸로세미드 등)

(혈관 내 수분을 조금 줄인다)
전신을 순환하는 혈액(수분)이 많으면 혈압이 상승합니다. 따라서, 신장에서 혈액에 있는 여분의 수분을 배출시킴으로써 혈압 상승을 막습니다. 자세한 것은 3-7장에서 설명합니다.

3-3 심장의 질환과 치료 1
- 허혈성심질환(ischemic heart disease)

심장의 기능과 질환

심장은 심근이라는 심장을 움직이는 근육이 전기신호에 따라 움직이고 있어 심장이 정상적인 리듬으로 움직이려면 다음과 같은 두 가지 요소가 필요합니다. 어느 하나라도 제대로 작동하지 않으면 질환을 일으킵니다.

① 심장을 움직이는 근육에 필요한 산소나 영양이 공급된다 → 기능을 못하면 **협심증**이나 **심근경색**

② 심장을 흐르는 전기신호가 올바르게 흐른다 → 기능하지 않으면 **부정맥**(3-5장 참조)

허혈성심질환(협심증과 심근경색)

허혈이란 혈액(혈액에 포함된 산소와 영양)이 충분히 채워지지 않은 상태를 말합니다.

허혈성심질환은 심장을 움직이는 심근에 산소와 영양을 보내는 혈관(관상혈관이라고 합니다)이 동맥경화 등으로 가늘어져 충분한 산소나 영양을 보낼 수 없게 됨으로써 심장이 충분히 기능할 수 없게 되는 질환입니다. 협심증과 심근경색 모두 발작 시에는 가슴 통증이 생기는데 그 차이를 간단히 정리하면 다음과 같습니다.

- 협심증(angina pectoris) : **관상혈관이 동맥경화 등으로 조여집니다**.
- 심근경색(myocardial infarction) : **관상혈관이 막힘**(경색이라고 합니다).

모두 심장에 필요한 산소와 영양분이 협심증의 경우에는 부족하고, 심근경색에서는 부분적으로 심근의 기능이 멈춰 심장 전체의 기능력이 떨어집니다(그림 1).

협심증의 치료

협심증의 치료는 다음과 같이 이루어집니다(표 1).

- 심장 주변의 관상혈관을 확장 → **혈관확장제**(**질산제**, **칼슘길항제**)
- 심장의 활동을 약간 조금 억제하여 산소나 영양을 줄일 수 있도록 한다 → **β차단제**

심근경색의 치료

심근경색 발생 시에는 우선 막혀버린 혈류를 재개시키기 위해 카테터 치료(PCI, 경피적 관상동맥 중재술)를 실시해야 합니다. 그 후, 다시 혈관이 막히지 않도록 예방하기 위해 항혈소판제를 이용한 치료나 동맥경화를 방지하기 위해 지질이상증의 치료를 실시합니다. 자세한 치료에 관해서는 3-8장, 3-9장에서 설명하겠습니다.

대동맥 박리와 치료

심장에서 전신으로 혈액을 보내는 대동맥의 혈관 안쪽은 3개의 층(외막 · 중막 · 내막)으로 구성돼 있어 고혈압, 흡연, 스트레스 등으로 인해 내막이 찢어지고, 중막이 찢어짐(박리됨)으로써 대동맥 박리가 발생합니다. 종류는 두 가지가 있으며 상행 대동맥이 박리된 것을 스탠포드 A형, 박리되지 않은 것을 스탠포드 B형이라고 합니다(그림 2).

그림 1 협심증과 심근경색의 차이 및 치료

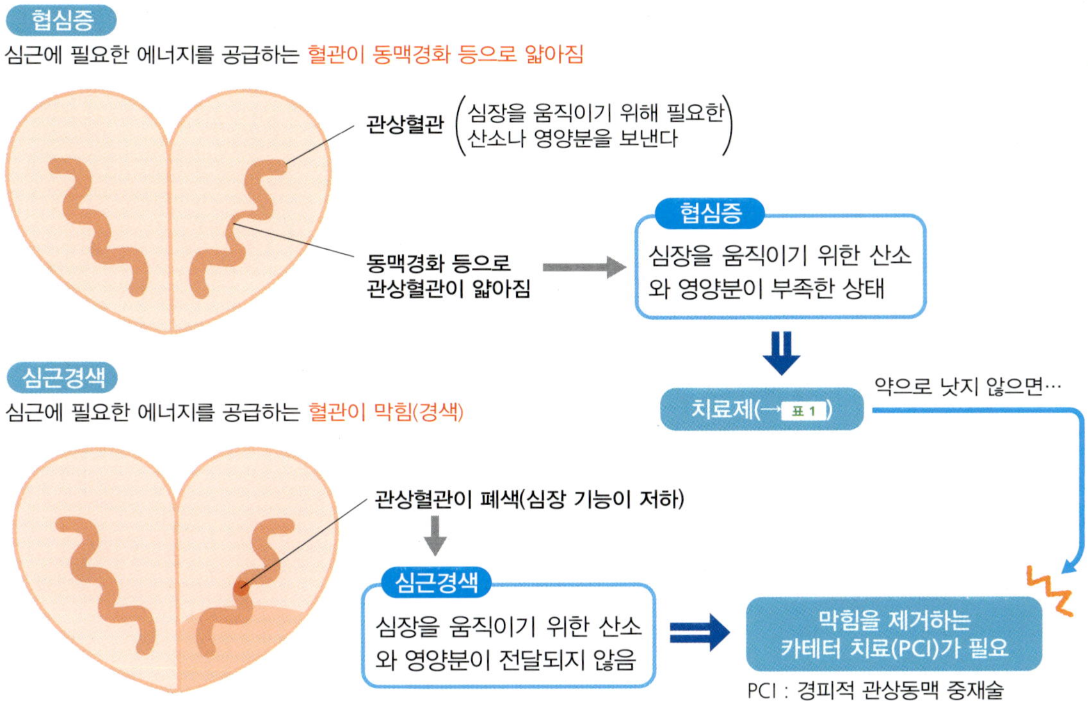

표 1 협심증 치료제 (핵심 POINT)

작용	분류명	특징
혈관을 확장시킴	질산제	정맥 · 동맥 혈관이 확장하여 심장 부하를 경감할 수 있다. 협심증 예방 목적으로 첩부제, 발작 시에는 설하정을 사용한다. 대표적인 약물로 니트로글리세린을 기억할 것
	칼슘길항제	심장을 움직이기 위해 필요한 산소와 영양을 보내기 위해 관상혈관을 확장
교감신경의 작용을 억제	β차단제	심장의 활동을 약간 억제해 산소나 영양이 적게 사용되도록 함(심장 운동의 효율화)

협심증 치료에는 혈관이 막히지 않도록 혈액이 굳지 않게 하는 약물도 사용합니다.
(3-9장 참조).

그림 2 대동맥 박리의 분류와 치료 (핵심 POINT)

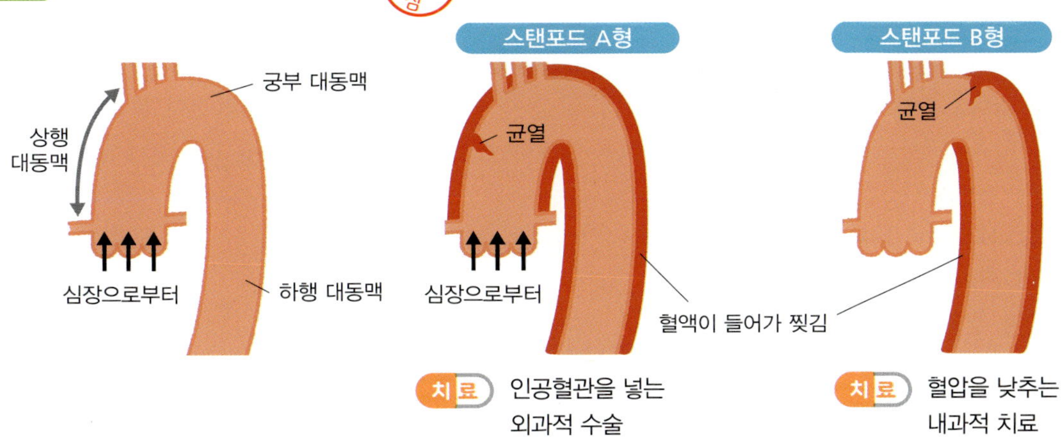

3-4 심장의 질환과 치료 2

- 심부전(heart failure)

질환의 분류

심장 기능이 저하되면 전신에 혈액을 보낼 수 없게 됩니다. 심장의 기능 저하는 다음 두 가지로 나눌 수 있습니다.

① 정상적으로 움직이던 심장의 움직임이 갑자기 나빠진다 → **급성 심부전**

② 노화 등에 의해 심장 기능이 서서히 저하된다 → **울혈성 심부전**, **만성 심부전**

급성 심부전(cardiac failure)

급성 심부전은 갑자기 심장의 움직임이 나빠지는 질환으로 심장의 기능을 좋게 하는 치료가 필요합니다. 심폐 소생에서는 심장 마사지를 하고, 아드레날린 주사를 투여해서 이를 반복합니다. 부정맥(심장을 움직이는 전기신호의 이상)에서는 AED 등을 이용하여 전기적인 쇼크를 주어 정상적인 리듬이 되도록 조정을 시도하고, 그 후 심근의 기능을 강하게 하는 약물[아드레날린 제제(α, β자극 작용), β자극제, 도파민 제제 등]을 사용합니다(**그림 1**).

울혈성 심부전(congestive heart failure)

울혈성 심부전은 심기능의 저하로 인해 전신에서 돌아오는 혈액량과 심장에서 전신으로 내보내는 혈액량의 균형이 맞지 않아 심장에 혈액(수분)이 고이는 상태(울혈 상태)가 됩니다. 치료로는 심장에서 전신으로의 혈류량을 늘리기 위해 심장 박출량(심장이 1회 움직일 때 전신으로 보내지는 혈액량)을 증가시키는 약제가 사용됩니다(**그림 2**).

만성 심부전(chronic heart failure)

만성 심부전은 노화 등으로 심장 전체의 기능이 저하되고 있기 때문에 한정된 심장 기능을 유지하기 위해 치료를 실시합니다(**그림 3**).

예를 들어 겨울 연못과 강을 떠올려 봅시다. 어느 쪽이 먼저 얼어버릴까요? 연못은 흐름이 없어 얼어버리지만 강은 흐름이 있어 쉽게 얼지 않습니다. 혈액도 마찬가지로 흐름이 있을 때는 잘 굳지 않지만 심장의 움직임이 나빠지는 심방세동 등이 있으면 혈액의 흐름이 나빠져 굳어지기 쉬워집니다(**3-7장 그림 2** 참조). 그 결과, 혈전이 생겨 뇌 등의 혈관이 막힐 수 있으므로 항응고제를 사용해 혈전이 안 생기도록 예방하는 것도 중요합니다. 항응고제에 대해서는 **3-9장**을 참조하면 되겠습니다.

중증도 분류로서 **NYHA 분류**(I~IV도)가 있습니다.

I도 : 신체 활동에 제한 없음.

II도 : 신체 활동에 경도의 제한이 있음.

III도 : 신체 활동에 고도의 제한이 있음.

IV도 : 모든 신체 활동에 제한이 있음.

그림 1 급성 심부전

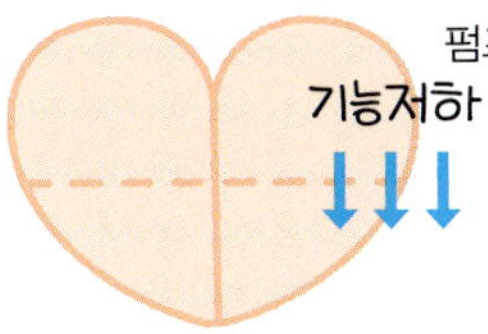

펌프 기능 저하 → 필요한 혈액을 전신에 못 보내는 상태 →

치료

혈액을 전신에 보내는 방법

1. 혈관 수축 → 혈압 상승
2. 심장의 펌프 기능 향상

대표적인 치료제 (핵심 POINT)

약제명	특징
아드레날린	α, β자극 작용. 혈관수축 작용 및 심장 기능 개선 작용이 있음
도부타민	β_1자극 작용. 심장 기능 개선 작용이 있음
도파민	심장 기능 개선 작용이 있고, 신장 혈류량 증가 작용이 있음

그림 2 울혈성 심부전

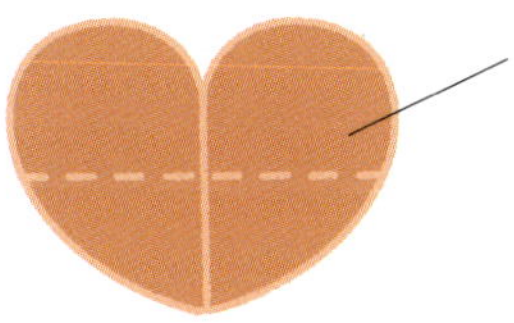

심장에 혈액이 고임 →

치료

혈류의 개선 : 심장의 펌프 기능 향상

대표적인 치료제 (핵심 POINT)

약제명	특징
디곡신 (digoxin)	심박출량을 증가시킴. 반감기가 매우 긺. 신기능장애 등이 있으면 체내에 축적되는 디곡신 중독이 발생할 수 있음. 디곡신 중독의 증상으로는 구역질 · 구토, 식욕부진이 있음. 정기적으로 채혈하여 혈액 내 농도를 측정하는 것이 바람직함

그림 3 만성 심부전

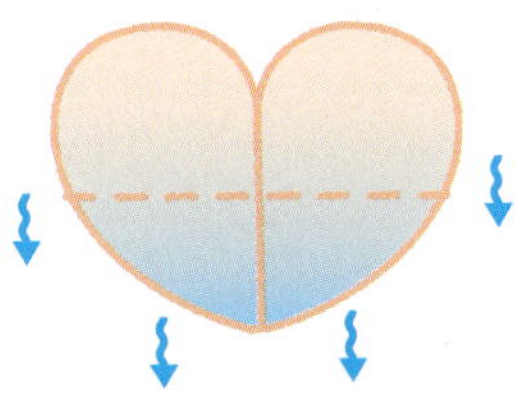

서서히 심장 기능이 저하 →

치료

저하된 펌프 기능으로 움직이게 한다

1. 심장으로 가는 혈류를 줄임
2. 심장이 과도하게 뛰는 것을 조금 억제함 (심장을 완전히 멈추게 하면 사망)
3. 저하된 펌프 기능으로 심장을 움직이기 위해 혈액의 수분을 줄임

대표적인 치료제

	약제 분류	특징	약제명
①	ACE 저해제	혈압을 낮추고, 심장 부담을 경감	3-2장 그림 2 참조
	ARB		
②	β차단제	소량 사용함으로써 심장 부담을 경감	비소프로롤 등
③	이뇨제	루프이뇨제. 순환혈류량을 줄여 심장 부담을 줄임	푸로세미드
		바소프레신 수용체 길항제. 루프이뇨제 등으로 효과가 부족할 때 사용	톨밥탄 (tolvaptan)

이뇨제는 3-7장 표 1 참조.

3-5 심장의 질환과 치료 3

- 부정맥(arrhythmia)

심장을 움직이는 전기적 구조

심장은 일정한 리듬으로 움직이고 있는데(동조율이라고 합니다) 그것은 **동방결절이 심장박동기 역할**(일정한 전기적인 자극의 근원)을 하기 때문입니다. 심정지의 경우, AED나 DC를 이용해 전기 충격을 주고, 리듬(동조율)을 회복시킵니다. **그림 1**에 나타나듯이 동방결절에서 방실결절, 히스다발(bundle of His)에서 양쪽 심실에의 Purkinje 섬유에 순차적으로 전기신호를 보냄으로써 이루어집니다. 심장의 전기적인 리듬을 눈으로 볼 수 있는 상태로 만든 것이 심전도이며 전기 발생의 크기를 파악할 수 있습니다. 일반적인 심전도는 운동회의 달리기를 떠올리며 기억하면 되겠습니다.

전기적인 신호를 제대로 보내지 못하면 심장을 일정한 리듬으로 움직일 수 없습니다. 맥박에 이상이 있는 경우는 빈맥(리듬이 빨라진다)이나 서맥(리듬이 느려진다) 등이 있습니다. 예를 들어, 극도의 긴장 상태일 때 '심장이 두근거린다'라는 경험은 없었나요? 이는 전신(특히 뇌) 등에 제대로 혈류를 흐르게하여 산소나 영양 등을 보내고 기관의 기능을 향상시키기 위한 반응입니다.

부정맥의 치료는 주로 심장의 과도한 '두근거림', 즉 빈맥의 치료를 하는 일이 많지만 심장의 기능 이외(예를 들면, 감염증이나 정신 질환 등)가 빈맥의 원인이 되는 일도 있으므로 이 부분의 치료도 동시에 병행해야 합니다.

부정맥의 치료

부정맥 치료는 주로 다음과 같은 두 가지 방법이 있습니다.

① 인공심박조율기 같은 기계를 삽입하여 정상적인 심장 리듬을 만드는 방법

② 약물로 치료하는 방법

전기적인 신호에 관한 전해질(양이온)이 주로 관련되어 있습니다. 구체적으로는 나트륨 이온(Na^+), 칼륨 이온(K^+), 칼슘 이온(Ca^{2+}) 등이 있습니다(**그림 2**). 이와 같은 이온이 심장 근육(심근)의 움직임에 관여하고, 조정함으로써 심장 움직임의 리듬을 정상으로 조절합니다. 이를 조절하는 약물을 이해하기 위한 접근법으로는 Vaughan-Williams 분류(**표 1**)나 자세히 분류한 Sicilian Gambit 분류가 있습니다.

치료 절차는 심전도나 맥박수 등을 파악해 심장의 상태를 보면서 진행합니다.

그림 1 심장을 움직이는 전기적 구조

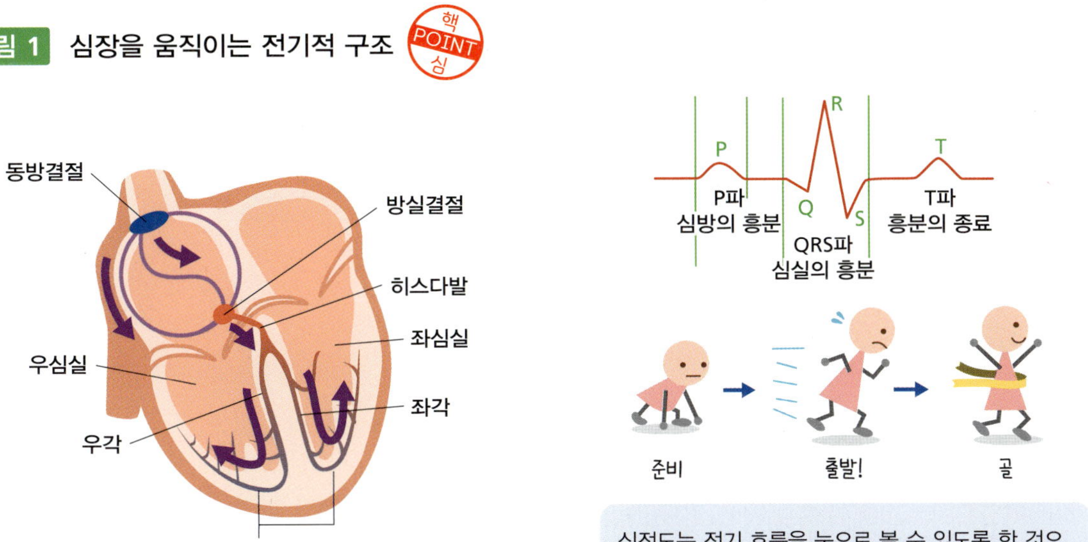

동방결절 → 방실결절 → 히스다발 → Purkinje 섬유로 전달됩니다.

심전도는 전기 흐름을 눈으로 볼 수 있도록 한 것으로 운동회의 달리기를 떠올리면 기억하기 쉽습니다.

그림 2 부정맥의 원인과 치료

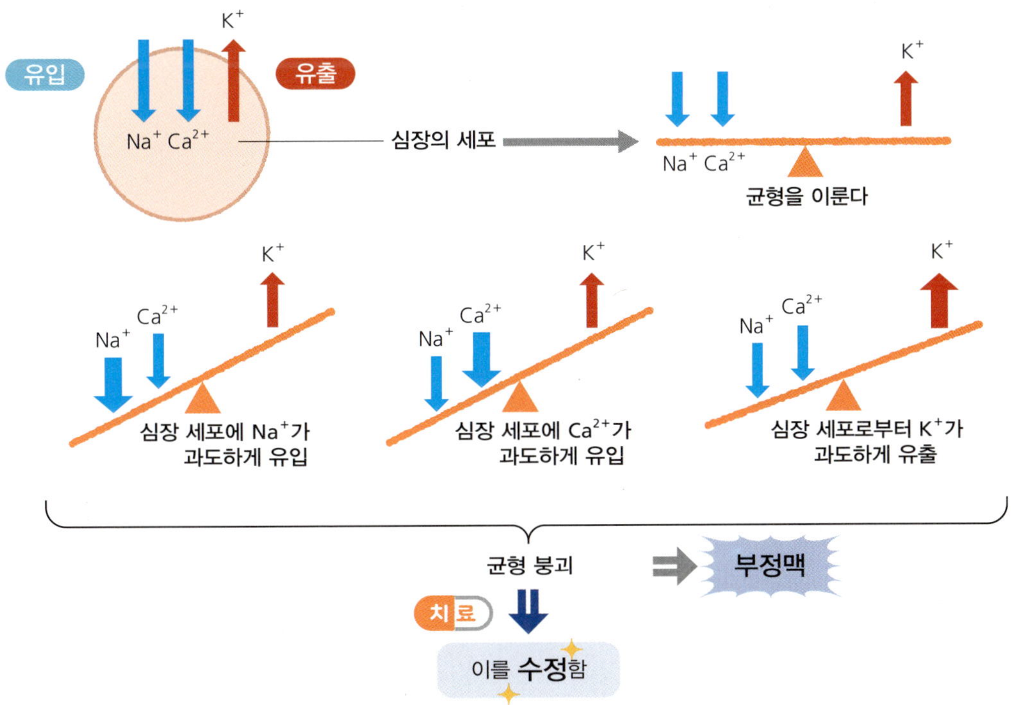

표 1 부정맥의 분류(Vaughan-Williams 분류)

분류		작용	대표적인 약물
1군	나트륨 채널 차단제	심장세포로 유입하는 나트륨 이온을 억제	디소피라미드(1a), 리도카인(1b), 필시카이니드(1c)
2군	β차단제	심장의 과도한 흥분을 억제	프로프라놀롤 등
3군	칼륨 채널 차단제	심장세포 내로부터 유출하는 칼륨 이온을 억제	아미오다론 등
4군	칼슘길항제	심장세포로 유입하는 칼슘 이온을 억제	베라파밀 등

3-6 신장의 기능

신장(kidney)의 작용

신장(콩팥)은 수분이나 나트륨 이온[**세포 외(혈관 내 세포와 세포 사이)에 많이 포함돼 있다**]이나 칼륨 이온(**세포 내에 많이 포함되어 있다**) 등 전해질의 체액 조절을 하고 있는 중요한 기관입니다. 구체적으로는 수분이나 전해질이 너무 많을 때는 몸 밖으로 버리고, 적을 때는 최대한 몸 안에 유지하면서 몸의 체액 상태를 일정하게 유지합니다. 일반적인 소변량은 1,000~2,000mL/일로 다뇨(2,500~3,000mL 이상/일), 결뇨(400mL 이하/일), 무뇨(100mL 이하/일)의 경우 장애가 의심됩니다.

또한, 소변으로 수분이나 전해질을 모두 버리면 아까우므로 몸에 필요한 것은 대부분 재사용하는 리사이클 기관이기도 합니다(그림 1).

신장은 몸에 필요한 당도 재흡수합니다. 그러나 그 양에는 한계(혈당치가 170~200mg/dL 정도 이상)가 있어 한계를 넘어 재흡수할 수 없게 된 당은 소변으로 버려집니다. 당을 포함한 소변은 요당이라 불립니다.

신장의 구조

신장은 사구체부터 순서대로 **근위요세관 → 헨레고리관 → 원위요세관 → 집합관**의 순서로 연결돼 있습니다(그림 1).

신장에서는 물과 전해질의 재흡수가 이루어지며, 여러 호르몬이 관련돼 있습니다(표 1).

전해질은 이온 단독으로 재흡수(리사이클)되는 것이 아니라 반드시 물에 녹은 상태로 이동합니다. 이뇨제[수분의 재흡수(리사이클)를 억제하고, 배뇨를 촉진해 체내의 수분을 줄이는 약물]의 구조에 대해서는 다음 **3-7장**에서 설명합니다.

신장이 담당하는 다른 중요한 역할(그림 2)

신장에서 만들어지는 **에리트로포이에틴(erythropoietin)**이라는 물질은 골수에서 만들어지는 적혈구의 중요한 재료가 됩니다. 따라서, 신장 기능이 현저히 떨어지는 투석환자 등에서는 에리트로포이에틴의 양도 떨어지기(**신장성 빈혈**이라고 합니다) 때문에 정기적으로 에리트로포이에틴을 주사해 보충할 필요가 있습니다.

신장에서 만들어지는 또 하나의 물질인 **레닌(renin)**은 신장의 사구체에서의 혈류가 저하할 때 분비되어 혈압 상승과 관련이 있습니다(**3-2장** 참조).

또한, 비타민 D는 여러 식품에 포함되지만 체내에서 간과 신장의 기능에 의해 활성화(작용이 나타나는 상태가 된다)돼 활성형 비타민 D로써 작용합니다. 즉, 간이나 신장의 기능이 현저하게 저하되면 활성화되지 않고 혈액 내 칼슘 농도가 저하됩니다(**4-7장 표 1** 참조).

그림 1 신장의 기능

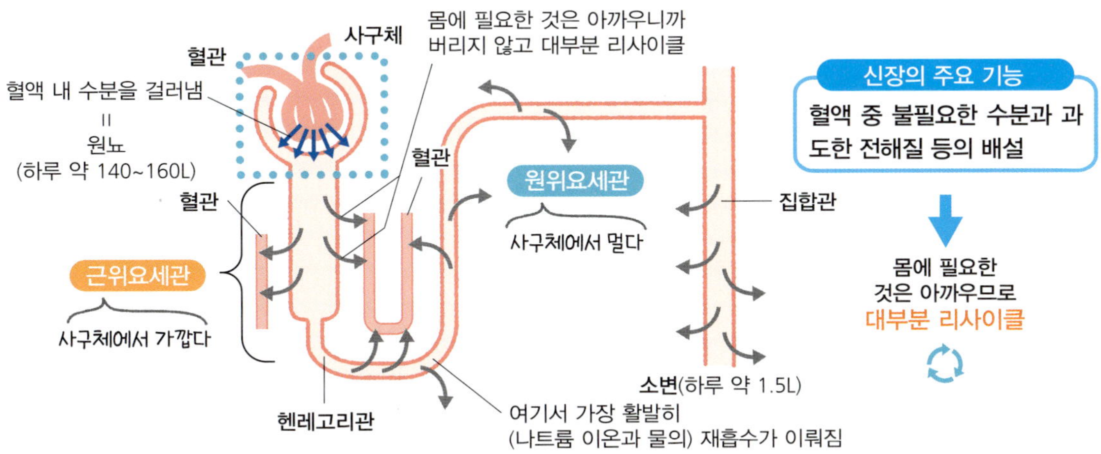

- **사구체** : 혈액의 일부에서 수분과 수분에 녹아 있는 전해질을 요세관으로 여과함
- **근위요세관** : 포도당(글루코스)이나 아미노산, 나트륨 이온, 염화물 이온, 탄산수소 이온을 혈액에 되돌리기 위해 재흡수(리사이클)
- **헨레고리관, 원위요세관** : 나트륨 이온, 염화물 이온 등을 혈액에 되돌리기 위해 재흡수(리사이클)
- **집합관** : 나트륨 이온 및 물을 혈액에 되돌리기 위해 재흡수(리사이클)

표 1 신장에서 물이나 전해질의 재흡수에 관여하는 호르몬 (핵심 POINT)

호르몬	분비 부위	기능
알도스테론	부신피질	요세관에서 나트륨 이온과 물의 재흡수를 촉진. 칼륨 이온이 분비(소변으로 배설)됨
바소프레신	뇌하수체 후엽	집합관으로 물의 재흡수를 촉진
사람 심방성 나트륨 이뇨 펩타이드	심장(심방)	요세관으로 나트륨 이온과 물의 재흡수를 억제

그림 2 신장의 다른 중요한 역할 (핵심 POINT)

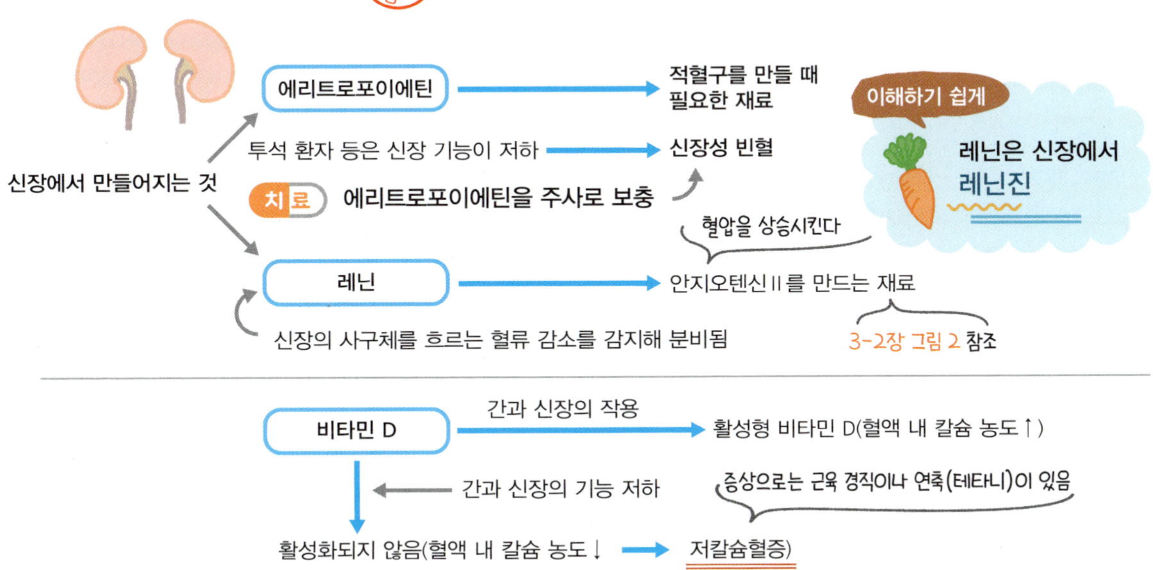

3-7 이뇨제의 구조와 부작용

이뇨제(diuretic)의 구조

이뇨제의 구조는 앞 장에서 설명한 신장의 기능을 이해하면 매우 단순합니다. 혈액 내에서 사구체로 여과된 수분이나 전해질이 요세관이라고 하는 관을 흘러가는 도중에 재흡수(리사이클)되지 않도록 작용하는 약물이 이뇨제입니다.

세포외액(혈액 내)에 많이 포함되는 수분이나 나트륨 이온이 신장에서 재흡수되지 않아 소변으로 배설됩니다. 따라서 혈액 내 나트륨 이온이 감소하여, **저나트륨혈증**에 걸리기 쉬워지므로 주의해야 합니다.

이뇨제가 작용하는 신장의 위치와 특징에 대해서는 **그림 1**, **표 1**과 같이 정리했습니다.

이뇨제를 사용할 때 주의사항

루프이뇨제는 소변 중에 옅은 염수(나트륨 이온과 염화 이온)뿐만 아니라 칼륨도 소변으로 배설되므로 **저나트륨혈증과 저칼륨혈증에 주의**해야 합니다. 혈액 내 나트륨은 많이 포함되어 있으나(135~150mEq/L) 칼륨은 적습니다(3.5~5.0mEq/L). 따라서, 나트륨은 다소 증감해도 영향을 주지 않지만 칼륨은 원래 적기 때문에 유출의 영향을 받기 쉽습니다. 특히, 칼륨 감소는 심장의 움직임에 영향을 주기(부정맥 등을 일으킨다) 때문에 주의가 필요합니다.

의료안전 칼륨은 원래 혈액 내에 적기 때문에 정맥주사 시 반드시 희석해서 투여해야 합니다. 농도가 진한 상태에서 투여하면 심장마비를 일으킬 수 있습니다.

탈수와 관련된 질환[고요산혈증(통풍)]

이뇨제를 사용하면 혈액 내 수분이 줄어 탈수 상태가 될 수 있습니다. 탈수가 되면 조심해야 할 질환으로 고요산혈증이 있습니다. 요산은 물에 잘 녹지 않는 성질이 있으며, 지나치면 관절 등 체온이 낮고 혈류가 적은 곳에 석출해(**그림 2**) 면역세포가 체내의 이물질 발생을 감지하고 염증반응을 일으킵니다(통풍 발작). 이때 매우 강한 통증을 느끼게 되며 통증이 발생했을 때는 항염증제를 사용합니다. 항염증제에 대해서는 **8-5장** '염증과 항염증제'에서 설명합니다.

탈수가 아니더라도 요산은 식품에 포함된 퓨린체(유전자 성분인 핵산)로 만들어지므로 소나 새의 간, 어류의 건어물, 맥주 등 퓨린체가 많이 포함된 식품을 삼가할 필요가 있습니다. 치료는 단순하며 요산이 늘지 않도록 식이요법 혹은 요산의 생성을 억제하고, 배설 촉진을 목적으로 치료합니다. 요산의 발생과 치료에 대해서는 **그림 3**에 정리했습니다.

그림 1 이뇨제의 기능

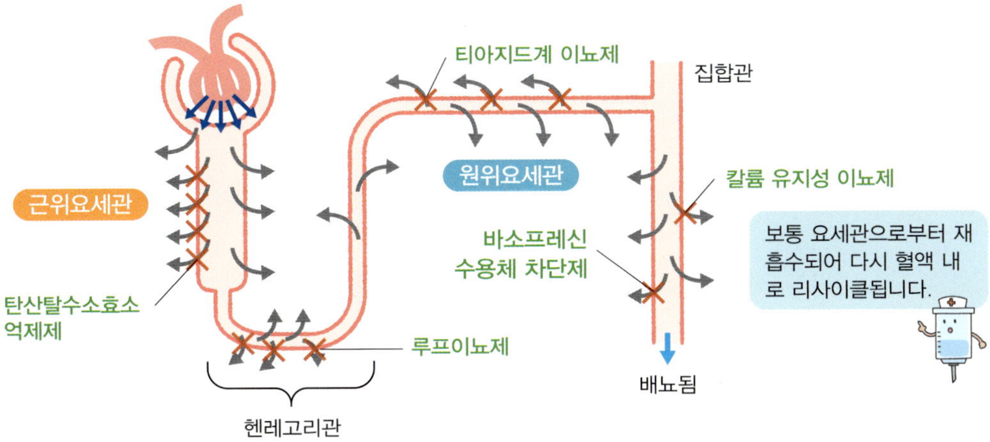

표 1 이뇨제의 특징 (핵심 POINT)

작용 부위	특징	대표적인 약물
근위요세관	물과 Na^+과 HCO_3^-의 재흡수를 억제(소변으로 배설) 재흡수 기능은 적기 때문에 이뇨 효과는 약함	탄산탈수소효소억제제(아세타졸아미드)
헨레고리관	물과 Na^+과 Cl^-과 K^+의 재흡수를 억제(소변으로 배설) "염수+K^+를 버림"으로 기억 재흡수 기능이 매우 강한 곳을 억제하므로 이뇨 효과 높음	루프이뇨제(푸로세미드)
원위요세관	물과 Na^+의 재흡수를 억제(소변으로 배설) "염수를 버림"으로 기억	티아지드계 이뇨제 (트라이클로로메티아지드)
집합관	물과 Na^+과 Cl^-의 재흡수를 억제(소변으로 배설) 재흡수 기능은 적음	칼륨 유지성 이뇨제(스피로놀락톤)
	바소프레신 수용체를 차단해 물의 재흡수를 억제 (바소프레신에 대해서는 **4-4장** 참조)	바소프레신 수용체 차단제(톨밥탄)

그림 2 흐름과 굳기 쉬움

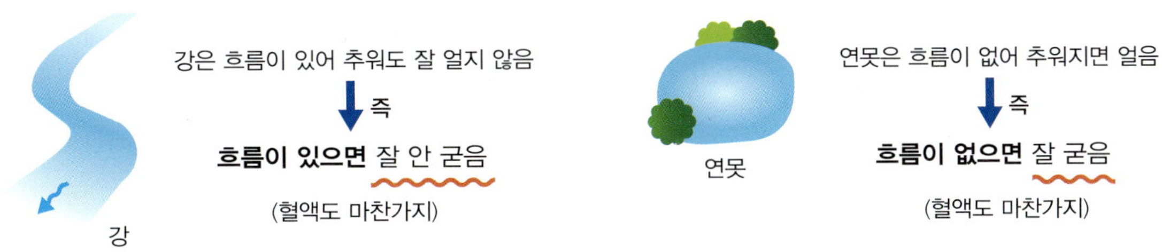
강은 흐름이 있어 추워도 잘 얼지 않음
즉
흐름이 있으면 잘 안 굳음
(혈액도 마찬가지)
강
연못
연못은 흐름이 없어 추워지면 얼음
즉
흐름이 없으면 잘 굳음
(혈액도 마찬가지)

그림 3 고요산혈증(통풍)의 발생과 치료

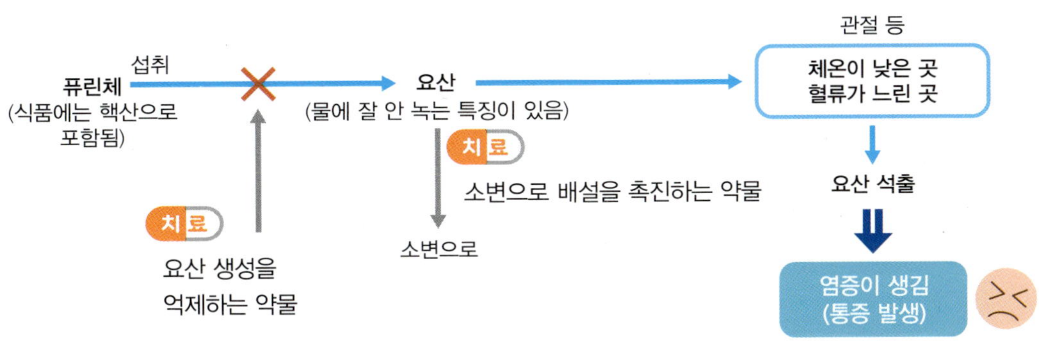

3-8 혈액 이상에 관련된 약물 1

- 지질이상증[대사증후군 관련 질환]

지질의 역할

지질이라고 하면 몸에 나쁘다는 이미지가 있을지도 모르지만 지질은 체내에서 만들어지는 호르몬의 재료가 됩니다. 또한, 당질이나 단백질보다 열량(에너지)을 많이 만들 수 있습니다.

1g당 열량(에너지) : 지질은 9kcal, 당질 · 단백질은 4kcal

혈중의 기름(지방)과 지질이상증

기름(지방)은 물에 녹지 않는데 어떻게 혈액 내에 흐르고 있을까요?

예를 들어, 기름이 묻은 접시를 깨끗이 하기 위해 세제를 사용합니다. 세제에는 계면활성제가 포함되어 기름과 물이 함께 섞이는 것을 도와줍니다. 체내에서는 그 세제 역할을 하고 있는 것이 인지질이라고 불리는 것으로 기름과 물이 서로 섞이는 것을 돕고 있으며, 리포단백질로서 혈관 내를 흐르고 있습니다.

리포단백질은 콜레스테롤과 트라이글리세라이드(triglyceride)(중성지방, 중성지방의 대부분은 트라이글리세라이드)와 인지질과 유리지방산 4종류가 포함돼 있으며, 입자가 큰 순으로 카이로미크론(킬로미크론), VLDL(초저밀도 리포단백질), **LDL**(저밀도 리포단백질), **HDL**(고밀도 리포단백질) 등이 있습니다. 이 순서는 지질이 많은 순서이기도 합니다(그림 1). HDL 이외의 리포단백질이 일정 기준보다 많아지거나 HDL이 일정 기준보다 떨어진 상태를 **지질이상증**이라고 합니다.

지질이상증의 예방과 치료

카이로미크론(chylomicron) · VLDL · LDL은 입자가 큰 지질로 혈액 내에 많아지면 혈관을 막는 원인이 되고, HDL은 입자가 작은 지질로 혈액 내 콜레스테롤을 간으로 운반하는 역할을 합니다. 전자를 줄이고, 후자를 증가시킴으로써 혈관의 지질 증가가 원인인 동맥경화를 예방할 수 있습니다.

우선은 식이요법이나 운동요법 후 지질이 감소하지 않으면 약물요법(표 1)을 실시합니다. 입자가 큰 리포단백질에 많이 함유된 콜레스테롤이나 트라이글리세라이드를 줄이는 것을 목적으로 치료합니다. 또한, 폐경 후에는 여성호르몬인 **난포호르몬(에스트로겐)**이 저하되기 때문에 **지질이상증이 발병**하기 쉬우므로 주의해야 합니다(에스트로겐은 LDL을 감소시키고, HDL을 증가시키는 작용이 있습니다).

치료제인 **HMG-CoA 환원효소 억제제**(스타틴계 약물)에는 중대한 부작용으로 **횡문근융해증**(근육이 녹는 질환)이 있으므로 주의해야 합니다(그림 2). 또한, 내장지방이 너무 많아지면 대사증후군 관련 질환으로 심장이나 혈관 질환을 초래합니다. 그 판단을 위해 대사증후군(내장지방증후군)의 진단 기준(표 2)이 있습니다.

그림 1 혈액을 흐르는 리포단백질

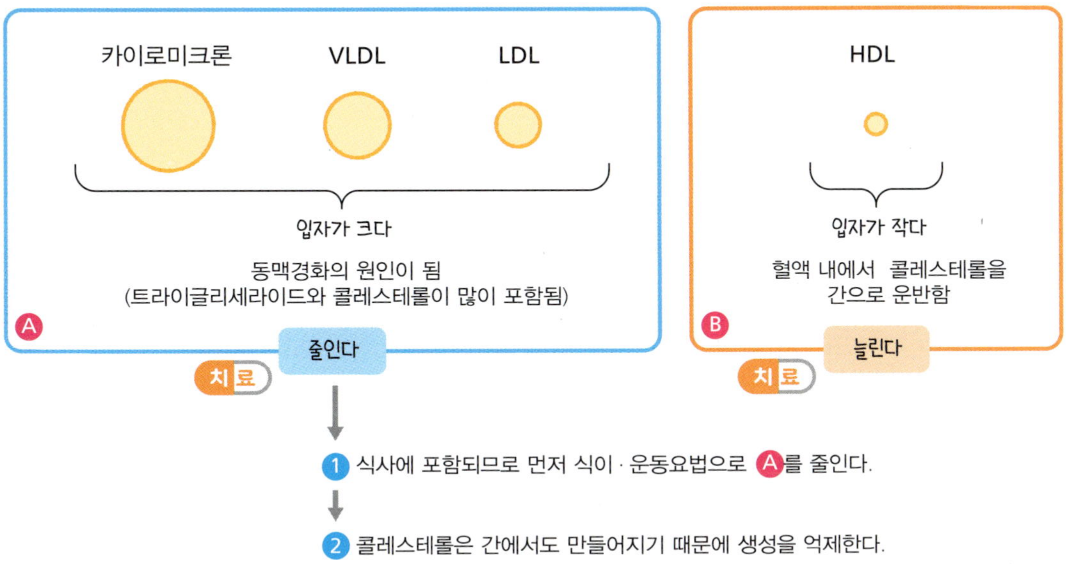

표 1 지질이상증의 치료제 (핵심 POINT)

분류	특징	대표적 약물
HMG-CoA 환원효소 억제제 (스타틴계 약물)	HMG-CoA 환원효소(콜레스테롤 생성에 관련된 효소)를 억제, LDL을 줄임. 중대한 부작용으로 횡문근융해증이 있음	atorvastatin, rosuvastatin 등
피브라토계 약물	트라이글리세라이드(중성지방)의 분해나 콜레스테롤 합성을 저하	bezafibrate, fenofibrate 등
EPA 제제	간에서 트라이글리세라이드(중성지방) 합성에 관련된 효소를 억제	ethyl Icosapentate 등
소장 콜레스테롤 트랜스포터 억제제	소장에서 식품 중 콜레스테롤 흡수를 억제	ezetimibe

그림 2 횡문근융해증 (핵심 POINT)

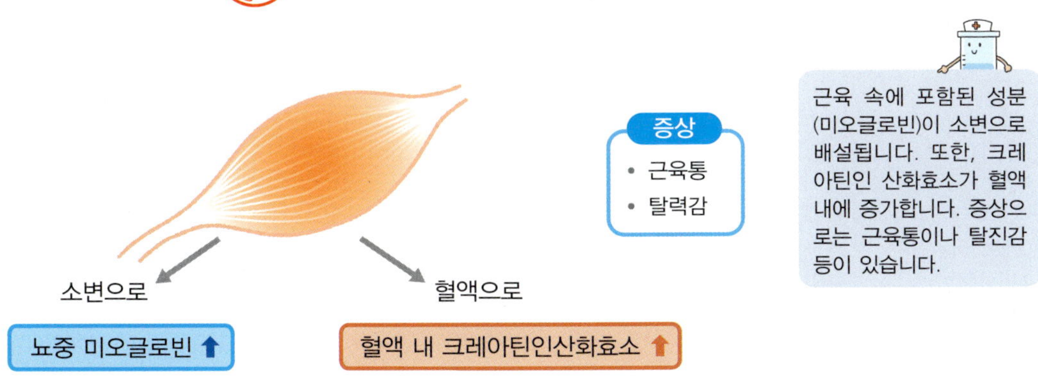

표 2 대사증후군의 진단 기준 (핵심 POINT)

필수항목		(내장지방 축적)허리둘레	남성 85cm 이상/여성 90cm 이상
선택항목 3항목 중 2항목 이상	1	고트라이글리세라이드 혈증 및/또는 저HDL콜레스테롤 혈증	150mg/dL 이상/40mg/dL 이하
	2	수축기(최대) 혈압 및/또는 확장기(최소) 혈압	130mmHg 이상/85mmHg 이상
	3	공복 시 고혈당	110mg/dL 이상

3-9 혈액 이상에 관련된 약물 2

- 빈혈, 항응고제

다양한 빈혈

빈혈은 한자의 의미를 생각하면 '피가 가난한' 상태라고 읽을 수 있습니다. 예를 들면, 출혈과 같이 체내를 순환하고 있는 혈액이 분명하게 감소하는 경우나 혈액 내 일부 성분만이 감소해 혈액의 기능을 충분히 발휘하지 못하는 경우가 있습니다. 특히, 적혈구는 **헤모글로빈**이라고 하는 **헴철(heme iron)**을 포함하며, 온몸에서 사용하는 **산소를 전신으로 운반하는** 역할을 담당하고 있습니다. 적혈구가 관련된 대표적인 빈혈은 **표 1**과 같습니다.

지혈의 구조와 항응고제

혈액에는 출혈을 멈추게 하는 장치가 있습니다. 지혈에 관련된 핏덩어리는 혈소판과 피브린(fibrin)이 재료가 됩니다. 간에서 생성되는 혈액응고인자와 프로트롬빈에서 트롬빈이 생성되는데 생성된 트롬빈은 혈액 내 피브리노겐에서 피브린으로의 생성을 촉진합니다. 이렇게 해서 지혈에 관련된 핏덩어리가 만들어집니다(**그림 1**).

간은 **혈액응고인자, 프로트롬빈, 피브리노겐을 생성하는 기관**이기 때문에 **간의 기능이 저하되면 출혈을 유발할 수 있으므로** 수술 시에는 특히 주의해야 합니다.

항응고제는 혈액의 흐름이 느린 정맥혈관에 생기는 혈전의 예방(심방세동에 의한 심원성 뇌색전이나 하지정맥혈전에 의한 폐색전 등)에 사용합니다. 덧붙여 항혈소판제는 혈액의 흐름이 빠른 동맥혈관에 생기는 혈전의 예방(협심증이나 심근경색 등)에 이용됩니다(자세한 내용은 **8-5장** 참조).

혈액은 혈류가 확실하면 잘 굳지 않으며(**3-7장 그림 2** : 흐름과 굳기 쉬움 참조) 혈관이 가늘어진 상태(뇌경색 등)나 혈액의 체류(심방세동 등의 부정맥), 혈관 내 이물질이 든 경우(심장판 등)는 혈액이 굳기 쉬운 특징이 있습니다. 혈관의 막힘은 전신의 혈류를 멈추게 해서 혈액이 잘 굳지 않도록 하는 치료가 필요합니다. 대표적인 항응고제로 그 작용과 특징을 **표 2**에 정리했습니다.

출혈을 수반하는 수술 전에 와파린을 복용하고 있는 경우, 약의 복용을 **3~5일 전**부터 중지하고, 반감기가 짧은 헤파린으로 변경합니다. 혈액 항응고제의 효과(잘 흐르는 상태)는 **PT-INR**(프로트롬빈시간국제표준비율), **APTT**(활성화부분트롬보플라스틴시간)로 평가할 수 있습니다.

PT-INR의 기준치는 1.0으로 커지면 혈액이 잘 흐르는 상태를 나타냅니다. 심장판막 질환에서는 2~3, 심방세동에서의 혈액응고 방지에서는 70세 미만에서 2~3, 70세 이상에서 1.6~2.6으로 조정합니다.

혈전을 녹이는 구조

뇌경색이나 급성 심근경색 등으로 혈전이 생긴 경우, 막힌 혈전을 녹여 혈류를 재개시켜야 합니다. 피브린을 녹이는 것에 조직플라스마노겐활성제(t-PA)가 있습니다. 생긴 혈전은 가능한 한 빨리 녹일 필요가 있으며, 발생 후 시간이 지날수록 잘 녹지 않게 됩니다(**그림 2**).

표 1 다양한 빈혈과 대처법 (핵심 POINT)

명칭	특징	대처 방법
철결핍성 빈혈	적혈구에 포함되는 헴철이 부족해 발생하는 빈혈로 순가락 모양 손톱(스푼 손톱)이 특징	철제의 경구*또는 정맥 투여
거대적아구성 빈혈	적혈구 대사에 관련된 비타민 B_{12}가 부족해 발생. 위에서 분비되는 내적인자는 비타민 B_{12}의 장관에서의 흡수에 관여. 위암 등 위절제술 후 발생하는 빈혈	비타민 B_{12}의 정맥 투여
용혈성 빈혈	적혈구가 보통보다 빨리 파괴돼 발생	비장 적출
신장성 빈혈	신장에서 생성되며 적혈구 생산에 관련된 에리트로포이에틴이 부족해 발생. 투석환자의 만성적인 신기능 저하 시 발생	에리트로포이에틴 주사

* 철제는 소화관에서 산화돼(녹슬어) 검게 변색된 것이 배변되므로 주의해야 함.

그림 1 지혈의 구조와 약물 (핵심 POINT)

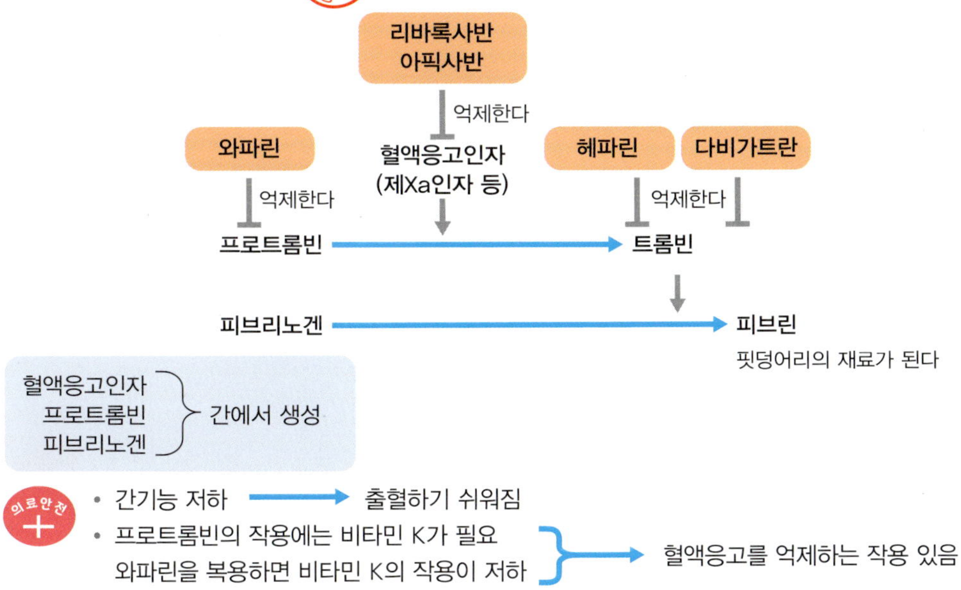

표 2 항응고제의 작용과 특징 (핵심 POINT)

약물	작용 · 특징
와파린 (warfarin)	내복약. 프로트롬빈 재료인 비타민 K의 작용을 억제한다. 비타민 K를 포함하는 음식을 섭취하면 와파린의 작용이 감소하므로 삼가해야 한다. 약효가 너무 강한 경우, 비타민 K 섭취로 감약한다. 약효 평가는 혈액검사 항목인 PT-INR을 사용한다.
헤파린 (heparin)	주사제. 트롬빈의 작용을 억제한다. 반감기가 짧아 수액 펌프를 써서 지속적으로 투여 또는 피하주사를 한다. 약효 평가는 혈액검사 항목인 APTT를 사용한다.
다비가트란	내복약. 프로트롬빈의 작용을 직접 억제한다. 비타민 K 섭취에 영향받지 않음
리바록사반, 아픽사반 등	내복약. 혈액응고인자(제Xa인자)를 억제한다. 비타민 K 섭취에 영향받지 않음

아스피린(항혈소판제)은 협심증이나 심근경색 등의 관상동맥계 질환에 쓰이며 혈류를 유지하는 목적으로 사용합니다.
(자세한 내용은 8-5장 참조)

그림 2 혈전을 녹이는 구조

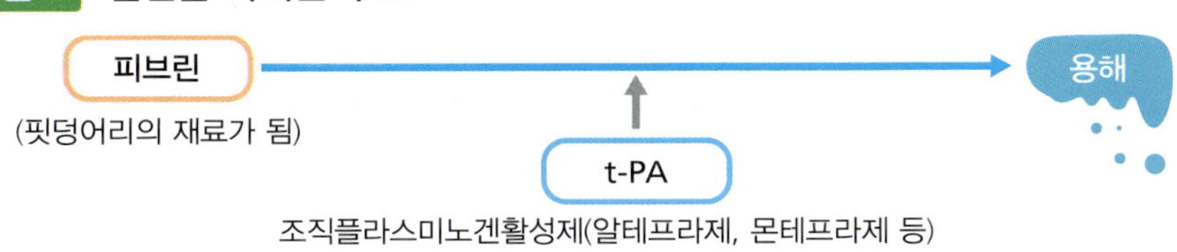

제3장 마무리 문제

다음 문제에 대한 설명이 올바른지 ○, ×로 답하라.

① 혈구 성분은 간에서 만들어진다.

② 염분의 과다 섭취는 고혈압을 유발하므로 '건강 일본 21'에서 하루 목표 염분섭취량을 8g으로 설정했다.

③ 칼슘길항제는 자몽주스와 궁합이 좋지 않다.

④ 고혈압 치료에는 이뇨제가 사용된다.

⑤ 협심증은 관상혈관이 완전히 폐색함으로써 발생하는 질환이다.

⑥ 협심증 발작이 생겼을 때는 니트로글리세린 설하정을 사용한다.

⑦ 심정지 보조 치료로 아드레날린을 사용한다.

⑧ 디곡신 중독 증상으로 구역질 · 구토가 있다.

⑨ 루프이뇨제의 복용으로 저나트륨혈증이 발생할 수 있다.

⑩ 통풍은 혈중의 요산이 저하되어 발생한다.

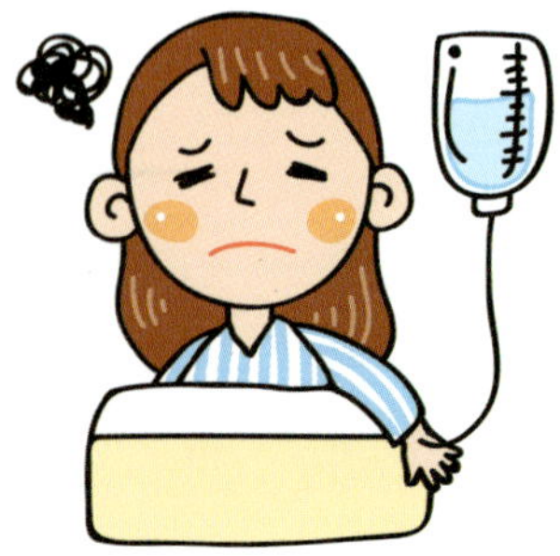

제4장

미량이지만 체내에서 중요한 역할을 하는 물질과 관련된 질환

몸 속에서는 여러 가지 물질들이 만들어집니다. 호르몬은 미량밖에 존재하지 않지만 우리 몸에서 정상적인 신체 기능을 유지하는 데 중요한 역할을 하고 있습니다. 호르몬의 균형이 맞지 않으면 여러 가지 질환이 발생합니다. 그 대표적인 질환이 당뇨병입니다. 여기에서는 호르몬의 역할과 질환, 당뇨병의 원인과 증상, 약물치료에 대해 알아보겠습니다.

또한, 호르몬 외에도 미량이지만 중요한 역할을 하는 것에 비타민을 들 수 있습니다. 우리는 다양한 음식을 통해 비타민을 섭취하고 있습니다. 비타민 부족으로 구내염이 생겼다는 얘기를 듣기도 합니다. 비타민은 우리의 몸에서 어떤 역할을 하는 것일까요? 또한 비타민이 너무 많은 경우(과잉증)와 너무 적은 경우(결핍증)에 대해서도 배워보겠습니다.

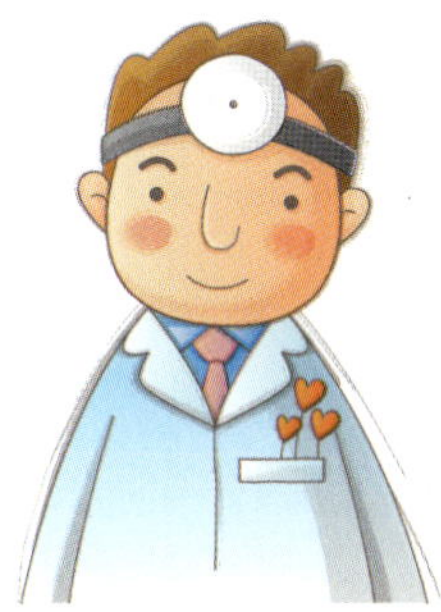

4-1 호르몬의 기능

호르몬이란

체내에서는 많은 종류의 물질이 생성됩니다. 각각의 생성량도 다양하고, 많이 생성되는 물질이 있는가 하면 조금만 생성되는 물질도 있습니다. 그 예로 체내에서 생성되는 호르몬은 미량이지만 매우 중요한 역할을 하고 있습니다. 요리로 비유하면 조미료(소금, 후추 등)와 같은 것으로 약간의 양으로도 요리의 완성도(맛)를 결정하고 있는 것과 비슷합니다.

집에서 회사까지 전철로 통근하는 모습을 떠올려 봅시다(**그림 1**). 호르몬은 체내의 기관에서 생성되며 혈액에 의해 운반되어 특정 기관에 도착하면 작용합니다. 호르몬은 정해진 목적을 수행하기 위해 분비됩니다.

호르몬의 역할

호르몬의 주요 기능은 두 가지가 있습니다.

[호메오스타시스(항상성) 유지]

알기 쉬운 예로 설명하자면, 겨울이 되고 밖이 추워지면 코트 등의 옷을 입습니다. 이는 밖이 춥기 때문에 감기에 걸리지 않도록 하기 위함이며, 체온을 낮추지 않도록 겉옷을 입습니다. 이처럼 체내에서도 환경의 변화에 대해 일정한 상태를 유지하는 시스템이 있습니다. 이것을 호메오스타시스(homeostasis, 항상성)라고 합니다(**그림 2**). 이때 **피드백 시스템**(**그림 3**)이 매우 중요합니다.

피드백 시스템에 대해 혈당치를 예로 들어봅시다. 음식을 먹으면 소장에서 소화 및 흡수되어 혈당치가 올라갑니다. 그 후 췌장에서 호르몬의 하나인 인슐린이 분비되고, 혈류를 타고 순환하는 인슐린에 의해 당이 세포에 흡수되어(당에서 에너지가 만들어진다) 결과적으로 혈당치가 내려갑니다(원래의 혈당치로 돌아갑니다). 그 후 인슐린 분비가 줄어듭니다.

[체내의 생리적인 변화를 일으킨다]

월경주기를 예로 생각해 봅시다.

뇌의 명령에 따라 성주기에 관련된 호르몬의 분비를 촉진하는 호르몬이 나와 혈액 내로 흘러갑니다. 그 후, 그 호르몬이 난소에 도착하고, 성주기에 관련된 호르몬이 분비되어 기능을 완수합니다.

호르몬을 이해하는 포인트는 그 호르몬이 어느 기관에서 분비되어 어떤 작용을 하는지를 정리하는 것입니다. 다음 장에서 중요한 호르몬에 대해 해설합니다.

그림 1 호르몬의 이미지

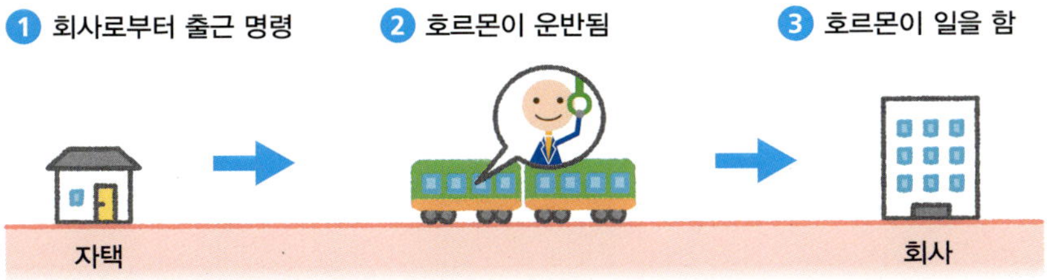
1 회사로부터 출근 명령
2 호르몬이 운반됨
3 호르몬이 일을 함
자택
회사

통근 경로에 해당하는 것이 혈관이고, 자택과 회사에 해당하는 것이 기관(뇌나 췌장 등)이며, 호르몬이 운반되는 과정은 전철(혈액)에 실려 운반되는 이미지입니다. 호르몬이 작용하는 회사(기관)에 도착 후 작용을 발휘합니다.

그림 2 호르몬 역할의 예

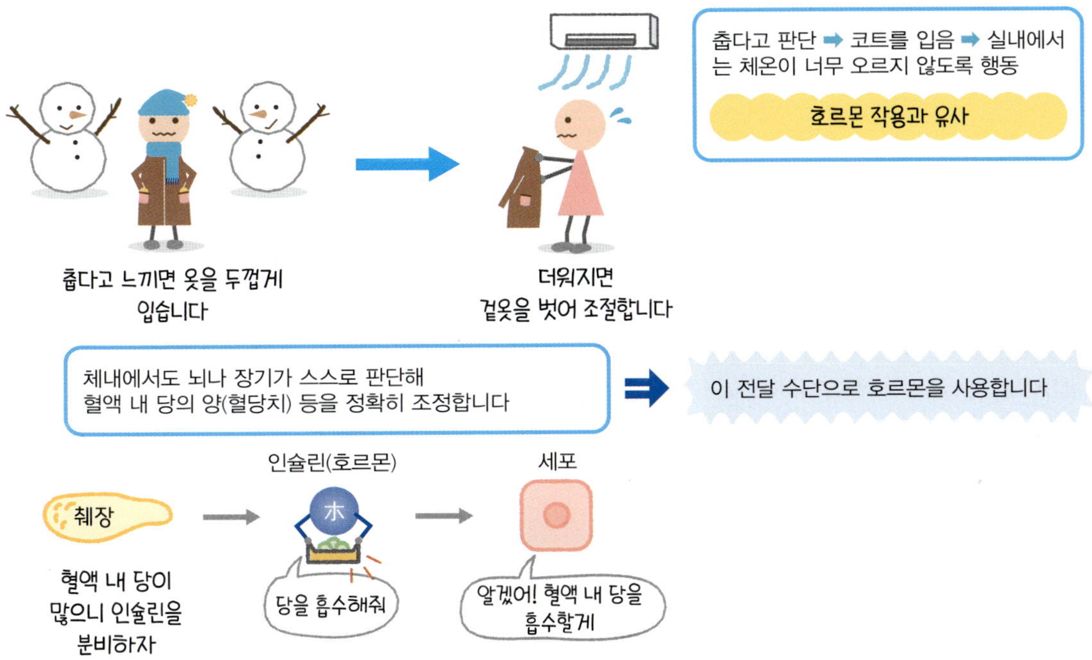

그림 3 피드백 시스템 (핵심 POINT)

평상시 → 식사를 섭취 → 혈당 상승 → 인슐린 분비가 증가 → 혈당이 세포에 흡수됨 → 인슐린 분비가 감소 (→ 평상시)

이처럼 다양한 호르몬의 체인으로 일정하게 유지됩니다.

기관 A → 기관 B를 자극하는 호르몬 분비 → 기관 B → 기관 B에서 나오는 호르몬 → 기관 B에서 나오는 호르몬이 가득 찬다 (→ 기관 A)

마이너스 피드백(제동을 건다) = 호메오스타시스(항상성)가 유지됩니다.

4-2 혈당에 관련된 호르몬 1

- 당뇨병의 기본[대사증후군 관련 질환]

인슐린의 역할

우리가 생활하기 위해 필요한 에너지는 혈관 속이 아닌 혈관 밖의 각 세포로 만들어집니다. 즉, 혈액 내 당을 세포로 운반할 필요가 있습니다(그림 1). 그 역할을 하는 것이 인슐린입니다.

당뇨병의 분류

당뇨병에는 1형과 2형의 두 가지 분류가 있습니다.

- **1형 당뇨병** : 선천적인 원인으로 발생하는 경우가 많으며, 소아에게 많은 특징이 있습니다. 인슐린의 분비량이 없거나 혹은 매우 적어 **치료의 기본**은 **인슐린 투여**입니다.
- **2형 당뇨병** : 서양화된 식사나 과식, 운동 부족이 원인으로 발생하는 생활 습관병 중 하나입니다. **치료의 기본은 식이요법이나 운동요법**이며, **개선되지 않는 경우 약물요법**(내복약 복용이나 인슐린 주사)을 실시하게 됩니다.

당뇨병의 합병증

당뇨병은 세포에 당이 제대로 운반되지 않는 상태(혈액 내 당이 많은 상태)로 합병증(신경장애 · 망막증 · 신장증을 3대 합병증이라고 함) 등 여러 가지 질환을 유발합니다(그림 2).

각 합병증의 출현 시기는 ① **신경장애**, ② **망막증**, ③ **신장증**의 순서로 나타납니다.

- **신경장애** : 손발 저림이 나타난다. 진행되면 발끝의 혈류가 나빠지고 괴사한다(썩는다).
- **망막증** : 시력저하나 비문증(모기가 날아다니는 것처럼 보인다)이 나타나며 진행되면 실명한다.
- **신장증** : 신장 기능이 저하된다. 당뇨병성 신장증이 증가해 투석의 원인 중 1위이다.

기타 혈관 질환(뇌경색이나 허혈성심질환 등)이나 급성 대사성 합병증으로 당뇨병성 케토산증을 일으킵니다.

당뇨병이 생기면 인슐린이 감소하고, 포도당이 세포로 운반될 수 없게 되므로 대신에 지질에서 에너지(ATP)를 만들게 됩니다. 이때 케톤체(산성물질)가 생기고, 너무 증가하면 전신에 장애를 초래하게 됩니다. 이것을 당뇨병성 케토산증(diabetic ketoacidosis)이라고 합니다.

혈당을 조절하는 호르몬 종류

대표적인 호르몬으로 **인슐린(insulin)**을 들 수 있습니다(표 1). 인슐린은 **췌장**의 **β세포**에서 분비되는 호르몬으로 혈액 내 당을 혈관 밖의 세포로 운반하는 역할을 하며, 세포 안으로 운반된 당은 에너지를 생성하는 재료가 됩니다.

반대로 혈액 내 당이 적은 상태가 되면 췌장의 **α세포**로부터 **글루카곤(glucagon)**이라고 하는 호르몬이 분비되어 간 등에 축적된 글리코겐을 분해하여 당분(포도당)을 혈액 내로 공급합니다.

또한, 인슐린의 분비를 촉진하는 호르몬은 소장에서 분비되는 인크레틴류(GLP-1, GIP 등)라고 하는 호르몬으로서 식사를 하는 것으로 분비됩니다. **인크레틴류(incretin)는 혈당을 지나치게 낮추지 않는 특징**이 있습니다.

그림 1 혈액 내 당이 세포로 들어가는 구조

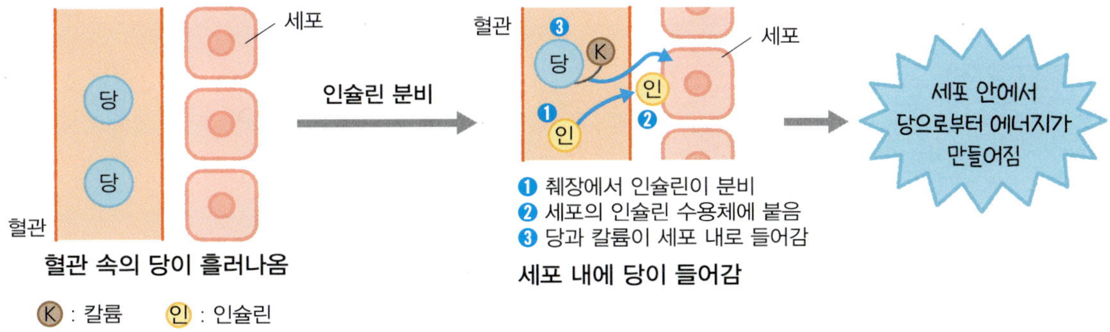

치료 당이 세포에 흡수될 때 혈액 내 칼륨도 세포 내로 흡수됩니다. 이 작용을 이용하여 고칼륨혈증의 치료에 이용됩니다. 이를 글루코스 인슐린요법(GI요법)이라고 합니다.

그림 2 당뇨병의 합병증(송이버섯과 팽이버섯에 비유할 수 있다) 핵심 POINT

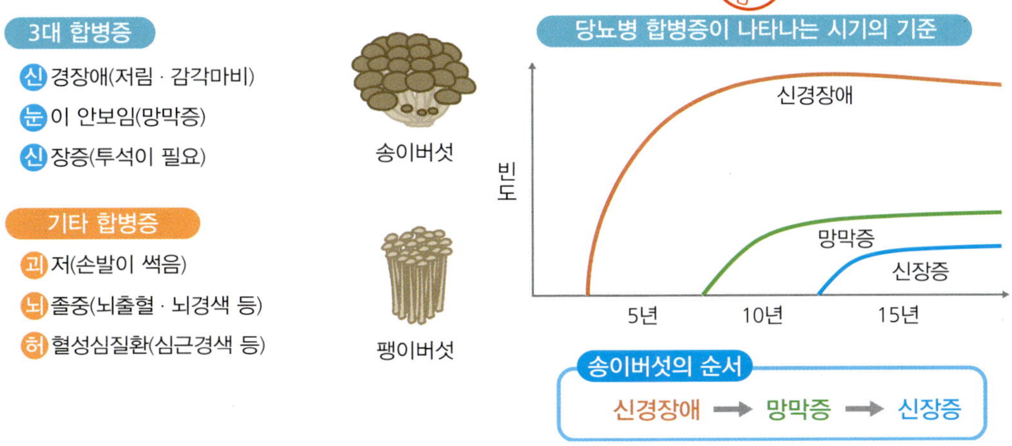

표 1 혈당을 조절하는 호르몬 종류 핵심 POINT

호르몬	특징과 작용
인슐린	혈액 내의 당을 세포로 운반하는 역할(혈당치를 낮춤)
글루카곤	간 등에 있는 글리코겐을 분해하여 혈중으로 당을 공급(혈당치를 높임)
인크레틴류	소장에서 분비돼 인슐린의 분비를 촉진(혈당치를 낮춤)

혈당치를 높이는 기타 호르몬에는 부신에서 분비되는 코티솔이나 아드레날린을 들 수 있습니다(**4-4장** 참조).

4-3 혈당에 관련된 호르몬 2

- 당뇨병과 인슐린[대사증후군 관련 질환]

인슐린 분비의 구조

여기서는 혈당과 밀접한 관련이 있는 인슐린 분비에 대해 자세히 설명하겠습니다.

인슐린에는 **식후분비**와 **기초분비**의 2종류가 있습니다. 예를 들어 설명하겠습니다. 날씨가 더워지면 냉방을 사용합니다. 매우 더울 때는 냉방을 강하게 하고 단번에 식힙니다. 시원해지면 냉방을 늦추고 계속 틀어 놓습니다. 그러면 일정하게 실온이 유지됩니다. 예를 적용하면 단번에 식히는 것이 인슐린의 식후분비고, 일정한 온도를 유지하기 위해서 냉방을 계속하는 것이 인슐린의 기초분비에 해당합니다(**그림 1**).

- **식후분비(추가분비)** : 식후에 상승한 혈액 내 당분을 세포로 운반하기 위해 분비됨.
- **기초분비** : 항상 일정한 당분을 세포로 운반하기 위해 분비됨.

즉, 끊임없이 당을 세포에 보내야 하므로 혈당치가 0이 되는 일은 없습니다.

작용시간별 인슐린 제제의 선택

당뇨병의 경우, 위의 2종류 인슐린 분비가 저하되고 있으므로 각각의 작용에 해당하는 인슐린 제제를 사용하는 것이 원칙이 됩니다. 식후분비에는 식후 혈당의 상승에 대비해 식사 직전에 사용하는 **초속효형** 인슐린 제제를, 기초분비에는 혈당 유지를 목적으로 **지속형**(**장시간 지속형**)의 인슐린 제제를 사용합니다.

병세의 차이나 생활습관(점심을 먹지 않는 등)에 따라 작용시간이 중간 정도인 인슐린 제제를 사용하기도 합니다. 혈당치의 변동에 맞춰 인슐린 제제를 선택합니다. 인슐린 제제의 특징은 **표 1**에 정리했습니다.

인슐린 제제를 사용할 때의 사용 순서와 주의사항

자가주사의 경우, 일회용 타입의 펜 모양 인슐린 제제가 주류입니다.

1. 인슐린 제제를 주사할 때는 바늘을 세팅한 후 공기를 빼기 위해 **빈 채로 주사기**를 누른다.
2. 바늘을 알코올로 소독한다(알코올에 알레르기가 있는 경우, 다른 소독약으로 한다).
3. 인슐린 제제의 투여는 **복부**, **대퇴부**, **엉덩이** 등에 **피하주사**를 한다.
4. 투여 시에는 역혈을 방지하기 위해 피하에 주사 후 피스톤 부분을 누른 상태로 뺀다.
5. 주사바늘을 처분한다. 주사바늘은 빈 우유팩 등에 넣어 **의료기관에서 처분**한다.

주의사항으로 미사용 인슐린의 보관은 **냉장고(2~8°C)**에서, 사용 후 보관은 **실온(1~30°C)**에서 합니다. 또한, 인슐린량은 mL이 아니라 '**단위**'를 사용합니다(예를 들어, '5단위'나 '10단위'와 같이 사용합니다).

인슐린 제제 이외의 혈당강하제

당뇨병약은 최근에 많이 개발되었습니다. 대표적인 약제와 그 특징을 **표 2**에 정리했습니다.

그림 1 식후 혈당과 인슐린 분비 구조

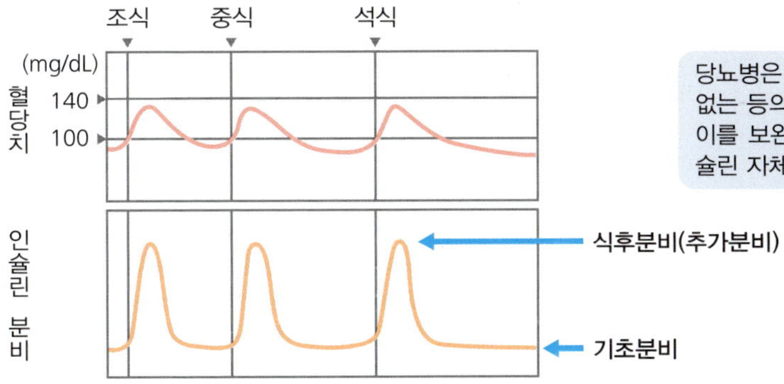

당뇨병은 인슐린이 분비되지 않거나, 적거나, 효과가 없는 등의 문제로 발생합니다.
이를 보완하기 위해 인슐린의 분비를 촉진하거나 인슐린 자체를 보충하는 치료를 합니다.

표 1 인슐린 제제의 작용시간별 특징

	특징
초속효형	식사 직전에 사용
속효형	식전 30분 전에 사용
중간형	12시간 정도 효과가 있어 하루 두 번 정도 주사
혼합형(속효형+중간형)	효과 발현이 빠르고, 작용이 24시간 지속
지속형(효과가 지속)	기초분비를 보충하고, 작용이 24시간 지속

표 2 인슐린 제제 이외의 혈당강하제 (핵심 POINT)

분류		특징	대표적인 약물
설포닐요소제(SU제)		인슐린 분비를 촉진	glimepiride
인크레틴 관련제	(DPP4 억제제)*1	인크레틴 작용을 지속시켜 인슐린 분비를 촉진	sitagliptin, linagliptin
	(GLP1 작동제)	인크레틴 작용과 같이 인슐린 분비를 촉진	liraglutide, exenatide
인슐린 저항성 개선제		인슐린 효과를 높임	비구아나이드제(metformin), 치아졸리딘디온제(pioglitazone)
소화관 당흡수 억제제		음식의 흡수를 막아 혈당 상승을 억제. 혈당이 오르고 나서 복용하면 효과가 없으므로 식전에 복용	acarbose, voglibose
신장 당재흡수 억제제 (SGLT2 억제제)*2		신장에서 당의 재흡수를 억제하여 소변으로 당을 배설시킴	ipragliflozin

*1 인크레틴류는 다른 약에 비해 저혈당이 잘 일어나지 않아 사용이 증가하고 있습니다. DPP4라는 효소는 인크레틴을 분해하는 효소입니다. DPP4 억제제는 그 작용을 억제함으로써 인크레틴을 오래 지속시키는 약물입니다.

*2 당은 몸에 있어서 중요한 것으로 신장에서 재흡수됩니다. 이 재흡수를 억제해 혈당을 낮추는 약물입니다. 단, 혈당이 너무 떨어지지 않도록 주의해야 합니다.

저혈당 증상과 대처방법

저혈당 증상은 혈당치가 70~60에서 식은땀, 두근거림, 손떨림(진전), 50~40에서 두통, 사고의 어려움, 30에서 의식소실이 나타납니다. 혈당치의 단위는 mg/dL.

저혈당 시에는 당분의 섭취 또는 정맥주사(50% 포도당액 등)를 합니다. 소화관 당흡수 억제제는 α글루코시다아제 억제 작용으로 인해 단당으로 분해되지 않으므로 당분으로써 단당(글루코스)을 섭취합니다.

※ α글루코시다아제(α-glucosidase) : 이당류를 단당으로 분해하는 효소.

4-4 뇌하수체 호르몬이 자극하는 기관과 관련된 질환 1

- 부신피질 · 수질 호르몬

뇌하수체 호르몬의 기능과 질환

뇌하수체는 뇌에 있는 기관으로 전엽과 후엽으로 나뉩니다(그림 1).

[뇌하수체 전엽 호르몬(anterior pituitary hormone)]

- **부신피질 자극 호르몬(ACTH)** : 부신피질 호르몬의 생성을 자극하는 호르몬입니다.
- **갑상선 자극 호르몬(TSH)** : 갑상선 호르몬의 생성을 자극하는 호르몬입니다.
- **생식샘 자극 호르몬 방출 호르몬(GnRH)** : **난포 자극 호르몬(FSH)** · **황체 형성 호르몬(LH)**의 두 가지 생성을 촉진하는 호르몬입니다(**4-6장** 참조).
- **성장 호르몬(GH)** : 문자 그대로 몸의 성장(특히 뼈의 발육)에 관여하며 분비가 과도하면 거인증, 극단적으로 분비가 저하하면 소인증이 발병합니다. 소인증인 경우, 주사로 보충합니다.
- **프로락틴** : **유즙분비(lactation)**와 관련이 있습니다.

[뇌하수체 후엽 호르몬(posterior pituitary hormone)]

- **항이뇨 호르몬(ADH)** : 바소프레신(vasopressin)이라고도 하며 신장에서 물의 재흡수를 촉진합니다. 분비가 저하된 **요붕증**이나 야간에 발생하는 **야뇨증(소위 야뇨)**에 바소프레신이나 관련된 약물로 보충합니다. 반대로 체내의 물이 과도하게 저장되는 것과 같은 질환(심부전이나 간기능부전에 의해 발병하는 저알부민혈증이 원인이 되는 전신의 부종 등)에 대해서는 바소프레신의 작용을 억제하고, 물의 배설을 촉진하는 약물이 사용됩니다(**3-7장 표 1** 참조).
- **옥시토신(oxytocin)** : **자궁을 수축시키는 작용**이 있습니다. 진통이 약할 때나 출산 후 태반의 배출을 촉진하는 작용을 하며 약물로도 사용됩니다.

부신피질 · 수질 호르몬의 기능과 질환

부신은 신장 상부에 있는 기관으로 구조상으로는 찹쌀떡 형태로 되어 있어 '떡'에 해당하는 피질 부분과 '고명'에 해당하는 수질 부분으로 나눌 수 있습니다(**그림 2**). 각각 분비하고 있는 호르몬은 다음과 같습니다.

[피질 부분](표 1)

- **전해질(광질)코르티코이드(미네랄코르티코이드, mineral corticoid)** : **신장**에서 **물과 나트륨**의 재흡수 작용이 있으며 혈압에 관여합니다.
- **당질코르티코이드(글루코코르티코이드, glucocorticoid)** : **항염증 작용**이 있습니다. 통상적으로 감기에 걸렸을 때 약을 복용하지 않아도 충분한 휴식과 식사로 낫는 것은 몸에서 분비되는 이 호르몬이 작용하기 때문입니다.

[수질 부분]

아드레날린이 분비되고, 교감신경 전달물질인 노르아드레날린도 약간 분비됩니다. 아드레날린, 노르아드레날린은 교감신경을 자극하는 물질입니다(**제2장** 참조).

그림 1 뇌하수체에서 분비되는 호르몬 (핵심 POINT)

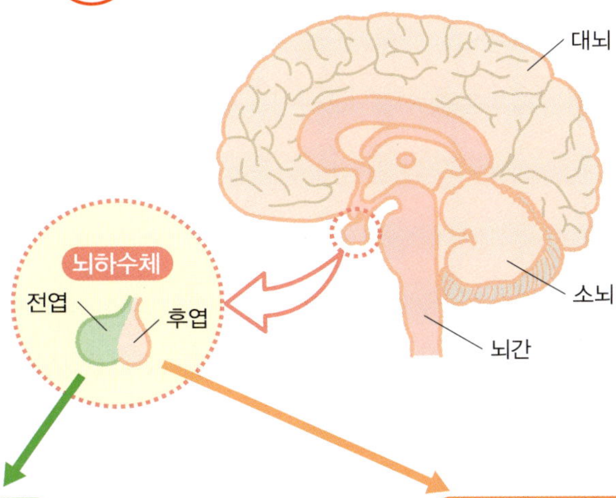

뇌하수체 전엽 호르몬

부신피질 자극 호르몬 : 부신피질 호르몬 생성을 촉진
갑상선 자극 호르몬 : 갑상선 호르몬 분비를 촉진
생식샘 자극 호르몬 방출 호르몬 : 정자나 난자의 생성을 촉진
성장 호르몬 : 뼈와 근육의 성장이나 당과 지질의 대사를 촉진
프로락틴 : 유선의 발육이나 유즙분비를 촉진

뇌하수체 후엽 호르몬

항이뇨 호르몬 : 소변량을 감소
옥시토신 : 유즙 분비나 자궁 근수축을 촉진

생식샘 자극 호르몬의 촉진

남성의 경우 FSH는 고환의 성장, 정자의 발육에 관련되며, LH는 고환에서 테스토스테론(남성 호르몬)의 합성을 촉진합니다. 여성의 경우 FSH는 난포의 발육을 돕고, LH는 난소에서 에스트로겐(난포 호르몬), 프로게스테론(황체 호르몬)의 생성을 촉진합니다.

FSH : 난포 자극 호르몬, LH : 황체 형성 호르몬

그림 2 부신과 신장

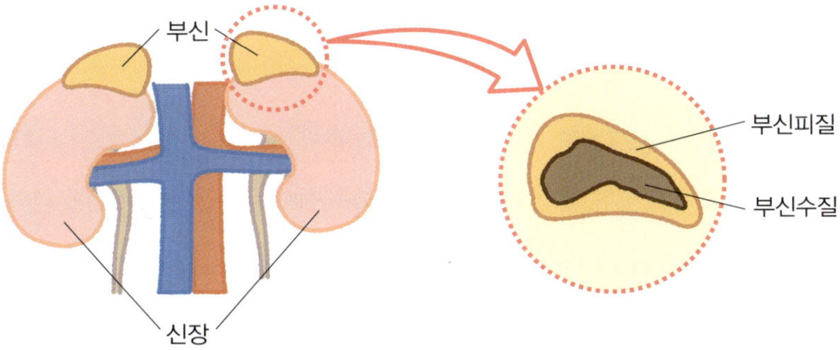

표 1 부신피질 호르몬 (핵심 POINT)

부신피질 호르몬의 분류	호르몬 명칭	작용
전해질(광질)코르티코이드	알도스테론 (aldosterone)	신장에서 물과 나트륨의 재흡수 작용과 칼륨의 소변 배설 작용이 있다. 분비가 저하되면 혈액 내의 나트륨이 저하되어 저나트륨혈증이 발생한다.
당질코르티코이드	코티솔 (cortisol)	항염증 작용이 있어 천식이나 류마티스 등의 염증성 질환에 약물으로도 사용된다. 부작용으로 감염증의 유발·악화, 소화성 궤양, 당뇨병의 유발·악화, 월상안(달덩이 얼굴), 소화관 출혈, 부신부전, 동맥경화 촉진, 정신장애(정신변조, 우울증), 골다공증, 중심성 비만 등이 있다.

4-5

뇌하수체 호르몬이 자극하는 기관과 관련된 질환 2

- 갑상선 호르몬과 부갑상선 호르몬

갑상선 호르몬의 기능과 질환

갑상선과 부갑상선은 목부위에 있는 기관입니다(**그림 1**).

갑상선 호르몬은 **기초대사(에너지 · 열의 생성)**에 관여하며, 요오드가 3개 포함된 트라이아이오도타이로닌(triiodothyronine, T3)과 요오드가 4개 포함된 티록신(thyroxine, T4)이 있습니다. 갑상선 기능이 저하한 경우(하시모토병이나 크레틴병 등)에는 기초대사가 저하되고, 신체의 발육 불량이나 저체온, 활기가 없어지는 등의 증상이 발생합니다. 반대로 갑상선 기능이 항진한 경우(Graves병 등)에는 기초대사가 항진하고, **빈맥** · **발한** · **안구돌출** 등의 증상이 나타납니다. 감상선 호르몬의 분비 구조에 대해서는 **그림 2**, **표 1**에 정리했습니다.

또 하나 갑상선에서 분비되는 호르몬에 **칼시토닌(calcitonin)**이 있는데 뼈에 많이 포함되는 칼슘의 대사에 관여합니다. 뼈의 대사(만들거나, 파괴하거나)는 항상 일어나고 있으며, 골아세포에 의해 뼈가 형성되고, 파골세포에 의해 뼈가 파괴됩니다. 뼈의 대사는 **그림 3**과 같습니다.

부갑상선 호르몬의 기능과 질환

부갑상선은 갑상선 내에 포함되어 있는 기관입니다. 부갑상선에서 분비되는 **파라토르몬**(PTH)은 뼈에서 Ca(칼슘)의 골흡수를 촉진하여 혈액 내 칼슘농도를 높이는 작용이 있습니다. 또한, Ca의 장관에서의 흡수 및 신장에서의 재흡수도 촉진하는 작용이 있습니다(**그림 3**).

골다공증 치료제

골다공증 치료에 사용되는 **그림 3**에 표시된 칼시토닌, 테리파라타이드 이외의 치료제를 아래에 정리합니다.

- **칼슘 제제** : 뼈의 재료가 됩니다.
- **활성형 비타민 D_3 제제** : **소화관으로부터의 칼슘 흡수** 및 **신장에서의 칼슘 재흡수를 촉진**해 소변으로 배설되지 않도록 합니다.
- **비스포스포네이트 제제** : 골흡수를 억제합니다.
- **에스트로겐 제제** : **에스트로겐**의 작용에 **골흡수를 억제하는 작용**이 있습니다. 폐경 후 급격히 에스트로겐이 감소함으로써 골흡수가 촉진됩니다. 이를 예방하기 위해 에스트로겐을 체내에 보충합니다.

여성 호르몬인 에스트로겐은 화골을 촉진하고, 뼈로부터 골염(칼슘 등)의 유출을 억제하는 작용이 있습니다. 폐경 후에는 에스트로겐이 저하되기 때문에 골다공증을 일으키기 쉬우므로 주의가 필요합니다.

그림 1 갑상선과 부갑상선

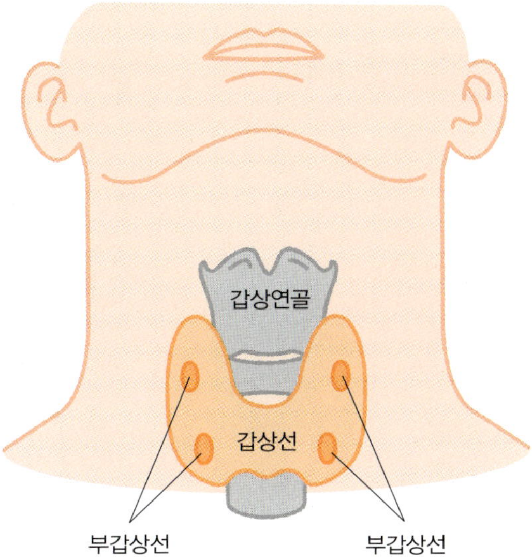

그림 2 갑상선 호르몬 분비의 구조

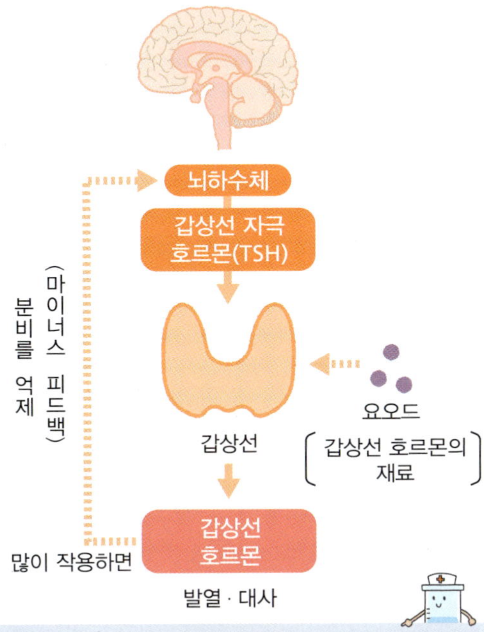

뇌하수체에서 분비되는 갑상선 자극 호르몬은 갑상선을 자극해 갑상선 호르몬이 분비됩니다. 갑상선 호르몬이 많이 나오면 마이너스 피드백이 작용해 갑상선 자극 호르몬의 분비가 멈춥니다.

표 1 갑상선의 기능 저하와 항진

질환	증상	치료
갑상선기능저하증 (하시모토병이나 크레틴병 등)	기초대사의 저하(신체의 발육 불량이나 저체온, 활기가 없음)	갑상선 호르몬제(레보타이록신 등)를 섭취
갑상선기능항진증 (Graves병 등)	기초대사의 항진 (빈맥 · 발한 · 안구돌출 등)	갑상선 호르몬의 작용을 억제하는 약제를 복용. 항갑상선제에 메티마졸 등이 있으며, 부작용으로 과립구 감소증이나 간기능장애 등이 있다.

그림 3 골대사에 관련된 호르몬과 칼슘의 기능

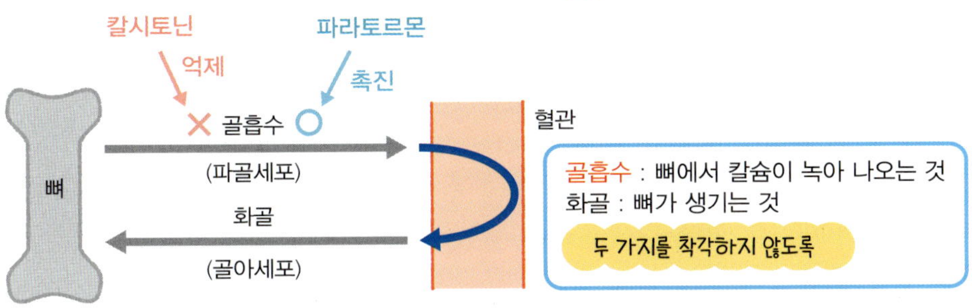

칼시토닌은 골흡수를 억제하고, 대사를 막기 때문에 골다공증 치료에 사용됨.
파라토르몬을 가공한 약물(테리파라타이드)의 간헐적 투여(일정한 시간을 두고 투여를 반복)로 골대사를 활성화시키고, 골형성을 촉진하는 작용이 있습니다.

4-6 뇌하수체 호르몬이 자극하는 기관과 관련된 질환 3

- 성호르몬과 경구피임약

제2차 성징과 여성 호르몬의 분비

사춘기(8~17세)때부터 뇌의 **시상하부**에서 **생식샘 자극 호르몬 방출 호르몬(GnRH)**이라는 호르몬이 분비되어 뇌하수체 전엽을 자극하고, 다음으로 뇌하수체 전엽에서 **생식샘 자극 호르몬**인 **난포 자극 호르몬(FSH)** 및 **황체 형성 호르몬(LH)**이 분비되어 난소를 자극합니다. **난소**에서는 **난포 호르몬(에스트로겐)** 및 **황체 호르몬(프로게스테론)**이 분비됩니다(그림 1).

- **난포 호르몬(에스트로겐)** : 배란을 촉진하고, 유방과 자궁을 발달시키는 작용이 있습니다.
- **황체 호르몬(프로게스테론)** : 자궁 내막의 두께를 유지해 착상하기 쉬운 상태로 만듭니다.

이 호르몬들은 임신 후 태반 상태를 안정시키며, 프로게스테론은 기초 체온을 올리는 작용도 있습니다(그림 2). 그 밖에 뇌하수체에서 유즙분비와 관련된 프로락틴이 분비됩니다.

연령과 여성 호르몬의 변화량

연령과 여성 호르몬 분비량의 변화를 살펴봅시다(그림 3). 호르몬의 변화는 몸에 큰 변화를 가져옵니다. 특히 중요한 변화는 갱년기입니다.

갱년기장애는 폐경, 즉 급격한 **난포 호르몬(에스트로겐)의 감소**로 인해 발생합니다. 증상으로는 **안면홍조**, **발한**, **식은땀** 등을 들 수 있습니다. 급격한 난포 호르몬(에스트로겐)의 감소를 보충할 목적으로 난포 호르몬(에스트로겐) 제제가 사용합니다. 또한, 폐경 후에는 에스트로겐의 저하에 따라 **지질이상증**이나 **골다공증**이 발생하기 쉬우므로 주의가 반드시 필요합니다.

호르몬 부전(무월경, 월경곤란증 등)은 호르몬 분비 부전의 기관을 검사하고, 각각에 따라 약물을 사용합니다.

경구피임약(pill) 효과의 구조

보통은 일정 기간 동안 난포 호르몬(에스트로겐)과 황체 호르몬(프로게스테론)의 증감으로 배란, 정자와 수정한 경우 착상, 임신의 유지가 가능하게 됩니다. 경구피임약(pill)은 호르몬 증감의 리듬을 조정할 수 있고, 이로써 임신의 유지를 피할 수 있습니다.

경구피임약(pill)의 부작용은 복용 시 **구토**, **두통**, **유방의 당김 · 통증**, **부정 성기 출혈** 이 나타나기 쉽고, **혈전증**에 걸릴 위험이 높습니다. 특히, **흡연자**(35세 이상으로 하루 15개비 이상 담배를 피우는 사람)는 금기로 복용할 수 없습니다.

그림 1 여성 호르몬의 분비 핵심 POINT

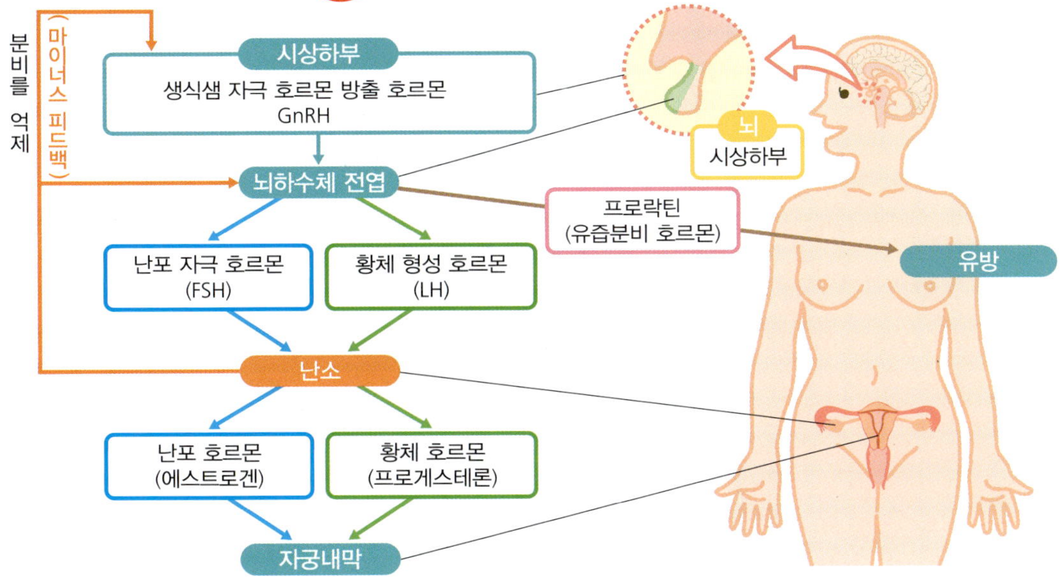

그림 2 월경주기와 호르몬(월경주기가 28일간인 경우) 핵심 POINT

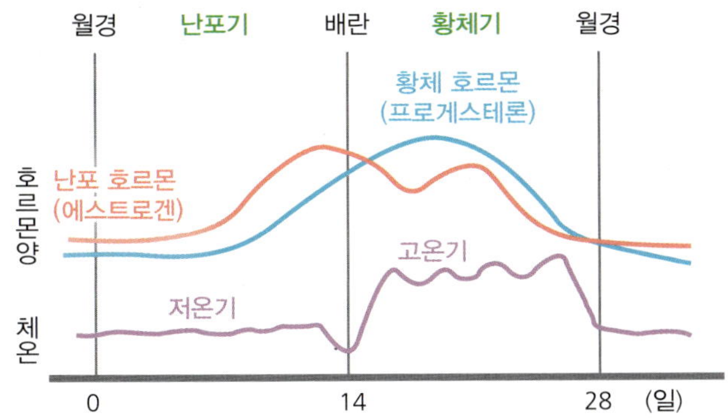

황체기에는 기초 체온이 오르고, 황체 호르몬(프로게스테론)이 증가한다.

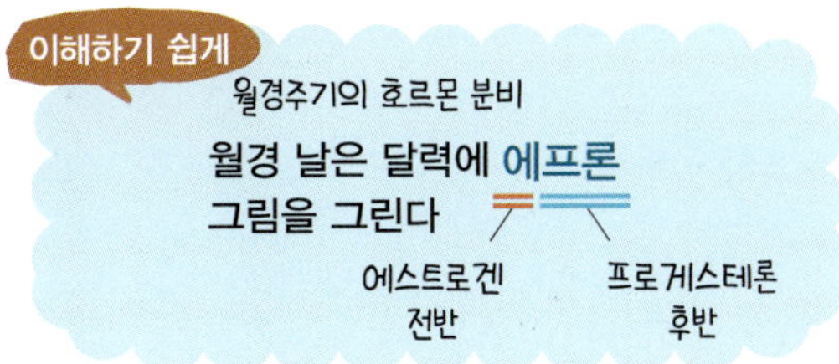

그림 3 연령과 여성 호르몬의 분비량 핵심 POINT

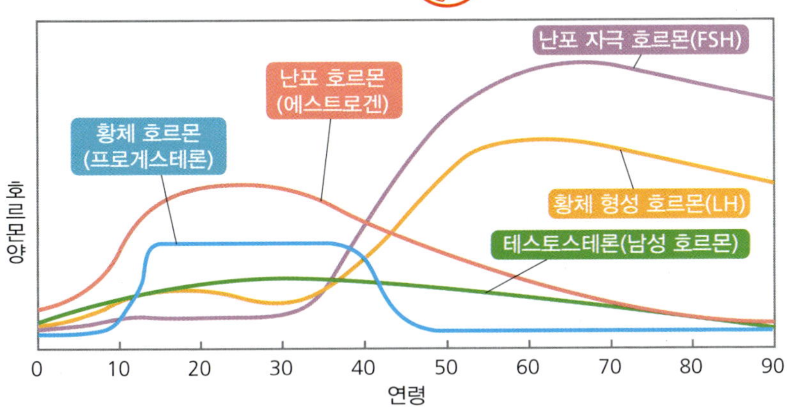

여성 호르몬을 나이순으로 살펴보면, 큰 변화가 생기는 시점에 초경이 시작됩니다.

- 10대 중반에서 에스트로겐 및 프로게스테론이 상승이 일어납니다.
- 40대 중반에서 에스트로겐, 프로게스테론의 분비가 감소합니다. 이와 더불어 에스트로겐, 프로게스테론 각각의 분비를 촉진하는 FSH와 LH가 증가합니다. FSH, LH는 60대 중반에 감소합니다.

참고로 테스토스테론은 여성도 분비됩니다. 고령이 되면 여성도 솜털 수준의 수염이 나기도 합니다. 이는 여성 호르몬(에스트로겐·프로게스테론)의 분비 저하로 인해 남성 호르몬 작용이 몸에 나타나기 때문이라고 여겨집니다.

4-7 소화효소와 보조효소

- 소화액과 비타민의 기능과 치유

우리가 주먹밥을 먹었다고 했을 때 항문으로 주먹밥이 나오는 일은 없습니다. 주먹밥을 입에 넣어 씹기 시작하면 타액이 나오고 섞이면서 소화가 시작됩니다. 타액에 포함된 아밀라아제는 대표적인 소화효소로 음식물을 소화 및 흡수하는데 중요한 역할을 합니다. 여기에서는 소화액의 종류와 소화효소의 기능에 대해 설명하겠습니다.

소화액의 종류와 소화효소의 기능

3대 영양소(당질 · 단백질 · 지질)를 소화하는 기관(장기)에서 분비되는(**외분비**라고 합니다) 소화효소 중 중요한 것을 소개하겠습니다.

[당질]

- **아밀라아제(amylase)** : **타액**과 **췌액**에 포함됩니다. 췌장염이 발병하면 혈액 내 포함된 아밀라아제 수치가 상승합니다.

[단백질]

- **펩신(pepsin)** : **위액**(pH=1~2 : 산성)에 포함됩니다.
- **트립신(trypsin), 키모트립신(chymotrypsin)** : **췌액**(pH=7~8 : 약알칼리성)에 포함됩니다.

[지질]

- **리파아제(lipase)** : **췌액**에 많이 포함되며 췌장염이 생기면 혈액 내 포함된 리파아제 수치가 오릅니다.

소화불량 시에는 위장약 성분에 소화효소를 보조적으로 복용하여 당질, 단백질, 지질의 소화를 돕습니다.
소화효소의 분비와도 관련된 위액 · 췌액의 분비에 관련한 소화기 호르몬(혈중에 분비되는 **내분비** 호르몬)에 대해서는 **그림 1**에 정리했습니다.

비타민의 기능과 종류

효소를 돕는 작용을 하는 것을 보조효소라고 하며 비타민은 그 중 하나입니다. 비타민은 몸의 상태를 개선하는데 필수적인 영양소로 13가지가 있으며, 종류에 따라 각각 작용이 다릅니다. 필요한 양은 적지만 사람의 몸에서 만들 수 없거나 만들어져도 충분한 양을 확보할 수 없으므로 음식으로 섭취해야 합니다.
비타민은 기름에 잘 녹는 **지용성 비타민**과 물에 잘 녹는 **수용성 비타민**이 있습니다. 지용성 비타민의 종류가 더 적기 때문에 이를 기억합시다.

지용성 비타민 : 비타민 **A**, 비타민 **D**, 비타민 **E**, 비타민 **K**
수용성 비타민 : 비타민 **B_1**, 비타민 **B_2**, 비타민 **B_6**, 비타민 **B_{12}**, 비타민 **C**, 나이아신, 판토텐산, 엽산, 바이오틴

임상에도 관련된 주요 비타민의 기능은 **표 1**에, 결핍증과 과잉증에 대해서는 **표 2**에 정리했습니다.

그림 1 소화기에 관련된 내분비(혈액 내 분비하는) 호르몬(인슐린이나 인크레틴류는 4-2장 참조)

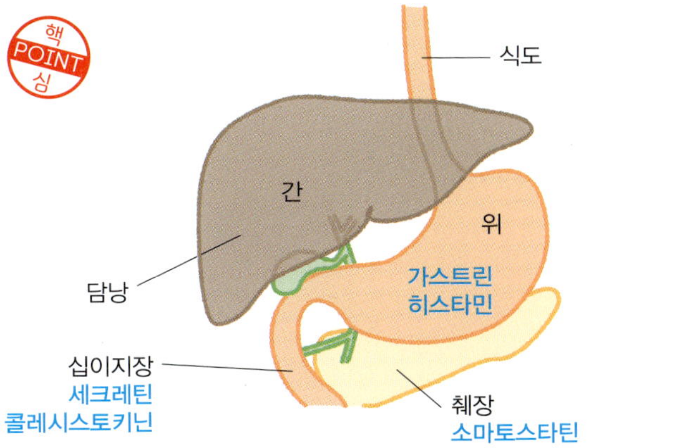

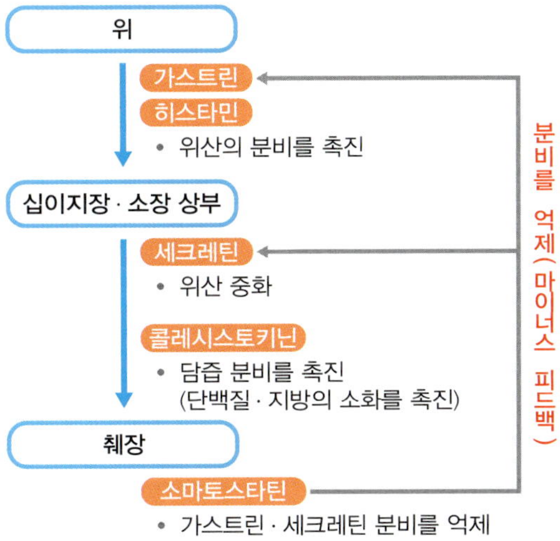

음식이 순서대로 흘러가면 소화기 호르몬이 순서대로 혈액 내 분비되어 최종적으로 마이너스 피드백으로 분비가 끝납니다.

표 1 수용성 비타민과 지용성 비타민

이해하기 쉽게

기억할 건 끈적끈적한 비타민 DAKE!
(지용성)

수용성 비타민

종류	별명	대표적인 특징
비타민 B_1	티아민	당질 대사에 필요
비타민 B_2	리보플라빈	지질과 당질 대사에 필요
비타민 B_6	피리독신	아미노산 대사에 필요
비타민 B_{12}	코발라민	위에서 분비되는 내인자와 함께 흡수되어 적혈구 합성에 관여
비타민 C	아스코브산	항산화 작용이 있어 식품에도 첨가됨

지용성 비타민

종류	별명	대표적인 특징
비타민 A	레티놀	시각에 관련된 성분(로돕신)의 생성이나 피부, 점막의 유지에도 관여
비타민 D	칼시페롤	소화관으로부터 칼슘 흡수를 촉진, 신장에서의 재흡수도 촉진
비타민 E	토코페롤	항산화 작용이 있어 식품에도 첨가됨
비타민 K	필로퀴논, 메나퀴논	간에서 혈액을 응고시키는 데 필요한 혈액응고인자 · 프로트롬빈의 재료가 됨

표 2 비타민 결핍증과 과잉증

종류	결핍증	과잉증
비타민 B_1	각기병(말초신경장애), 베르니케 뇌병증(중추신경장애)	
비타민 B_2	설염, 구내염	
비타민 B_6	빈혈, 피부염	
비타민 B_{12}	빈혈(거대적혈모구빈혈)	
비타민 C	빈혈, 괴혈병(출혈)	
비타민 A	성장장애	구토, 두통 등
비타민 D	구루병(소아), 골연화증(성인)	고칼슘혈증(권태감, 섬망)
비타민 E	빈혈	
비타민 K	출혈 경향	

제4장 마무리 문제

다음 문제에 대한 설명이 올바른지 ○, ×로 답하라.

① 호르몬은 혈액을 통해 전신으로 전달된다.

② 당뇨병은 1형보다 2형 환자 수가 더 많다.

③ 당뇨병의 3대 합병증 중 신증이 가장 빨리 나타난다.

④ 인크레틴 작용은 인슐린의 기능을 약화시키는 작용을 한다.

⑤ 바소프레신은 뇌하수체 후엽에서 분비된다.

⑥ 부신수질에서 알도스테론이 분비된다.

⑦ Graves병 증상에는 안구돌출이 있다.

⑧ 활성형 비타민 D_3에는 소화관으로부터의 칼슘 흡수를 촉진시키는 작용이 있다.

⑨ 칼시토닌은 주사제로서 골다공증 치료에 사용된다.

⑩ 비타민 E의 작용에는 항산화 작용이 있다.

제5장

기관(지)이나 폐에 관련된 질환과 치료

호흡기가 관련된 질환은 많습니다. 예를 들면, 환자가 많은 기관지천식이나 사망 원인의 상위에 있는 폐렴 등입니다. 병원에서도 많은 환자가 외래 통원이나 입원으로 치료를 받고 있습니다. 최근에는 기관지천식의 치료도 종류가 많아졌기 때문에 지식을 제대로 몸에 익힐 필요가 있습니다.

또한, 일상적으로 감기에 걸렸을 때에 복용하는 기침약 등 대증요법(symptomatic therapy)에 사용되는 약물에 대해서도 이번 장에서 알아보겠습니다.

생활습관이 호흡에 악영향을 미칠 수 있으며, 그 다음이 흡연입니다. 2018년 일본의 국민건강영양조사에서 습관적으로 흡연을 하고 있는 사람의 비율은 남성이 29.0%, 여성은 8.1%로 나타났습니다. 흡연은 호흡기에 여러 가지 나쁜 영향을 줍니다. 또한, 졸음운전으로 문제가 된 수면무호흡증후군(sleep apnea syndrome)도 호흡에 관련된 질환 중 하나입니다.

먼저 폐와 기관지의 기능과 질환을 이해하고 나서 약물에 대해 배워봅시다.

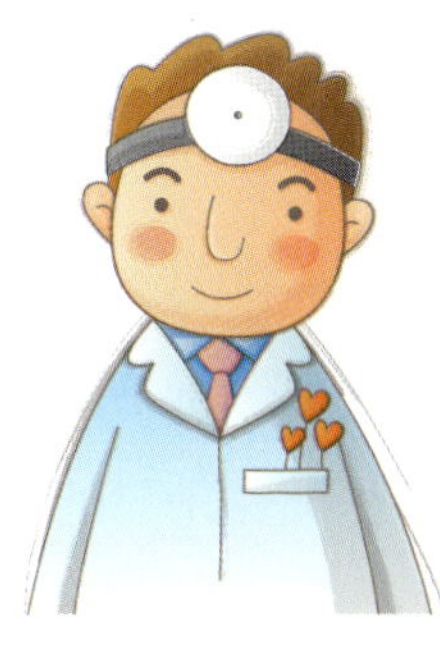

5-1 기관(지)과 폐의 기능

5-2 호흡에 관련된 질환 - 기관지천식과 기침약, 가래약

5-3 호흡에 관련된 기타 질환
- 흡인성 폐렴, 만성 폐쇄성 폐질환, 수면무호흡증후군, 기흉

5-1 기관(지)과 폐의 기능

공기(산소)를 몸에 받아들이는 구조

금붕어는 물속에서 생활할 수 있지만 사람은 물속에서 생활할 수 없습니다. 다시 말해, 금붕어는 지상(공기 중)에서는 생활할 수 없지만 사람은 지상에서 생활할 수 있습니다. 이는 사람의 폐와 물고기의 아가미 구조가 다르기 때문이며, 사람은 공기 중에서 산소를 흡수하고, 이산화탄소를 배출합니다. 체내에는 공기(몸에 필요한 산소)나 영양소(포도당 등)로부터 에너지를 만들어 내는 구조가 갖추어져 있습니다. 구체적으로 설명하면 산소는 코나 입에서 기관지(상기도에서 하기도)를 지나 폐로 간 후 혈액으로 들어가 전신을 돌며 몸의 각 세포로 전달됩니다(**그림 1**).

산소와 이산화탄소를 바꾸는 구조

폐(폐포)에는 에너지를 만들 때 각 세포에서 발생한 이산화탄소와 흡수된 산소를 교환하는 구조(환기량 1회의 호흡으로 약 **500mL**의 공기를 교환할 수 있습니다)가 있습니다(**그림 2**). 보통 산소나 이산화탄소가 혈액 내에서 적절히 흘러가도록 교감신경이나 부교감신경에 의해 기관 확장이나 심박을 조절할 수 있도록 되어 있습니다. 그러나 기관이 좁아지고 충분한 공기가 통과하지 못하고 폐에서 가스 교환을 할 수 없게 되면 전신에 산소를 보내지 못해 이산화탄소도 세포나 혈액 내에 쌓이게 됩니다.

이산화탄소와 호흡성 아시도시스 · 알칼로시스

초등학교 과학시간에 산성(acid) · 중성 · 염기(alkali)성 액성을 공부했다고 생각됩니다. 조금 익숙하지 않은 단어일지 모르지만 아시도시스(acidosis), 알칼로시스(alkalosis)라는 용어가 있습니다. **아시도시스**는 산성의, **알칼로시스**는 알칼리성의 경향을 나타냅니다(**그림 3**). 보통, 혈액의 pH는 **약 7.4의 약알칼리성**입니다. 혈액 내의 pH는 이산화탄소의 영향을 받아 변동합니다. 이산화탄소는 물(몸의 경우는 혈액 내)에 많이 녹는 **산성**을 나타내므로, **호흡성 아시도시스**라고 불립니다. 아시도시스가 원인인 질환으로는 호흡곤란으로 폐에서의 가스 교환이 원만히 이뤄지지 않는 **기관지천식**이나 **만성 폐쇄성 폐질환(COPD)** 등의 호흡부전이 있습니다.

반대로 이산화탄소가 혈액 내에 적어지는 상태에서는 알칼리성을 나타내므로 **호흡성 알칼로시스**라고 불립니다. 알칼로시스가 원인인 질환으로는 패닉증후군 등으로 유발되는 과호흡(빈번한 호흡으로 이산화탄소가 부족해짐)에 의한 **과환기증후군** 등을 들 수 있습니다.

참고로 대사성 아시도시스, 알칼로시스에 대해서도 설명을 추가합니다(**그림 3**).

혈액 내의 산소

혈액 내의 산소농도는 펄스 옥시미터를 사용하면 쉽게 측정할 수 있습니다. 펄스 옥시미터는 손가락을 끼우는 것으로 피부를 통해 **동맥혈 산소포화도(SpO_2)**와 **맥박수**를 측정할 수 있습니다. SpO_2는 일반적으로 95% 이상이 표준값으로 되어 있습니다(**그림 4**).

그림 1 공기가 통하는 길

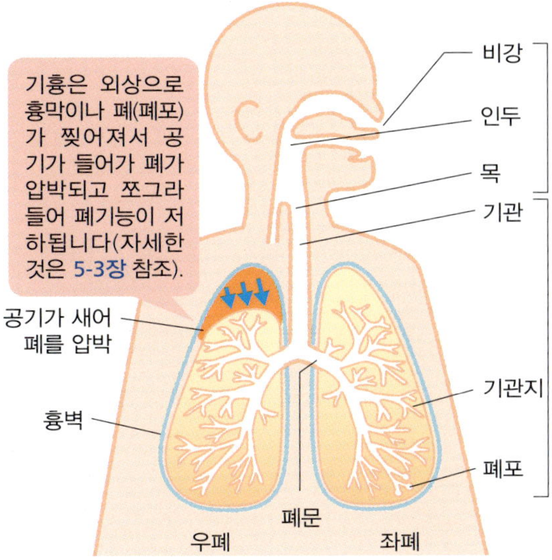

폐포에서는 정맥혈과 동맥혈로 산소와 이산화탄소를 교환(가스 교환)하고 있습니다.

그림 2 폐포에서 산소와 이산화탄소를 교환하는 구조

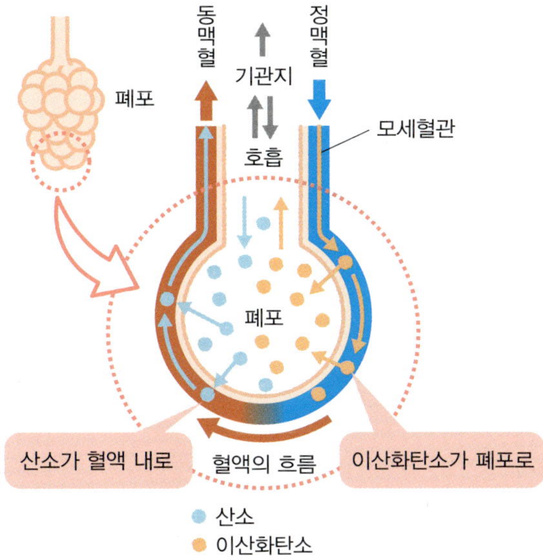

정맥혈은 전신의 세포에서 발생한 이산화탄소를, 동맥혈은 산소를 많이 포함합니다. 폐포에서 산소와 이산화탄소를 교환합니다.

그림 3 호흡성 아시도시스와 호흡성 알칼로시스 (핵심 POINT)

pH는 수소 이온 농도

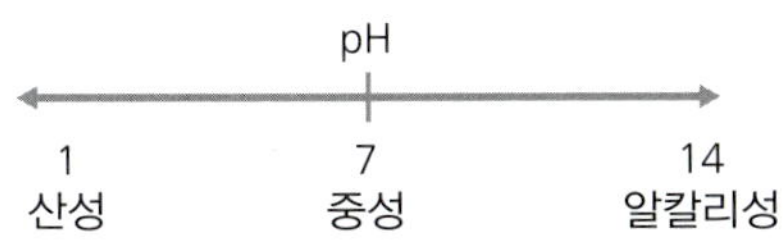

산성에 치우침 → 아시도시스
알칼리성에 치우침 → 알칼로시스

이산화탄소는 물(혈액)에 녹으면 산성을 보임

이산화탄소가 **많이 모인다**	이산화탄소가 **감소한다**
(호흡부전)	(과환기증후군)
⇓	⇓
호흡성 아시도시스	**호흡성 알칼로시스**

그림 4 펄스 옥시미터

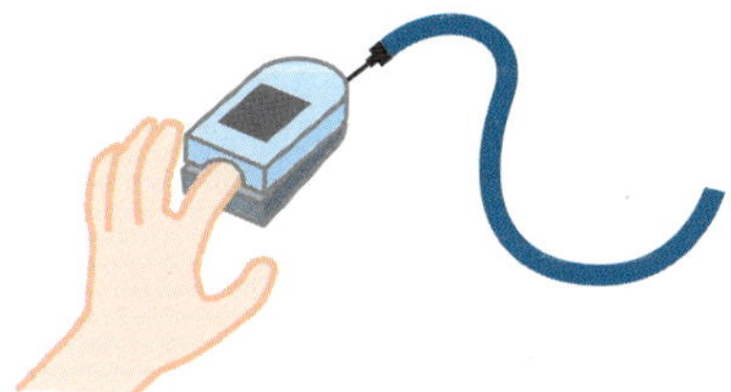

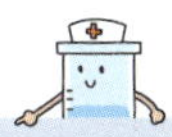

체내의 산성을 보이는 것과 알칼리성을 보이는 것의 증감으로 생각하면 이해하기 쉽습니다.

참고로 대사성 아시도시스와 대사성 알칼로시스도 설명합니다.

위산은 pH=1~2로 산성을 나타냄
장액은 pH=8.3으로 알칼리성을 나타냄

신장은 산성 물질을 배설하고, 알칼리성 물질을 재흡수한다

장액이 체외로 많이 배출 (설사)	**산성 물질이 체내에 쌓여 알칼리성 물질을 재흡수하지 못함** (신부전)	**위액이 체외로 많이 배출** (구토)
↓ 알칼리성 물질이 감소 (산성으로 치우치므로)	↓ 산성으로 치우치므로	↓ 산성 물질이 감소 (알칼리성에 치우치므로)
대사성 아시도시스	대사성 아시도시스	대사성 알칼로시스

5-2 호흡에 관련된 질환

- 기관지천식과 기침약, 가래약

기관지천식이 발생하는 구조

기관이 얇아지면 폐(폐포)에 충분한 산소를 보낼 수 없게 됩니다. 얇아지는 원인은 이물질(몸에 있어서의 쓰레기) 혹은 찬 공기로 몸이 차가워지지 않도록 체내에 못 들어오게 하기 위한 반응에 의한 것으로 이것은 알레르기 반응의 일종입니다(그림 1). 알레르기에 대해서는 8-4장을 참조하면 되겠습니다.

즉, 기관지천식은 앞서 말한 대로 기관지의 과도한 수축에 의해 폐에서의 가스 교환(호흡)이 어려워지는 질환입니다. 이물질의 유입이나 냉감 자극으로 인해 염증이나 가래 등의 분비물이 증가하는 것으로 공기의 통로(기도)가 좁아지고, 공기 통과 시 쉭쉭, 헉헉과 같은 천명이 나타납니다(입을 오므리면 휘파람 소리가 나는 것과 비슷합니다)(그림 2). 중증의 경우, 호흡곤란으로 **청색증**(cyanosis, 산소결핍 상태가 되어 **피부가 파래짐**)이 되어 질식할 수 있습니다.

기관지천식의 치료제

원인은 기관지의 수축에 의한 것으로 기관지 염증을 예방하는 약물 또는 기관지를 확장하는 약물을 사용합니다. 주로 **천식 발작의 예방**(**장기 관리 약물**, **컨트롤러**라고 합니다)과 **발작 시의 기도 확장 치료**(**발작 치료 약물**, **릴리버**라고 합니다)를 처방합니다(표 1). 천식은 발작이 일어나지 않도록 예방하는 것이 중요합니다.

기침약(진해제)

기침은 이물질이나 분비물이 하기도나 폐로 들어가지 못하도록 하기 위한 반응이라 볼 수 있습니다. 다만 기침이 많고 잠을 푹 자지 못하는 등 생활에 지장을 초래한다면 치료하도록 합니다.

기침약(antitussives)은 진해제라고 불리며, 대표적인 약물로는 인산코데인(codeine phosphate)이 있습니다. 인산코데인은 체내에 들어가면 모르핀으로 대사됩니다(그림 3). 모르핀이라 하면 강한 마약이라는 이미지가 있을지 모르지만 통증을 억제하는 작용 외에 기침 중추를 억제하고, 기침을 진정시키는 작용이 있습니다. 단기간 복용하는 경우, 인산코데인의 농도(량)는 적고, 의존 등은 발생하지 않습니다.

가래약(거담제)

가래는 기도에 이물질(균이나 바이러스 등도 포함)이 부착한 경우, 이를 씻어내기 위한 분비물이라 생각할 수 있습니다. 보통은 기침 등으로 배출할 수 있으나 가래의 상태에 따라서는 점성(끈적끈적한 정도)이 높아 배출하기 어려울 때도 있어서 가래약(거담제, expectorant)으로 치료합니다.

구체적으로는 기도의 수분 분비를 촉진해 가래가 나오기 쉽게 하는 약물[브롬헥신(bromhexine) 등]이나 가래의 점성을 낮추는 약물[카르보시스테인(carbocysteine) 등]을 이용합니다.

그림 1 기관지천식이 발생하는 구조

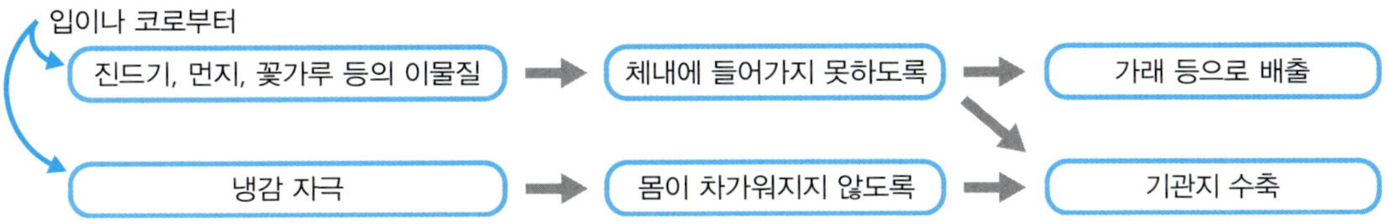

그림 2 정상과 천식의 기도 차이

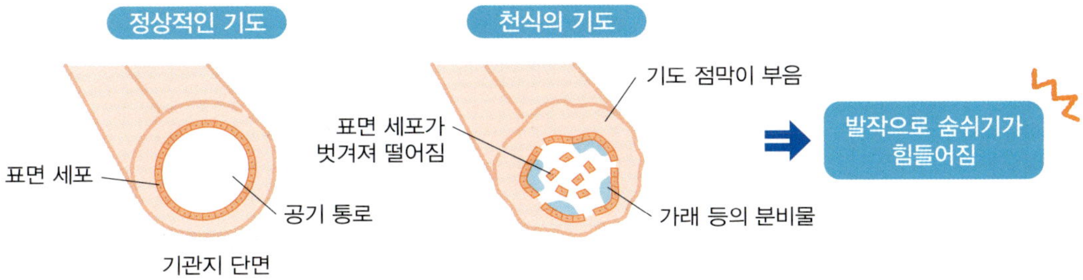

표 1 기관지천식의 치료제 (핵심 POINT)

	장기 관리 약물(컨트롤러)	발작 치료 약물(릴리버)
사용목적	발작 예방에 사용 기도의 만성적 염증을 억제하고, 장시간 기관을 확장	발작을 완화시키고 갑작스런 발작 시 응급으로 사용
항염증제	스테로이드제(흡입제)*1 류코트라이엔 수용체 길항제*2 항알레르기제	스테로이드제
기관지 확장제	장시간 작용형 아드레날린 β_2자극제(흡입제 · 첩부제)*3 테오필린제제(서방제)*4	단시간 작용형 아드레날린 β_2자극제(흡입제) 테오필린제제(주사제)

*1 스테로이드제 흡입 시 주의사항(**10-7장** 진균의 종류 참조)
*2 류코트라이엔은 기관지 수축 작용이 있는 물질(**8-5장 그림 1** 참조)
*3 아드레날린 β_2자극제(제2장 참조)
*4 서방제(**1-1장 그림 2** 참조) → 치료로 사용하는 농도와 중독이 되는 농도가 비슷하므로 혈액 내 농도를 정기적으로 측정한다.

그림 3 인산코데인과 기타 약물 (핵심 POINT)

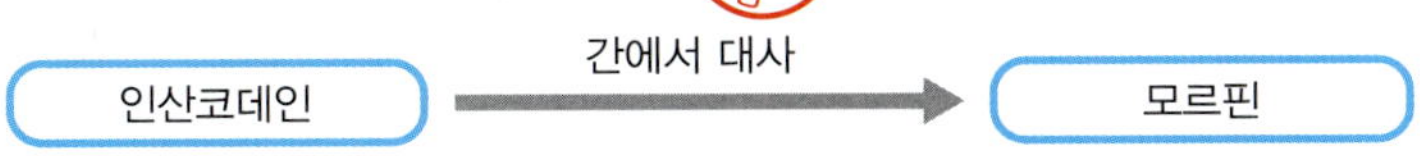

진해제(기침약)에 사용되는 인산코데인은 양이 적음(농도가 낮음)

진해제(기침약)

- **마약성 진해제(인산코데인)** : 간에서 대사되며, 모르핀이 된다. 농도(량)는 적고, 단기간에는 의존은 거의 발생하지 않는다. 모르핀의 부작용으로 변비가 있으므로 주의한다.
- **비마약성 진해제(덱스트로메토르판)** : 변비의 부작용은 없다.

5-3 호흡에 관련된 기타 질환

– 흡인성 폐렴, 만성 폐쇄성 폐질환, 수면무호흡증후군, 기흉

국내 사망원인 중 3위인 폐렴은 만 65세 이상의 고령자에게는 폐렴구균 백신의 예방접종이 이뤄지고 있습니다. 감염증에 대해서는 **10장**에서 설명하고 있습니다. 여기에서는 호흡과 관련된 천식이나 기침 이외의 질환에 대해 설명합니다.

흡인성 폐렴(aspiration pneumonia)

식사 때 급하게 먹으면 숨이 막힙니다. 이것은 음식이 식도가 아닌 기관에 들어갔을 때 발생합니다. 보통은 연하(삼킴) 때에는 음식이 기관에 들어가지 않도록 되어 있지만 노화함에 따라 오연(사레)이 발생하기 쉽습니다. 기관은 원래 공기가 통하는 기관(organ)으로 음식 등의 이물질이 들어가면 염증이 발생합니다. 경관 유동식이 기관에 유입되어 흡인성 폐렴이 발생하는 사례도 있어 주의해야 합니다(**그림 1**).

흡인성 폐렴은 입속의 세균(입속은 매우 더러움), 음식, 역류한 위액이 기관에 들어가 염증을 일으키기 때문에 항균제로 치료합니다. 또한, 다시 흡인하지 않도록 연하 기능의 평가나 식사하는 방법 등의 훈련도 동시에 해야 합니다.

만성 폐쇄성 폐질환(COPD)

COPD는 이전에 만성 기관지염이나 폐기종이라 불리던 질환의 총칭으로 **담배** 연기를 주로 하는 유해물질을 오랜 기간 흡입함으로써 생기는 폐의 염증성 질환입니다. 기침이나 가래가 나오기 쉬우며, 기관지가 얇아짐으로써 공기 흐름이 저하되어 호흡곤란이 됩니다. 검사는 **스피로미터(spirometer)**라는 기기를 사용해 호흡 상태를 파악합니다(**그림 2**).

폐의 기능 개선은 어려우며, 산소(엄밀히 말하자면 산소가 포함되는 공기)의 흡입을 지속적으로 할 수 있도록 재택산소요법(HOT)을 실행해 호흡하기 좋은 상태로 유지하는 치료를 시행합니다.

수면무호흡증후군(SAS)

수면 중에 무호흡이 반복되는 질환으로 전신에 충분한 산소가 보내지지 않기 때문에 **산소 결핍** 수면이 되어 여러 가지 장애를 유발합니다. 증상은 **수면 시의 코골이**, **낮졸림**, **숙면감이 없는 수면**(**기상 시의 두통** 등)을 들 수 있습니다. 낮졸림은 졸음운전 등으로 이어져 일상생활에도 악영향을 미칩니다. 수면 시 기도가 억압되므로 **비만 경향이 있는 40~60세 남성**의 발병이 많은 것이 특징입니다. 원인과 그 대처법에 대해 **그림 3**, **표 1**에 정리했습니다.

기흉

폐에는 폐를 감싸는 흉강이라는 공간이 있으며 보통은 공기가 적은 상태입니다. 기흉은 외상성에 흉막이 찢어지거나 폐포가 찢어져 흉강에 공기가 들어감으로써 폐가 압박되어 호흡이 어려워지는 병입니다(**5-1장 그림 1** 참조). 치료에는 카테터를 이용해 흉강배액술[기계로 공기를 지속적으로 빼고 흉강 내를 음압(내부 압력이 외부 압력보다 작은 상태)으로 함]을 시행합니다.

그림 1 흡인성 폐렴

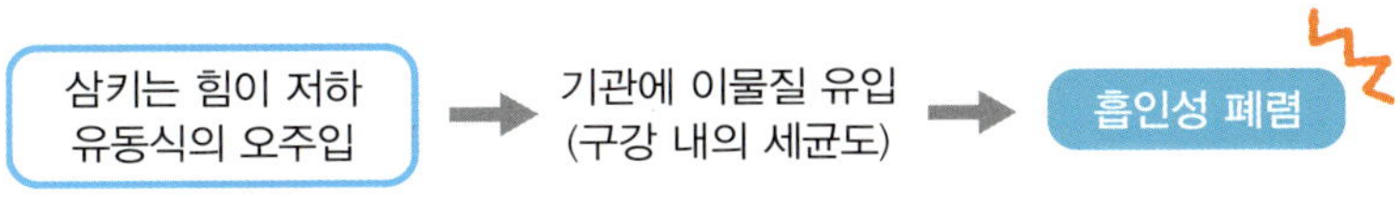

치료 구강 내에 존재하는 균의 살균을 위해 항균제 복용
잘못 삼키지 않도록 식사하는 법 훈련

그림 2 호흡 상태의 파악과 검사

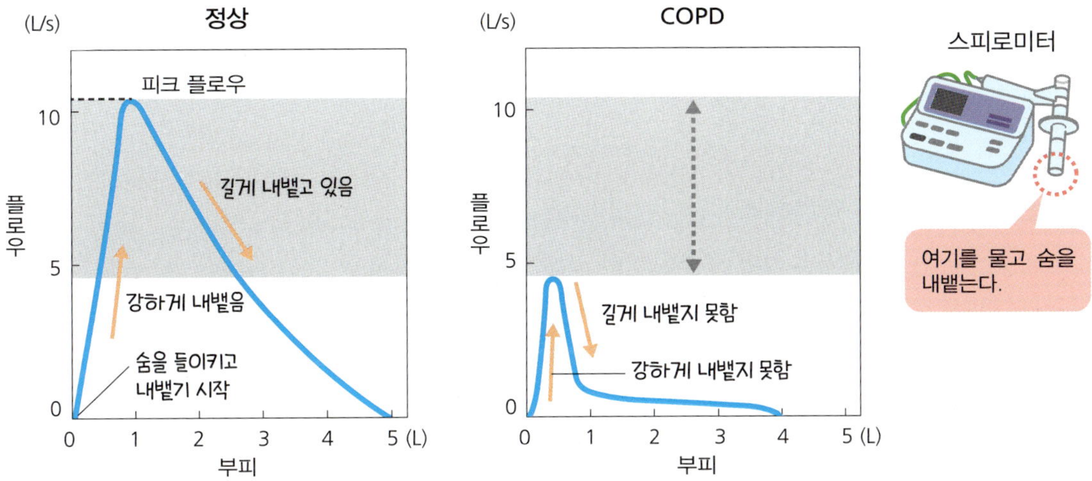

※ 플로우 : 내뱉는 숨을 가리킴

그림 3 수면무호흡증후군(SAS)의 원인

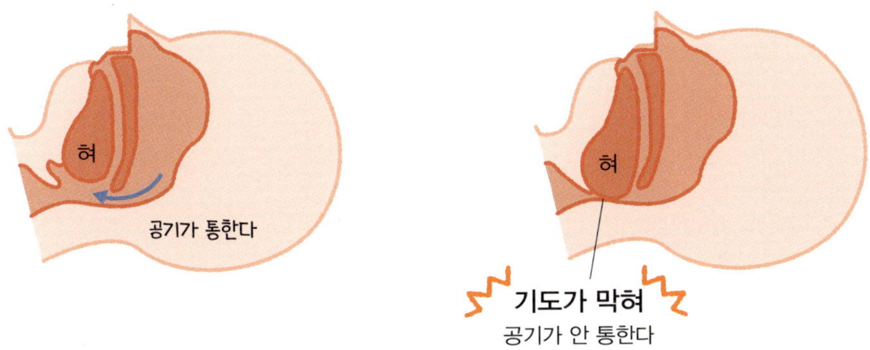

표 1 수면무호흡증후군(SAS)의 예방과 치료

원인	치료 · 대처 방법
목부위의 지방 침착	생활습관 개선(다이어트)
편도비대, 아데노이드	수술
설근침하, 혀가 큼(거설증)	수술 혹은 CPAP*(지속적 기도내 양압호흡)
동양인의 작은 턱	특성이라 어쩔 수 없음

*CPAP : 마스크를 쓰고 코를 통해 공기를 내보내고 기도로 일정한 압력을 가하는 방법

제5장 마무리 문제

다음 문제에 대한 설명이 올바른지 o, ×로 답하라.

① 호흡곤란으로 인해 이산화탄소가 혈액 내에 증가하면 알칼리시스가 발생한다.

② 혈액의 pH는 약 8.4이며 알칼리성을 나타낸다.

③ 과환기증후군은 호흡성 아시도시스를 초래할 수 있다.

④ 기관지천식은 알레르기의 일종이다.

⑤ 기관지천식의 예방에 스테로이드제 흡입이 사용된다.

⑥ 기침약에 사용되는 인산코데인의 부작용으로 변비가 있다.

⑦ 기관지 천식의 발작에 사용되는 β자극제의 빈번한 사용으로 인해 두근거림이 발생할 수 있다.

⑧ 흡인성 폐렴의 예방에는 구강 관리가 중요하다.

⑨ 만성 폐쇄성 폐질환(COPD)의 발병 원인으로 흡연이 있다.

⑩ 수면무호흡증후군(SAS)의 치료에는 약물치료가 적극적으로 이루어진다.

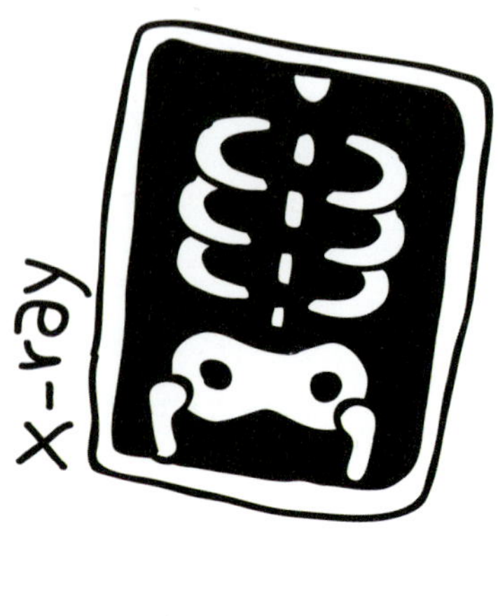

제6장

소화관에 관련된 질환과 치료

매일 아침 양치질을 하면서 구역질과 같은 '헛구역질'을 한 경험은 없습니까? 헛구역질을 하는 원인은 여러 가지가 있지만 그 중 하나로 소화관의 불량이 있습니다. 소화관은 매일 음식을 섭취할 때 지나가는 길이며, 영양을 흡수하는 역할도 하는 중요한 기관입니다.

외부에서는 소화관의 모습을 볼 수는 없지만 카메라를 사용하여 직접 소화관을 관찰하는 검사로 볼 수 있습니다. 최근에는 내시경 카메라의 기술 향상으로 동시에 치료도 가능해졌습니다.

사람은 수분과 영양이 없으면 살아갈 수 있습니다. 일시적으로 링거로 보충하는 방법도 있지만 장기간에는 고농도의 중심정맥영양(TPN)이나 경관영양법으로 수분과 영양을 보충합니다. 소화관이 기능을 하지 못하는 경우는 주사밖에는 방법이 없지만 소화관의 기능을 살릴 수 있는 경우는 장관의 면역을 유지함으로써 전신 면역 상태를 개선시킬 수 있다는 장점이 있습니다. 여기에서는 경관영양에 대해 필요한 지식을 배워보겠습니다.

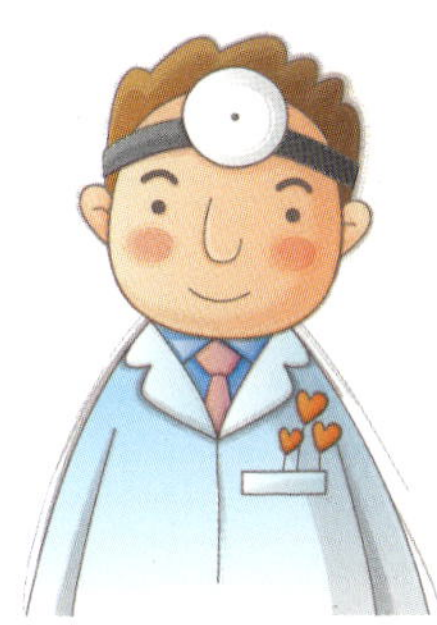

6-1 소화관(입~항문)의 기능과 궤양

소화관

소화관은 입부터 항문까지 이어진 관 전체를 가리킵니다. 음식이 지나가는 길로 어떤 길을 따라 지나는지 **그림 1**에 정리했습니다.

소화효소와 그 기능

음식은 소화되지 않으면 그대로 배설됩니다. 예를 들면, 참깨는 씹거나 으깨거나 하지 않고 삼키면 참깨의 영양이 흡수되지 않고, 그대로 변으로 배출됩니다. 우리 인간은 말이나 염소 등의 초식동물과 달리 풀이나 야채 등의 식물섬유를 분해하는 효소가 없어 소화할 수 없습니다(분비할 수 있다면 풀을 먹으며 '게으른 생활'을 하면서 여유롭게 살 수 있을지도 모릅니다). 따라서, 참깨도 겉껍질에 감싸져 있으면 소화되지 않고 변과 함께 나와 버립니다.

우리는 음식을 섭취하고, 소화관에서 소화효소를 포함한 소화액을 분비해 소화(음식의 영양소를 흡수하기 쉬운 상태로 변화)하여 주로 소장에서 영양을 흡수합니다(소화효소의 구체적인 기능은 **4-7장** 참조).

소화효소의 분비가 노화로 저하되거나 과식 등으로 인해 불충분한 경우는 소화효소를 포함한 약물(디아스타아제 등)을 먹는 것으로 소화를 보충할 수 있습니다.

위액이 관련된 질환

음식물은 소화효소의 작용으로 소화, 흡수되기 쉬운 상태가 되지만 강산(acid strength)인 위액**(pH=1~2)**이 과도하게 분비되면 식도로 역류합니다. 그렇게 되면 식도는 위와 달리 위액을 견딜 수 있는 점막이 없어 **역류성 식도염**을 일으킵니다. 또한, 보통 위나 십이지장은 위액이 분비되어도 각각의 점막이 보호하고 있어 자기 점막에 장애(자기소화)를 일으키는 일은 없습니다. 그러나 점막이 약해지고 또한, 위액이 과다 분비로 인해 위나 십이지장에 장애를 주는 **위 · 십이지장궤양**을 일으킬 수 있습니다(**그림 2**).

위액은 과도하게 분비되면 우리 몸에 장애를 주기 때문에 위액이 과도할 때는 위액을 억제하는 약물의 사용이나 약해진 위점막을 보호하는 약물을 사용합니다. 단, 위액은 음식물의 소화/흡수 작용 외에도 세균 등의 이물질이 소화관에 유입한 경우 강산으로 사멸시키는 역할도 맡습니다. 따라서, 위액을 지나치게 억제하는 것도 좋지 않기 때문에 막연하게(계속해서 오랫동안) 약을 복용하기보다 정기적으로 복용 여부를 평가해야 합니다.

또한, **헬리코박터 파일로리(파일로리균)**가 **위 · 십이지장궤양의 발병과 관련**이 있다고 하며, 위염 등에서 파일로리균이 확인되면 제균이 이루어집니다(**그림 3**).

그림 1 소화액과 기관 핵심 POINT

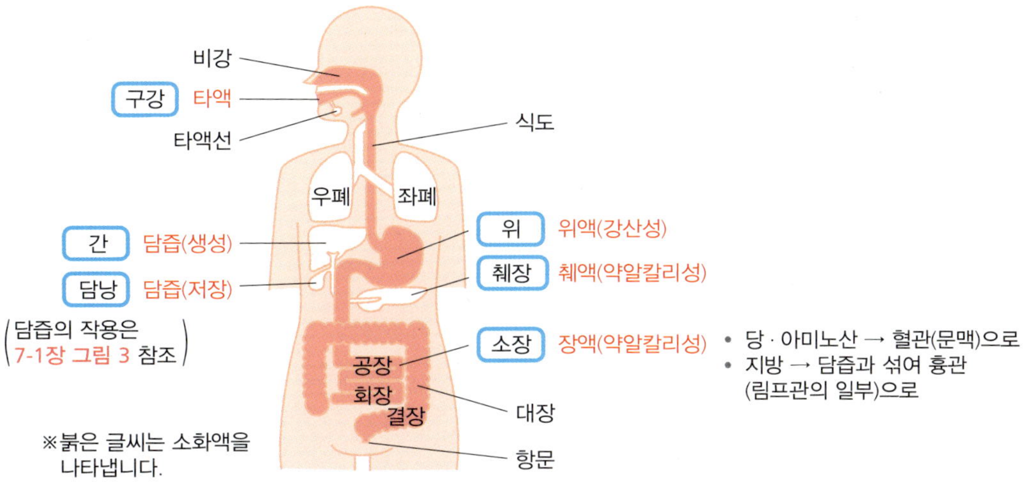

그림 2 역류성 식도염과 위액이 배출되는 구조 및 약물 핵심 POINT

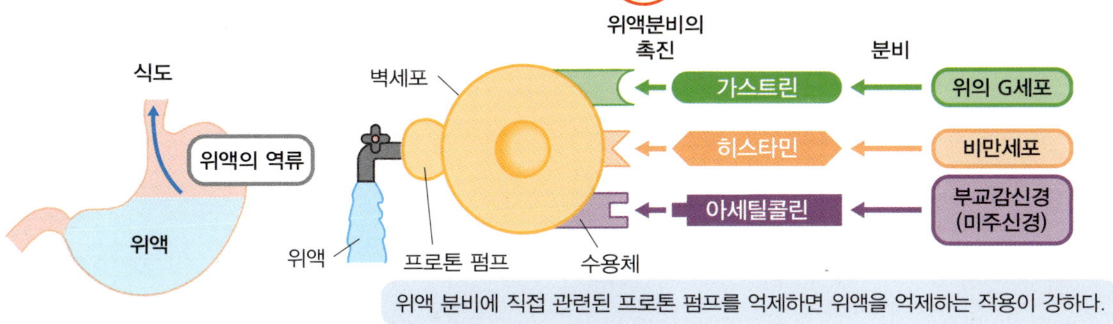

치료 위산을 억제하는 대표적인 약물

분류	특징	대표적인 약물
제산제	위산을 중화. 알칼리성 물질	탄산수소나트륨
히스타민 H_2수용체 차단제	위산 분비에 관여하는 히스타민을 억제	파모티딘(famotidine)
프로톤 펌프 억제제	위산의 분비구에 해당하는 위벽의 점막 표면에 있는 프로톤 펌프를 억제. 작용이 매우 강력함	오메프라졸(omeprazole)

치료 위점막을 보호하는 대표적인 약물

분류	특징	대표적인 약물
점막 표면 피복	위점막에 붙어 보호	sucralfate
점막 수복제	위점막의 혈류를 개선해 점막 기능을 유지	rebamipide
프로스타글란딘제제	위점막 보호에 관여하는 프로스타글란딘을 보충	misoprostol

그림 3 헬리코박터 파일로리(Helicobacter pylori)(파일로리균) 핵심 POINT

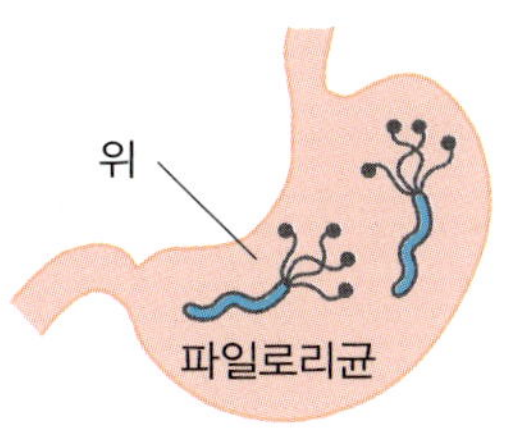

옛날 상하수도는 정비가 불충분해 생활용수(우물물 등)에 파일로리균이 포함된 경우가 있었습니다. 파일로리균에 감염되면 위 · 십이지장궤양이 발생하기 쉬워집니다. 또한, 파일로리균은 위암 발생에도 관여하고 있다고 합니다. 치료에는 파일로리균의 제균을 위해 항균제 2제(아목시실린과 클라리스로마이신)와 위산을 억제하는 약제(프로톤 펌프 억제제)를 복용합니다.

항균제에 대해서는 p.160 10장 '레벨업↗ 감염증 치료' 참조

6-2 소화관에 관련된 기타 질환과 치료

소화관의 트러블

소화관의 트러블은 여러 가지가 있으며 구토나 구역질 · 변비 · 설사 등이 있습니다. 이러한 일반적인 증상 이외에 과민성대장증후군(IBS)이라고 해서 검사를 해도 원인이 불분명하고, 몇 달 동안 지속되는 장기간의 설사나 변비 등의 증상이 나타나는 질환도 있습니다. 여기서는 대표적인 질환과 치료를 설명합니다.

구토 억제제(antiemetics)

구토나 구역질에는 여러 가지 원인이 있으므로 충분히 생각하고 치료해야 합니다. 원인 및 대표적인 약물은 **표 1**과 같습니다.

변비 개선제(변비약)

수분은 주로 대장에서 흡수되지만 변이 장기간에 걸쳐서 머무르면 딱딱해지고, 소화관이 막히면 구역질을 동반하는 기분 나쁜 상태가 될 수 있습니다. 게다가 추가로 음식을 섭취하면 소화관이 찢어질 우려가 있고, 식욕 저하를 일으킵니다(식욕부진은 방어 반응이라고 생각할 수도 있습니다). 따라서, 변비 예방에 변을 부드럽게 하는 **완하제**(laxative)나 대장의 움직임을 촉진하는 **자극성 변비약**(하제)을 사용합니다(**그림 1**).

새로운 약물로 장관의 수분 분비를 촉진해 배변하기 쉽게 하는 약물(lubiprostone, linaclotide)이나 담즙(산)(**7-1장 그림 3** 참조)의 재흡수를 억제해 배변하기 쉽게 하는 약물(elobixibat)도 있습니다.

설사약(지사제)

설사는 바로 멈추게 하는 것이 좋다고 생각하기 쉽지만 원인을 잘 파악해서 대처하지 않으면 안됩니다. 예를 들면, 식중독으로 몸에 독이 되고 있는 것을 배설하려고 몸이 반응했을 때 설사약을 사용하는 것은 좋지 않습니다(독이 몸에 남아 버립니다). 수분을 흡수하는 역할을 하는 대장의 부분적 절제 혹은 만성적인 대장질환이 있는 경우는 약을 지속적으로 복용합니다(**표 2**).

염증성 장질환(IBD)(궤양성 대장염과 크론병)

그 밖에 구토나 구역질 · 변비 · 설사가 일어나는 질환으로 염증성 장질환(궤양성 대장염과 크론병)이 있습니다.

소화관의 점막 표면에 만성적인 염증을 발생시키는 병으로 **삼출성의 설사**(점액이나 혈액 등의 액체를 포함)가 증상으로 나타납니다. 자가면역질환(자신의 체내에서 생성한 자신의 조직을 이물질이라 판단해 염증이 생기는 질환)이나 식생활의 변화가 원인이라고 생각되고 있지만, 확실히 알려진 바는 없습니다. 치료는 염증을 억제하는 약물이나 면역을 억제하는 약물 등을 사용합니다. 내복약이나 주사제의 치료로 증상이 개선하지 않는 경우, 혈액 내에서 비정상적으로 활성화된 백혈구를 제거하는 치료나 외과수술(대장전적출 등)을 합니다(**그림 2**).

표 1 구토 억제제(진토제) 핵심 POINT

구토를 일으키는 예	원인	대표적 약물이나 대처법
현기증이 날 때 멀미가 날 때	내이(Inner ear)의 동요	항히스타민제 (diphenhydramine 등)
기상 시 양치질 자극으로 인해	위산 과다분비	프로톤 펌프 억제제 H_2차단제(6-1장 그림 2 참조)
변비일 때	소화관 폐색	변비약(그림 1 참조)
항암제 투여 시	세로토닌 분비 P 물질(Substance P) 분비	세로토닌 5-HT_3수용체 길항제, NK1(뉴로키닌1) 수용체 길항제 (병용)
항정신병약물 투여 시	도파민 분비나 세로토닌 분비	항도파민제나 항세로토닌제 혹은 약의 감량이나 중지/변경

구토나 구역질은 다양한 원인으로 나타납니다. 이로 인해 대처 방법도 다릅니다. 치료에는 원인 확인이 중요합니다.

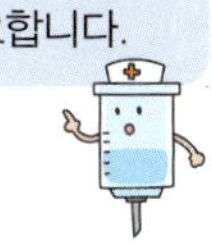

SSRI(2-6장 참조)의 복용으로 구토나 구역질이 나는 것도 세로토닌 영향입니다.

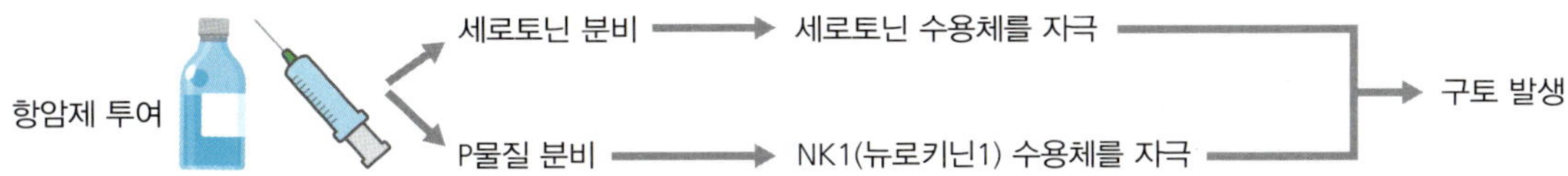

항암제 투여
세로토닌 분비
세로토닌 수용체를 자극
P물질 분비
NK1(뉴로키닌1) 수용체를 자극
구토 발생

그림 1 변비약 핵심 POINT (변 상태에 대해서는 9-9장 그림 1 참조)

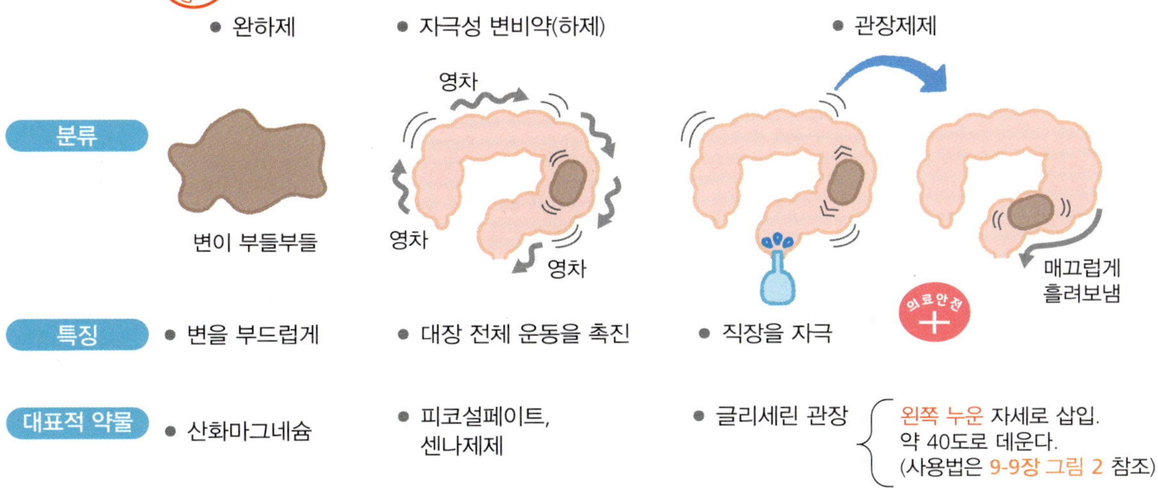

표 2 지사제

원인	대처법
식중독	정장제 및 수분을 많이 복용해 배변. 혹은 구토
대장부분 절제 수술 후	설사가 지속될 경우 장의 움직임을 억제하는 약물을 복용
과민성대장증후군 (IBS)	소화관 운동 이상, 소화관 지각과민, 심리적 이상의 세 가지가 있으며, 이상을 일으키는 원인은 불분명

그림 2 염증성 장질환(IBD)(궤양성 대장염과 크론병)의 치료

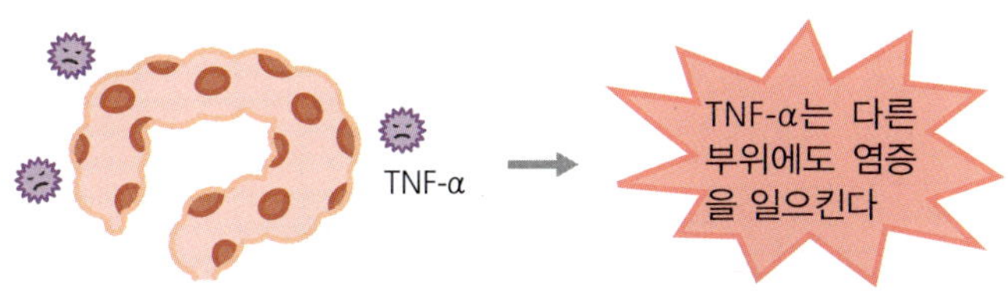

TNF-α는 염증과 관련된 물질로 다른 부위에도 염증을 일으키므로 약물을 사용해 억제합니다.

- **염증성 장질환 치료제(사라조피린 등)** : 경~중등증에서 사용. 염증을 억제
- **스테로이드제** : 중~중증에서 사용. 염증을 억제
- **면역억제제** : 스테로이드를 중지 후 증상이 재연되는 증례에서 사용
- **항TNF-α 수용체 길항제** : 위 세 가지 약물 등의 적절한 사용으로 효과를 볼 수 없을 때 사용

※ 스테로이드제, 면역억제제, 항TNF-α 수용체 길항제에 대해서는 8-6장 참조

6-3 상 · 하부 내시경검사

내시경검사의 사전 확인

내시경검사 전 아래 사항을 환자에게 확인합니다.

① 마취제의 알레르기 유무(표면마취를 하기 위해)

② (폐쇄우각)녹내장(closed angle glaucoma)이나 전립선비대증 유무(위장의 움직임을 억제하는 항콜린제를 사용할 수 있기 때문)

③ 검사 시 고통 경감을 위한 **벤조디아제핀계 진정제**(midazolam 등)의 사용 희망 확인

상부 내시경검사

식도 · 위 · 십이지장 점막의 모습을 내시경 카메라로 관찰합니다. 직접 내시경으로 관찰하기 때문에 음식이 남아 있다고 볼 수 없습니다. 검사까지의 흐름은 다음과 같습니다.

〈내시경검사 전날〉

검사가 오전 중일 경우 전날 21시경까지 식사를 마치고 그 후로는 식사를 삼가도록 합니다. 물 섭취는 가능하지만, 우유 등 위 속에서 고형물이 되는 것은 피합니다.

〈내시경검사 당일〉

내시경은 경비의 경우 비강 내(**그림 1**)에, 경구인 경우 인두에 표면마취를 합니다(**그림 2**). 카메라로 점막을 육안으로 확인하고(염색하는 경우도 있습니다) 점막에 병변이 발견된 경우 내시경으로 절제할 수 있다면 절제합니다.

하부 내시경검사

대장 점막의 모습을 대장내시경을 이용하여 관찰합니다(**그림 3**). 직접 내시경으로 관찰하기 때문에 변이 남아 있다고 볼 수 없습니다. 점막의 세척방법은 다음과 같습니다.

〈내시경검사 전날〉

취침 전에 자극성 설사약(장의 움직임을 좋게 해 배변하는 약물, 센나제제)을 투여합니다.

〈내시경검사 당일〉

기상 후 구토 억제제(항도파민 작용)와 경구장관 세척액(구연산마그네슘액) 1L를 약 1시간의 속도로 약 2L 복용합니다. 장관 세척액은 잠시 후 변으로 나오고, 변의 색이 빠져 투명해지면 장관 내의 세척이 종료됩니다. 검사 · 처치 시 병변이 발견된 경우, 절제할 수 있다면 절제합니다.

의료안전: 경구장관 세척액 복용 후 배변이 없고, 구토 등의 증상이 심하다면 장관 내의 압력이 올라 장관이 찢어질 수 있으므로 복용을 중지합니다.

병변의 조치와 치료

내시경검사 시 병변이 발견된 경우에는 폴립을 절제하는 폴리펙토미, 내시경적 점막절제술(EMR)이나 내시경적 점막하 박리절제술(ESD)을 실시합니다(**그림 4**).

그림 1 상부 내시경검사(코로 카메라를 삽입하는 경우)

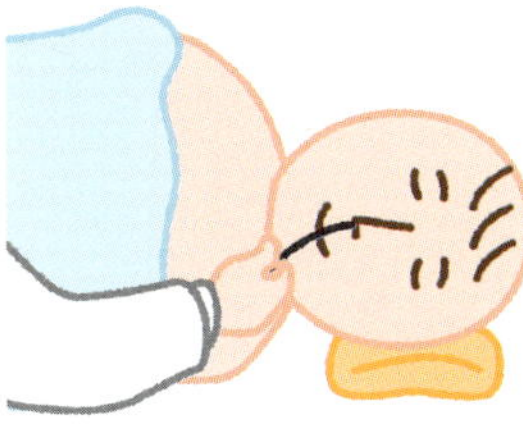

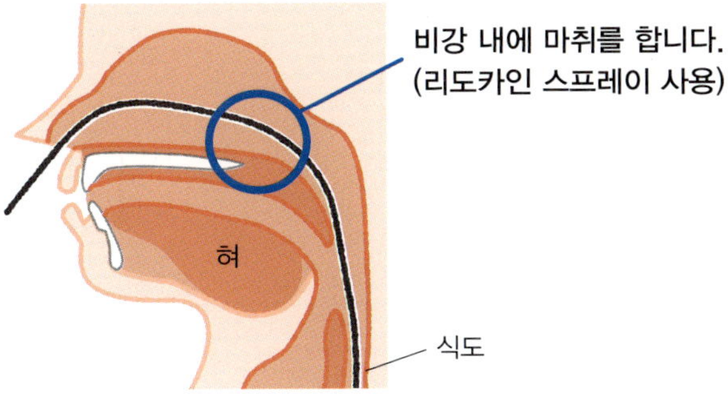

코를 통해 삽입하는 경우, 비강 내를 마취시킨 후 식도로 카메라를 넣습니다.

그림 2 상부 내시경검사(입으로 카메라를 삽입하는 경우)

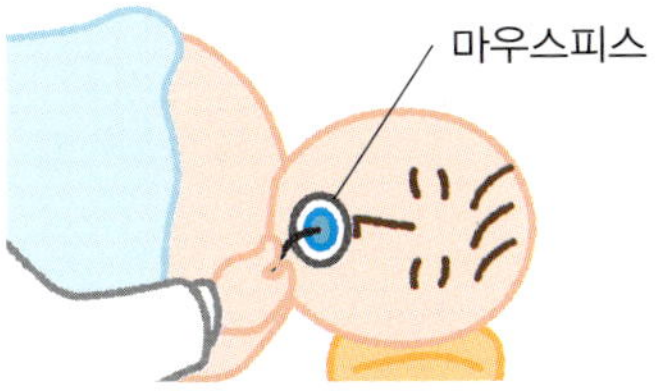

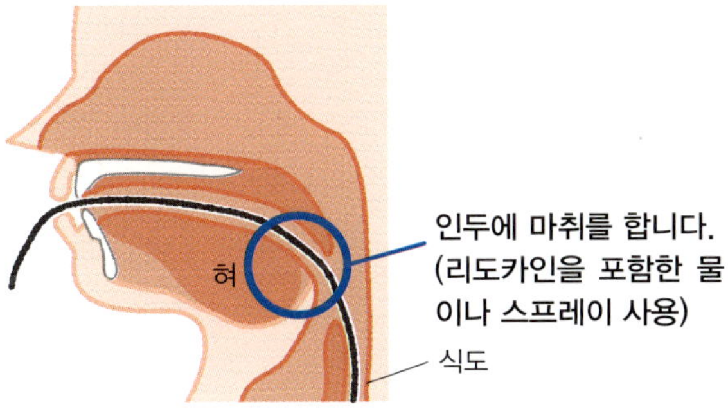

입으로 카메라를 삽입하는 경우, 인두 마취를 시킨 후 식도로 카메라를 넣습니다.

그림 3 하부 내시경검사

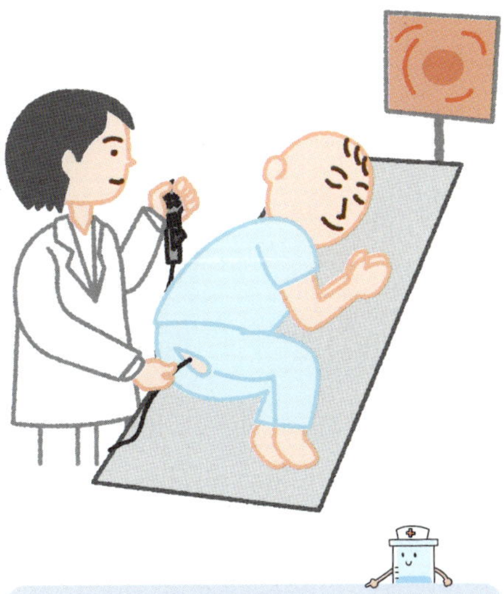

- 대장내시경 삽입 시 통증이 심한 경우 의사의 판단으로 진통제를 주사하기도 합니다.

그림 4 병변의 처치와 치료

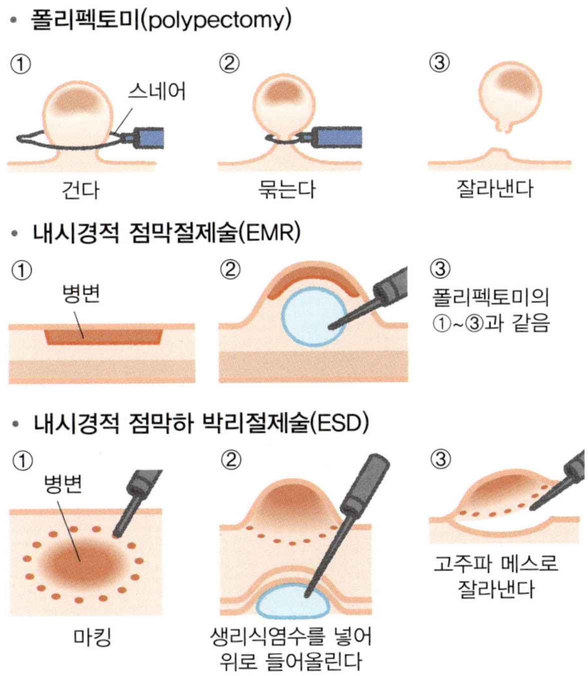

6-4 경관영양과 약물

경관영양의 구조

경관영양은 연하(삼킴)가 불충분한 경우, 소화관에 관을 넣고 수분이나 영양을 주입합니다(**그림 1**).

[기간에 따른 사용 구분]

- 단기간 사용하는 경우 : 코로 튜브를 넣고 끝이 위에 머물도록 유치합니다. ED튜브나 NG튜브를 사용합니다(표 1).
- 장기간 사용하는 경우 : 위에 구멍을 뚫어 짧은 튜브를 넣고 끝이 위에 머물도록 합니다(**그림 2**).

[튜브 유치 시 주의사항]

코로 넣은 튜브의 끝이 실수로 기관에 들어가 버리면 호흡을 할 수 없게 되어 매우 위험합니다. 튜브의 체내 쪽의 끝이 적절한 위치에 유치되어 있는지 X-ray 등으로 확인하는 것이 중요합니다.

[경관영양 시 주의사항]

환자의 체위는 오연(잘못 삼킴)을 방지하기 위해 반좌위〈파울러 자세 : 45도〉나 세미 파울러 자세 : 15~30도로 합니다. 가능하면 앉은 자세로 합니다.

또한, 경관영양제의 농도가 진한 경우나 투여 속도가 빠른 경우에 설사를 일으키는 경우가 있으므로 주의합니다.

영양제를 주입한 후 그대로 두면 튜브가 막히기 쉬워지므로 주입 후에는 뜨거운 물(끓인 물)을 흘려둡니다.

약물의 투여

경관영양 튜브로 약제를 주입할 수 있습니다. 약제는 정제나 캡슐제, 산제(가루약) 등 다양합니다. 이들 내복약을 약 55도의 물에 녹여 투여합니다(**그림 3**).

약을 녹일 때 주의사항으로 종류에 따라 녹는(현탁 : 골고루 물에 분산된 상태) 것과 녹지 않는 것이 있습니다. 녹지 않는 것은 장에서 녹도록 고안돼 있는 장용정이나 장시간 작용이 계속되도록 하는 서방제(**1-1장 그림 2** 참조) 등이 있습니다. 이들을 부수어서 투여하면 약의 효과가 감소하거나 증가할 수 있으므로 사전에 약물의 특징을 충분히 이해해야 합니다.

간이 현탁법의 순서

약을 투여하기 위한 순서는 다음과 같습니다(**그림 4**).

① 약을 용기에 넣는다(이때 미리 용해 혹은 현탁할 수 있는 약물만 용기에 넣는다).

② 55도의 따뜻한 물로 녹인다.

③ 주입기로 빨아들이고, 체온 정도까지 식힌 상태로 튜브로 투여한다.

그림 1 경비위관(nasogastric tube)의 예

체내의 유치 장소에 따라 튜브 종류를 바꾼다

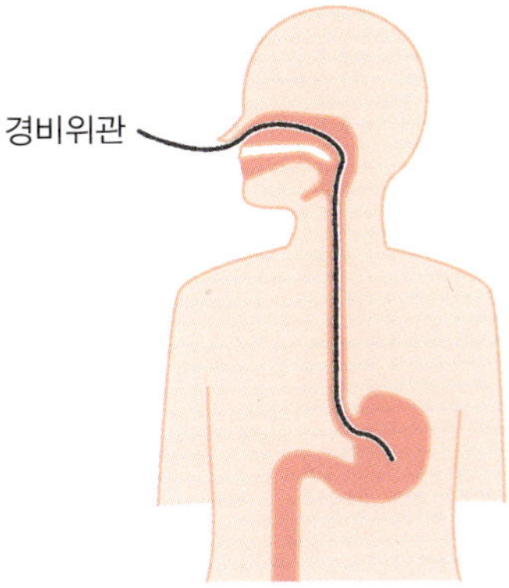

그림 2 위루(gastric fistula)의 예 : PEG

위벽에 구멍을 뚫어 관을 유치한다

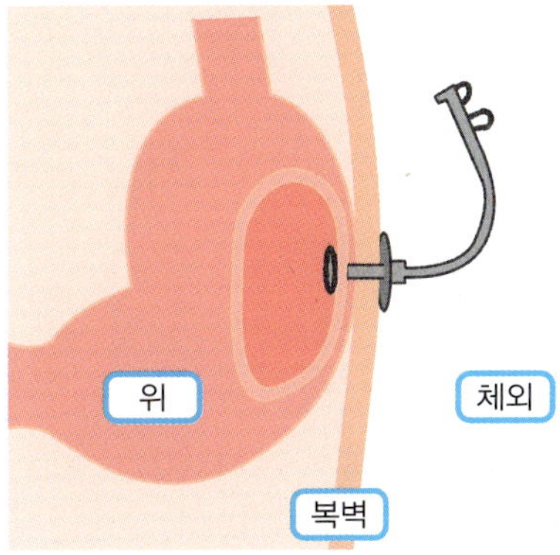

표 1 경관영양에 사용되는 튜브

명칭	목적	굵기	특징
ED튜브	경관영양 투여에 사용	8Fr 이하	가이드와이어가 들어가 있다. 위, 십이지장이나 공장에 유치할 수 있으나 얇아서 막히기 쉽다.
NG튜브 (마겐튜브)	경관영양 투여 이외에 위세척이나 위내의 배액, 감압 목적[장폐색(ileus)에 의한]	10~18Fr	ED튜브보다 굵어서 위에만 유치할 수 있다.

Fr(프렌치) : 튜브 굵기를 나타내는 단위. 숫자가 작으면 얇고, 크면 두꺼워진다.

그림 3 55도의 물을 만드는 방법

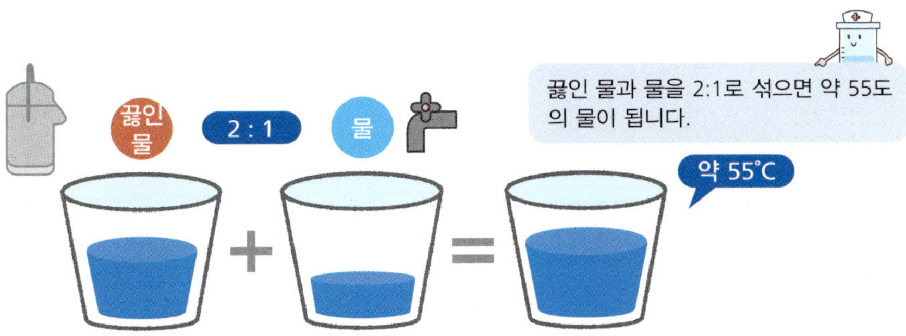
끓인 물
2 : 1
물
끓인 물과 물을 2:1로 섞으면 약 55도의 물이 됩니다.
약 55℃

그림 4 간이 현탁법의 순서

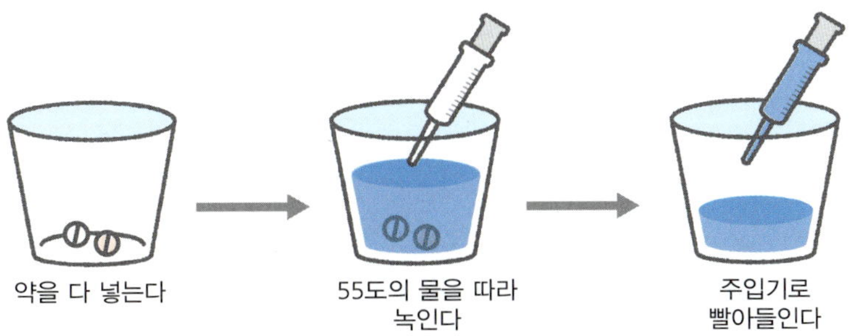

[주의사항]
- 매번 조제하도록 하며, 현탁액을 만들어 놓지 않는다.
- 용기나 주입기는 매일 세정하고, 청결하게 유지한다.
- 용해액 색깔의 변색이나 덩어리가 생긴 경우, 간이 현탁에 적합하지 않으므로 투여하지 않는다.

제6장 마무리 문제

다음 문제에 대한 설명이 올바른지 ○, ×로 답하라.

① 위산의 pH는 7 정도이다.

② 지방은 흉관(림프관의 일부)으로 들어가 전신으로 보내진다.

③ 역류성 식도염은 위액의 분비가 많은 것이 원인으로 발병한다.

④ 프로톤 펌프 자극제는 역류성 식도염 치료에 사용된다.

⑤ 위 · 십이지장궤양의 원인 중 하나로 헬리코박터 파일로리의 보균을 들 수 있다.

⑥ 항암제 투여로 인한 구역질의 원인에는 아드레날린이 관여하고 있다.

⑦ 설사약에 사용되는 산화마그네슘은 소화관에서 흡수되고 장의 연동운동을 높인다.

⑧ 관장에 사용되는 약물에 글리세린이 있다.

⑨ 궤양성 대장염의 치료에 스테로이드제가 사용된다.

⑩ 염증성 장질환(IBD)의 치료에는 우선 항TNF-α제제가 사용된다.

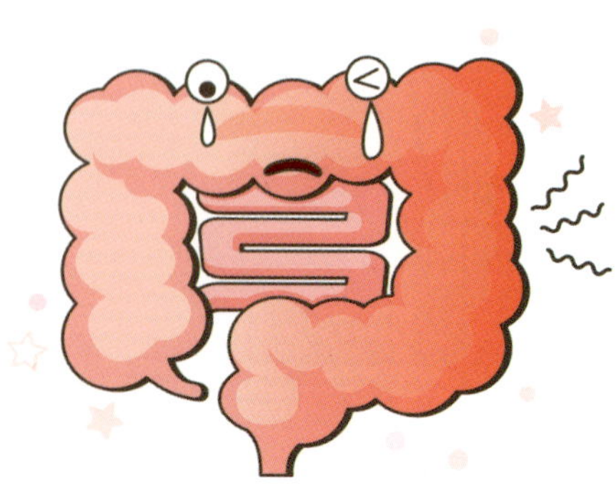

제7장

간 · 담관계 · 췌장에 관련된 질환과 치료

간은 몸에서 가장 큰 장기로 체중의 1/50의 비중을 차지하고 있습니다. 간은 크기 뿐만 아니라 역할도 큰 장기입니다.

간에는 통증을 느끼는 신경이 없으므로 간질환이 발생해도 통증을 느끼지 못하고 서서히 진행될 수 있습니다. 따라서, 간은 침묵의 장기라 불리며, 많은 환자들이 치료받고 있습니다. 예를 들면, 간질환에는 간염이나 알코올성 간장애 등이 있습니다. 간염 치료와 관련하여 최근 몇 년 동안 새로운 약물이 개발되어 사용되고 있습니다.

본 장에서는 간질환을 일으키는 원인과 치료법, 내시경을 이용한 담낭 및 담관에 관련된 질환과 치료에 대해 배워보겠습니다.

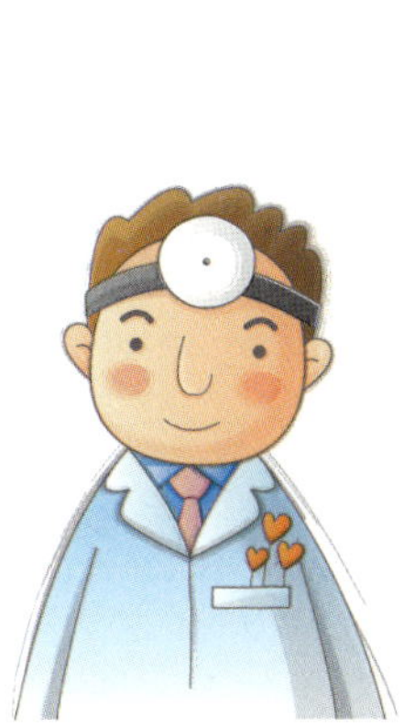

7-1 간의 기능

7-2 간의 질환과 치료 - 간염, 간경변과 간암, 알코올성 간장애

7-3 담관계와 췌장의 질환과 치료

7-1 간의 기능

간의 공장으로서의 역할

[당의 행방]

소화관에서 흡수된 당(포도당)은 간에서 간동맥을 지나 전신의 세포로 보내져 **췌장**에서 분비되는 **인슐린(insulin)**의 작용으로 전신의 세포 내에 포도당이 흡수됩니다. 흡수되지 않은 포도당은 간정맥을 지나 다시 간으로 돌아갑니다. 과도한 포도당은 포도당으로서 보존할 수 없기 때문에 **글리코겐(glycogen)**으로 바뀌 간 등에 축적됩니다. 또한, 저혈당이 되지 않도록 췌장에서 분비되는 **글루카곤(glucagon)**의 작용으로 다시 글리코겐에서 포도당으로 복원돼 혈관 내에 공급됩니다(그림 1).

[아미노산의 행방]

간에서는 **알부민(albumin)**이라는 몸에 있어서 중요한 단백질이 만들어지며, **혈관 내의 수분을 유지하는 역할**(혈관 내 **교질삼투압의 유지**)을 하고 있습니다. 영양 상태가 악화된 경우나 간기능이 저하되면 알부민이 부족(저알부민혈증)하게 되어 혈관 밖으로 수분이 누출되는 **부종**이 발생합니다(그림 2).

[담즙의 생합성]

담즙산은 **콜레스테롤**을 재료로 만들어집니다. 완성된 담즙산을 재료로 간에서 담즙이 만들어져 담낭에 축적됩니다. 음식을 섭취 시 담도에서 소화관 내로 배출되어 **지방의 유화**(흡수하기 쉬운 상태로 하는 것)나 대장에서 수분 분비를 촉진하고, 소화관 운동도 발생합니다(그림 3).

[기타]

프로트롬빈(prothrombin)이나 피브리노겐(fibrinogen) 등의 혈액응고인자(혈액이 굳을 때 필요한 재료)를 만듭니다. 간에 장애가 있으면 혈액응고인자가 감소하여 출혈하기 쉬워집니다.

간의 쓰레기 처리장으로서의 역할

[전신 세포에서의 불필요 물질 처리]

단백질의 대사과정(단백질의 재료인 아미노산에는 **질소**가 포함되므로 **암모니아**가 발생한다)이나 소화관 내의 장내 세균에 의해서 생성된 암모니아 등, 몸에 유해물을 무독한 **요소**로 분해해 최종적으로는 요중으로 배설합니다. 혈액 내 **암모니아가 높은 상태**(고암모니아혈증)가 되면 **간성뇌증(hepatic encephalopathy)**을 일으키기 쉬워집니다(그림 4).

[호르몬이나 약물대사]

체내에서 생성된 **호르몬이나 약물은 간에서 대사(분해)**됩니다. 그 예로서 약물대사효소의 작용이나 글루코산(glucosan) 결합에 의한 처리가 있습니다.

간의 기능이 떨어지면 위의 공장과 쓰레기 처리장으로서의 기능이 저하되어 전신에 악영향을 미칩니다.

그림 1 소화관에서 흡수된 포도당의 행방

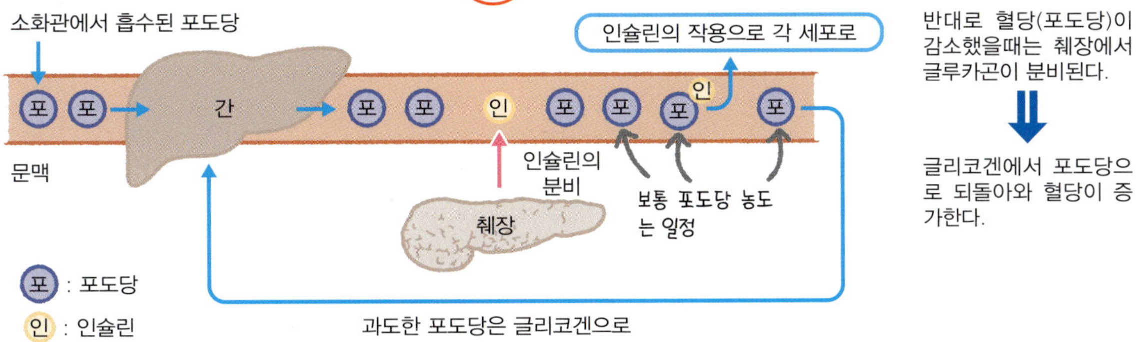

그림 2 혈관의 교질삼투압을 유지하는 알부민의 역할

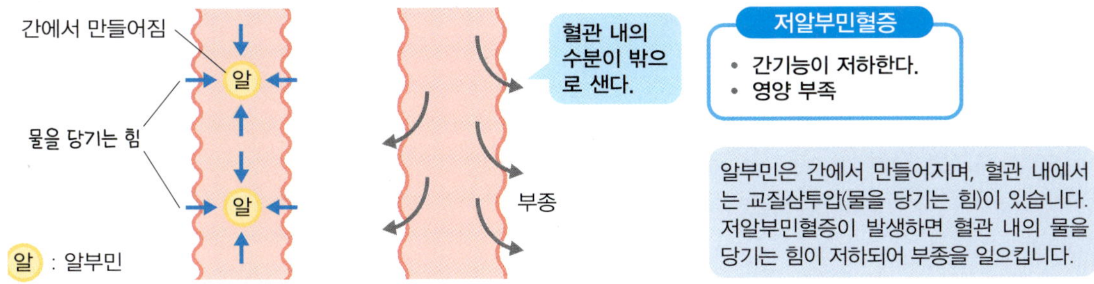

그림 3 담즙(산)의 생성과 기능

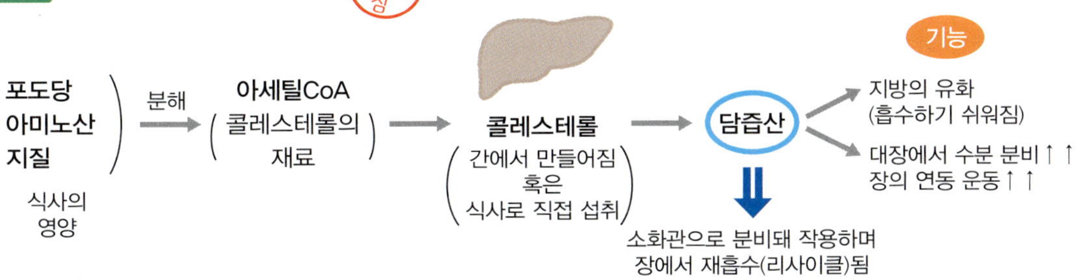

그림 4 암모니아의 발생과 분해

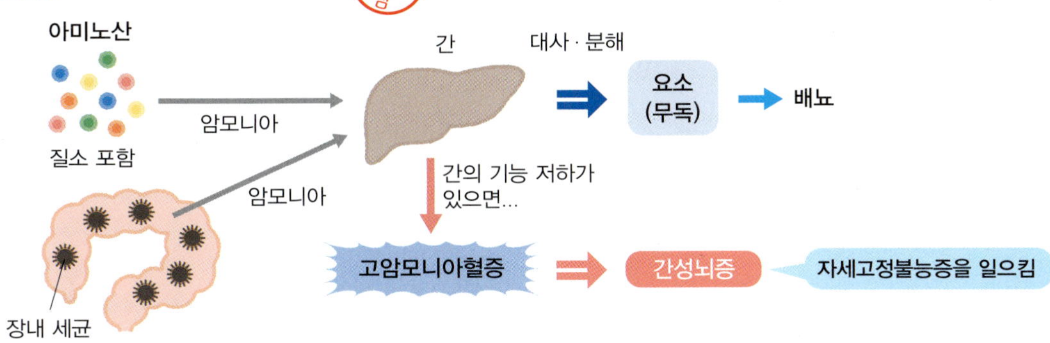

치료 암모니아를 만드는 장내 세균을 억제하는 항생물질(리팍시민, rifaximin)을 사용해 혈액 내 암모니아를 줄인다.

7-2 간의 질환과 치료

- 간염, 간경변과 간암, 알코올성 간장애

간염 · 간경변과 간암

[간염]

간염은 간에 염증이 발생한 상태로 일시적으로 악화하는 급성 간염이나 6개월 이상 지속하는 만성 간염이 있습니다. 급성 간염은 전격성 간염(fulminant hepatic failure)으로 이행하는 것도 있어 사망할 수도 있습니다.

[간경변과 간암]

간경변은 간세포의 자가 수복 기능이 작용할 때 생성되는 **콜라겐**(단백질의 일종)이 간 내에 증가하며 간 자체가 딱딱하게 변화함으로써 간기능 저하를 초래하는 질환입니다. 악화되면 간암으로 이행할 수도 있습니다. 간경변으로 인해 간 자체가 경화됨으로써 혈류의 흐름이 나빠지면 식도나 위, 소장 등과 같은 혈관으로의 혈류가 대폭 증가합니다. 그리고 혈관에 과도한 압력이 가해지면 **정맥암**이 생기고 파열되면 출혈을 유발합니다.

간기능의 장애도를 나타내는 지표로 **Child-Pugh 분류(차일드-퍼 분류)**가 있으며, 증상 파악이나 치료방침에 도움이 됩니다.

간염 바이러스

간염 원인의 약 80%는 바이러스성이고, 그 밖에 알코올성이나 약제성, 자가면역성 등이 있습니다. 바이러스는 6종류가 있습니다(표 1). 여기에서는 특히 **일본에서 많이 발생하는 A · B · C형**에 대해 설명합니다. 예방 목적으로 백신 접종이나 바이러스에 의한 감염증 치료가 이루어집니다.

[예방 목적]

A형 · B형에는 백신이 있습니다. 특히, B형은 간호사의 주사바늘 사고에 의한 감염방지를 위해 현장 투입 시에 B형 간염 백신을 접종하고 있는 병원이 있으나 **C형 간염 백신은 없습니다.**

[바이러스 감염 치료]

A형 간염은 많은 경우 자연 치유됩니다. B형 간염은 바이러스의 유무나 양, 간 상태의 혈액검사를 기반으로 **인터페론(interferon)** 또는 항바이러스제로 치료합니다. C형 간염은 바이러스의 유전자형(genotype이라고 합니다)이나 바이러스 양의 검사를 바탕으로 주로 항바이러스제 치료를 합니다.

B · C형 간염의 대표적인 치료제는 표 2와 같습니다. 인터페론은 사이토카인의 일종으로 바이러스의 침입에 대해 면역 기능을 작용시키는 전달물질입니다(**8-1장** 참조). 인터페론의 특징적인 부작용은 그림 1과 같습니다.

알코올성 간장애

알코올의 과다 섭취로 발생합니다. 혈액검사에서는 **AST** · **ALT** · **γ-GTP**의 상승이 보입니다. 증상으로 **전신 권태감** 등이 있어 치료에는 금주가 필요합니다.

표 1 바이러스의 유형에 대해

간염 바이러스의 유형과 특징

	감염 경로	특징
A형	경구 감염	급성 간염에서 드물게 전격성 간염으로 이행한다. 만성화되지 않으며 예후는 양호함
B형*	혈액 감염	급성 간염에서 드물게 전격성 간염으로 이행할 수 있다
C형	혈액 감염	대부분 만성화. 증상이 없는 경우가 많으며 간경화, 간암으로 진행되는 경우도 많다.
D형	혈액 감염	B형 간염 바이러스와 동시에 감염
E형	경구 감염	유행지역에서의 생식이나 생수를 통해 감염
G형	혈액 감염	증상은 온화하지만 자세한 것은 불명

*B형의 감염 경로는 모자간 수직 감염이나 수평 감염[혈액 감염 이외에 체액(성관계 등) 감염]에 의합니다.

표 2 대표적인 B형 · C형 간염 치료제

대표적인 약물	특징
페그인터페론(peginterferon) α-2a, 2b 등	인터페론제제 (인터페론은 사이토카인의 일종으로 바이러스 침입에 의한 면역 기능을 작용시키는 전달물질이다. 보통은 체내에서 생성되지만 바이러스 감염으로 인해 부족해지므로 주사로 보충한다)
라미부딘(lamivudine) (B형 간염용 바이러스제)	핵산아날로그제제 (간염 바이러스의 DNA 재료인 핵산과 비슷한 약제를 투여함으로써 증식 시 잘못 흡수하여 바이러스의 증식을 억제)
아수나프레비르(asunaprevir) (C형 간염용 바이러스제)	프로테아제 억제제 (바이러스 유전자에서 만들어지는 단백질을 조절하는 효소를 억제)
다클라타스비르(daclatasvir) (C형 간염용 바이러스제)	NS5A 억제제 (C형 간염 바이러스가 증식할 때 관여하는 NS5A 단백질의 작용을 억제)
소포스부비르(sofosbuvir) (C형 간염용 바이러스제)	NS5B 폴리메라아제 억제제 (C형 간염 바이러스가 증식할 때 관여하는 NS5B 단백질을 합성하는 효소의 작용을 억제)
레디파스비르 · 소포스부비르 합제 (C형 간염용 바이러스제)	NS5A 억제제 · NS5B 폴리메라아제 억제제 (2가지 약제의 합제)

항바이러스제의 작용 구조는 10-6장에서 설명합니다.

그림 1 인터페론의 부작용 사례

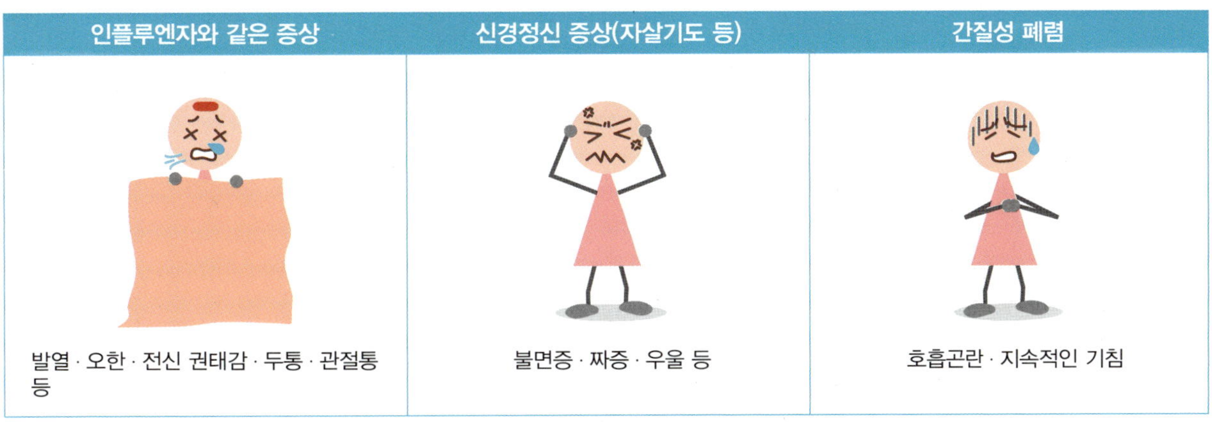
인플루엔자와 같은 증상
신경정신 증상(자살기도 등)
간질성 폐렴
발열 · 오한 · 전신 권태감 · 두통 · 관절통 등
불면증 · 짜증 · 우울 등
호흡곤란 · 지속적인 기침

7-3 담관계와 췌장의 질환과 치료

담관계 질환과 치료(담도폐색)

담관은 담즙이 통과하는 관 모양의 경로이지만 담관이 담즙 찌꺼기나 담석(담즙의 성분이 농축되어 생긴 것)이나 종양 등으로 압박하고 가늘어지면 담즙을 유출할 수 없게 됩니다. 담즙은 변의 색소인 **황갈색**의 유래가 되는 것으로 이것이 혈액 내로 이행하면 **황달**이 발생합니다. 황달은 눈의 **안구결막**(안구의 흰 부분)이 **노랗게** 되거나 **피부의 황염**으로 판단할 수 있습니다.

담즙 찌꺼기나 담석의 치료는 작은 콜레스테롤계 담석이면 우르소데옥시콜산(ursodeoxycholic acid, UDCA)을 투약합니다. 또한, 우르소데옥시콜산은 간의 혈류를 좋게 하고, 간의 기능 개선에도 사용됩니다.

큰 담석에 막혀 폐색한 부위의 특정은 내시경 카메라를 넣고, 카테터에서 조영제를 투여해 **내시경적 역행성 췌담관 조영술(ERCP)**을 실시합니다. 폐색 부위를 파악할 수 있으면 결석 제거 치료(내시경적 유두괄약근 절개술 : EST, 내시경적 결석제거술)를 합니다(그림 1).

담관의 폐색이나 담즙이 원활하게 흐르지 않을 경우(울체)의 치료

종양 등으로 폐색된 담관의 흐름을 개선하기 위해 내시경적 담관배액술이나 경피적 담낭/담관배액술이 있습니다(배액이란 체내에 쌓인 소화액, 고름, 혈액이나 침출액 등을 체외로 배출하는 것입니다). 내시경적 담관배액술에는 내시경적 비담도배액술(**ENBD**)과 십이지장에 담즙을 배출하는 내시경적 역행성 담도배액술(**ERBD**)이 있습니다(그림 2).

담관으로부터의 배액이 어려운 경우, 쌓여 있는 담즙을 피부에서 체외로 내보내는 방법을 이용합니다. 경피적 담낭/담도배액술은 피부에서 간을 지나 담관 내에 배액을 하는 경피경간담도배액술(**PTCD**)과 피부에서 간을 지나 담낭 내에 배액을 하는 경피경간담낭배액술(**PTGBD**)이 있습니다(그림 3). 검사 전날은 밤부터 금식합니다.

내시경적 역행성 췌담관 조영술(ERCP)의 합병증

담관 내 내압 변화에 의한 자극이나 소화관 내의 세균이 유입되어 소화효소(아밀라아제, 리파아제, 트립신 등)가 활성화되고 췌장이 염증을 일으켜 **췌장염이 발생**할 수 있습니다. 췌장염 발생 시에는 췌장을 쉬게하기 위해 금식하도록 합니다. 또한, 췌장염이 발생하면 체액이 췌장 주위나 후복막강으로 누출되어 순환혈액량이 감소하기 때문에 평상시의 **2~4배량의 수액을 투여**해 **염증으로 인한 통증을 억제**하고, **소화효소의 활성화를 억제**하는 치료(단백질분해효소 억제제)를 시행합니다.

그림 1 내시경적 유두괄약근 절개술(EST)

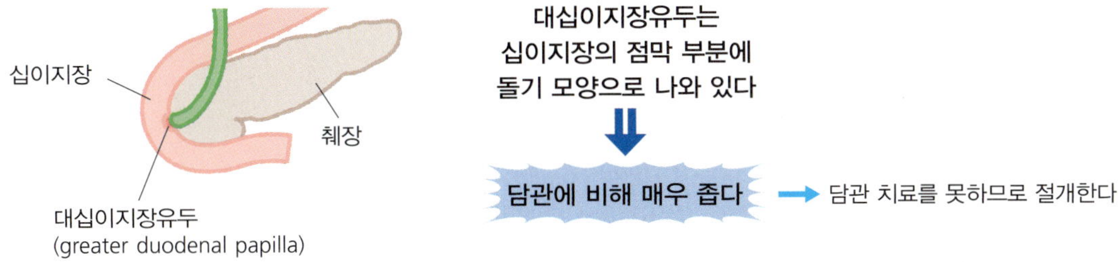

그림 2 내시경적 담관배액술 핵심 POINT

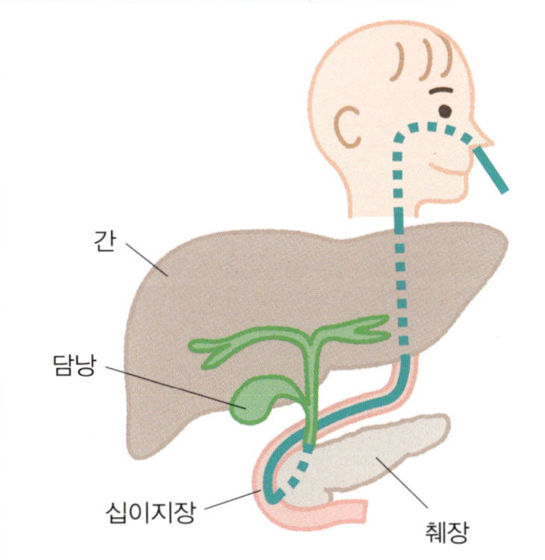

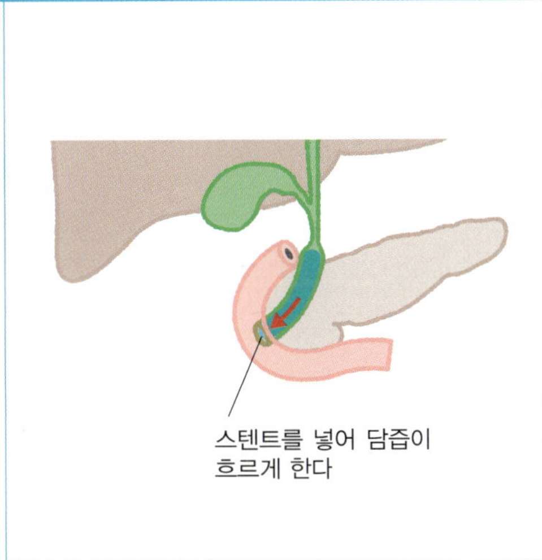

내시경적 비담도배액술(ENBD)	내시경적 역행성 담도배액술(ERBD)
코로 삽입한 튜브 끝을 담관으로 넣어 담즙을 배설시킵니다.	좁아진 부위에 관을 넣어 담관에서 튜브 끝을 십이지장으로 내보내 담즙의 흐름을 원활하게 합니다.

그림 3 경피적 담낭/담도배액술 핵심 POINT

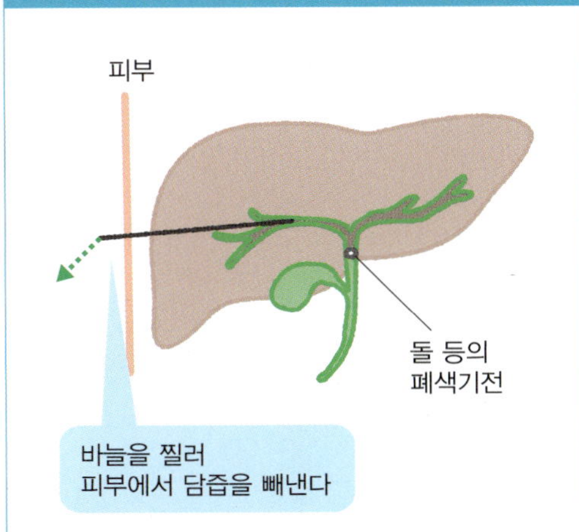

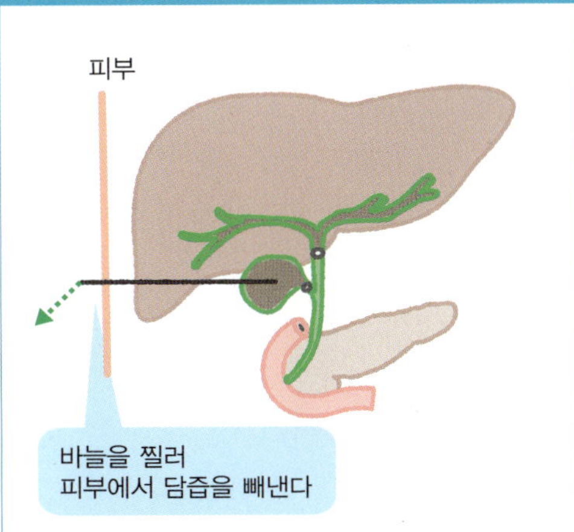

경피경간담도배액술(PTCD)	경피경간담낭배액술(PTGBD)
피부를 통해 간을 지나 담관 내로 배액을 실시하고 담즙을 배설시킵니다.	피부를 통해 간을 지나 담낭 내로 배액을 실시하여 체외로 배설시킵니다.

제7장 마무리 문제

다음 문제에 대한 설명이 올바른지 o, ×로 답하라.

① 알부민은 간에서 만들어진다.

② 저알부민혈증 때문에 부종이 생길 수 있다.

③ 간에서 혈액응고에 관여하는 인자가 만들어지므로 중증의 간기능장애가 있으면 출혈이 쉽게 발생하므로 주의해야 한다.

④ 간기능장애로 발생하는 간성뇌증의 원인 중엔 저암모니아혈증이 있다.

⑤ 간경변이나 간암의 원인은 바이러스에 의한 것이다.

⑥ 인터페론의 부작용으로 인플루엔자와 같은 발열이 있다.

⑦ B형 간염과 C형 간염의 약물로 치유될 가능성은 B형 간염이 더 높다.

⑧ 알코올성 간염의 혈액검사 지표로 γGTP가 있다.

⑨ 담즙은 간에서 만들어진다.

⑩ 황달은 담즙 성분이 소화관에 배출되지 않는 것을 원인으로 발생한다.

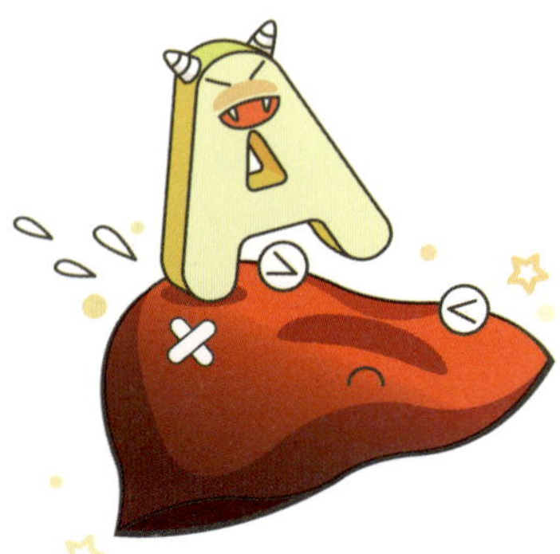

제8장

체외로부터의 방어 구조

병원에는 여러 질환이 있는 사람들이 입원해 있습니다. 이 사람들의 대부분은 면역 기능이 저하되어 있습니다. 건강을 유지하기 위해서는 면역력이 중요합니다

알레르기는 면역 질환의 하나이지만 일본에서는 알레르기 대책기본법이라는 법률이 생길 정도로 현대병으로서 문제가 되고 있습니다. 알레르기 질환에는 많은 종류가 있지만 질환 이외에도 식사, 치료제나 검사에서 쓰는 조영제, 라텍스(천연고무) 장갑 등 의료진이 주의해야 할 것이 많습니다.

병원에는 염증으로 인한 통증을 호소하는 환자가 매우 많기 때문에 진통제를 사용할 기회가 자주 있으나 부작용도 조심해야 합니다. 또한, 염증에는 여러 질환이 있는데 류마티스성 질환이나 전신홍반루푸스(SLE) 등의 교원병도 자가면역질환의 예입니다.

본 장에서는 면역 기능을 비롯해 알레르기, 자가면역질환 등과 염증, 이에 대한 약물과 그 효과에 대해 배워보겠습니다.

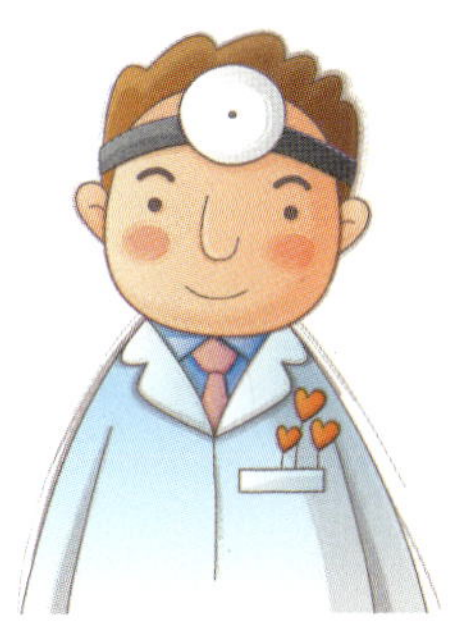

8-1 면역의 구성과 기능

감기에 걸리면 '식사를 잘하고 푹 쉬세요'라고 합니다. 감기의 증상 대부분은 **바이러스에 의한 것**이지만 인플루엔자 감염증 이외에는 대증요법이 이루어집니다. 여기에서는 체내에 침입한 바이러스 등의 이물질이 처리되는 구조(면역의 구조)에 대해 설명합니다.

면역의 구조

이물질을 제거하는 면역의 중심이 되는 것은 백혈구로 단핵구(대식세포, 수상세포), 과립구(호산구, 호중구, 호염기구), 림프구(NK세포, T세포, B세포)로 구성됩니다(**그림 1**).

이물질을 공격하는 면역체계(이미지)는 **그림 2**와 같습니다.

면역에는 크게 **자연면역(natural immunity)**과 **획득면역(acquired immunity)** 두 가지가 있습니다.

- **자연면역** : 대식세포, 수상세포, 호중구, NK세포 등의 세포가 이물질의 종류 등과 상관없이 빠른 시기에 이물질을 포착해 공격하는 구조(비특이적이라고 합니다.)
- **획득면역** : 헬퍼 T세포가 대식세포나 수상세포로부터 이물질의 정보를 얻어 표적을 정해 공격하는 구조(특이적이라고 합니다.)

세포성 면역과 체액성 면역

자연면역과 획득면역의 구조에서는 림프구와 대식세포의 작용이 중요합니다. 세포의 분류에 따라 다음과 같이 나눌 수 있습니다.

세포성 면역 : **헬퍼 T세포**, **세포독성 T세포**, 대식세포, NK세포 등이 관련된다.

체액성 면역 : **B세포**, **헬퍼 T세포** 등이 관련된다.

자가면역 질환과 약물

이물질의 침입에 대해 면역 기능이 작용하지만 자신의 세포나 체내에서 생성한 물질을 이물질로 판단해 공격을 가하는 질환이 있습니다. 이를 **자가면역 질환**이라고 합니다(자세한 사항은 **8-6장**에서 설명합니다).

치료로서 자연면역이나 획득면역은 정보전달물질을 억제함으로써 면역 기능을 막습니다(이물질이 들어왔다라고 연락할 수 없는 상태로 만듭니다).

면역 기능을 억제하면 이물질(항원)에 공격받기 쉬운 상태가 되므로 이물질에 노출되지 않도록 예방하는 것도 중요합니다.

또한, 장기이식으로 인한 거부반응을 억제하기 위해 면역을 억제하는 약물이 사용됩니다.

그림 1 혈액 성분과 그 명칭

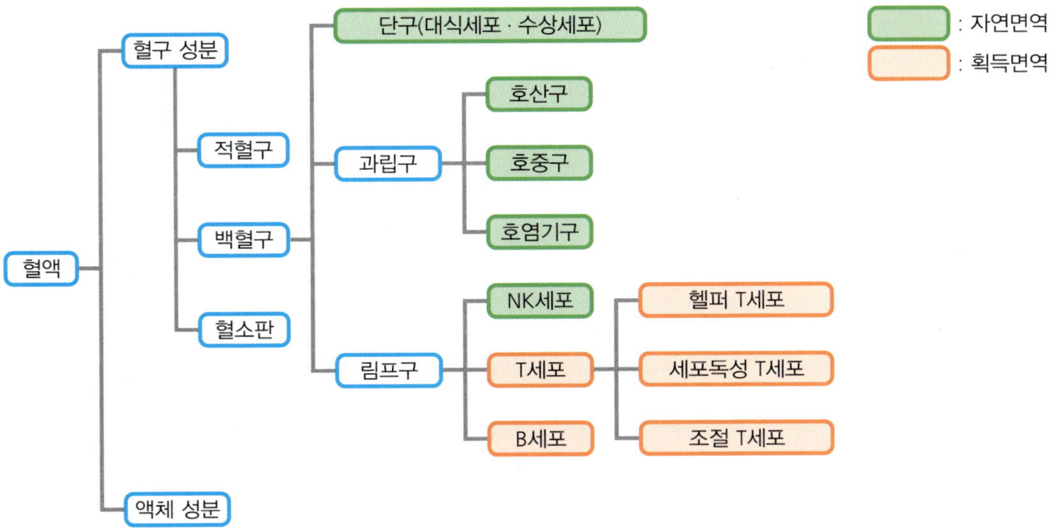

그림 2 이물질을 공격하는 면역의 구조(이미지)

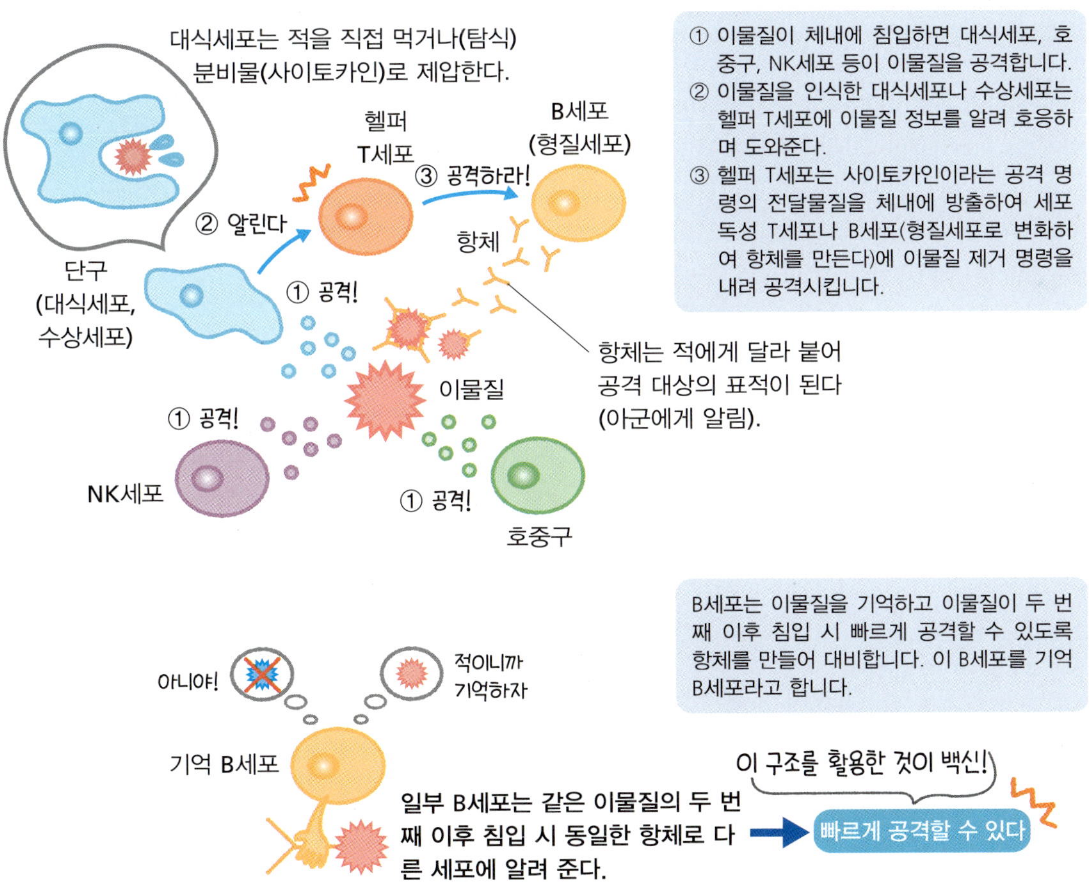

8-2 면역 기능을 높이는 약물과 예방접종

면역 기능을 높이는 약물

획득면역은 **수동면역**과 **능동면역**으로 나뉩니다(**표 1**).

- **수동면역** : 이물질(항원)을 공격하는 항체를 몸 밖에서 보충함으로써 자신의 면역 작용을 발휘시킵니다. 효과는 빠르게 나타나지만 오래 가지 않는다는 특징이 있습니다(예 : 주사바늘 찔림 사고나 가와사키병의 글로불린 투여 등).
- **능동면역** : 이물질(항원)로서의 작용을 감약한 것을 투여하여 자신의 면역 기능을 활용하여 항체를 자신의 면역세포로 만들 수 있도록 합니다. 면역 작용은 곧바로 나타나지는 않지만 항체가 생성되기 시작하면 효과가 나타나 장기간 면역 기능이 유지됩니다(**그림 1**)(예 : 백신 등).

예방접종

능동백신의 예가 예방접종에 사용되는 백신입니다. 예방접종은 병원체의 감염을 예방하고 가벼운 증상으로 끝나도록 접종하는 것입니다.

백신은 감염의 원인이 되는 병원체(바이러스나 세균 등)로부터 만들어지며 성분의 차이로 크게 세 가지로 나뉩니다. 각각의 특징을 정리하면 다음과 같습니다.

- **생백신** : 병원체에서 독성을 제거한 후 병원체를 백신으로 만든 것.
- **불활성화 백신** : 병원체를 살균하고 죽은 병원체를 백신으로 만든 것.
- **톡소이드 백신** : 병원체의 독소만을 추출하여 독성을 없애고 백신으로 만든 것.

생백신은 적은 접종 횟수로 효과가 유지되지만, 불활성화 백신은 반복 접종으로 효과를 지속시켜야 합니다(**그림 2**).

백신의 접종 간격은 2020년 10월부터 변경되었습니다. 생백신 접종 후 다시 접종할 경우, 27일 이상 간격을 둬야 하지만 그 외에는 제한이 없어져 관리가 쉬워집니다(**그림 3**).

정기접종과 임의접종

예방접종에는 법률에 의거해 시구읍면이 주체가 되어 실시하는 **정기접종**과 희망자가 각자 받는 **임의접종**이 있습니다. 접종 비용은 정기접종이 공비(일부에 자기부담 있음)로, 임의접종이 자기부담으로 합니다. 몇 가지 사례를 소개합니다.

[정기접종 예] 백신명(예방할 수 있는 질환)

BCG(결핵), MMR 백신(홍역/볼거리/풍진), 수두 백신(수두), 일본뇌염 백신(일본뇌염), HPV 백신[인유두종 바이러스](자궁경부암), Hib 백신(세균성 수막염 등), 폐렴구균 백신(세균성 수막염/폐렴 등), B형 간염 백신(B형 간염). 로타바이러스 백신(감염성 위장염)

[임의접종 예] 백신명(예방할 수 있는 질환)

볼거리 백신(유행성 이하선염), 인플루엔자 백신(인플루엔자)

(＿＿ : 주사 생백신, ＿＿ : 경구 생백신, ～～ : 주사불활성화 백신)

표 1 수동면역과 능동면역의 차이 (핵심 POINT)

	특징	효과	응용 예
수동면역	효과가 바로 나타남	오래 유지 안됨	감염증이나 가와사키병의 글로불린 요법
능동면역	효과가 나타나려면 시간이 필요	오래 유지됨	감염 예방 백신

그림 1 수동면역과 능동면역의 효과 기간 (핵심 POINT)

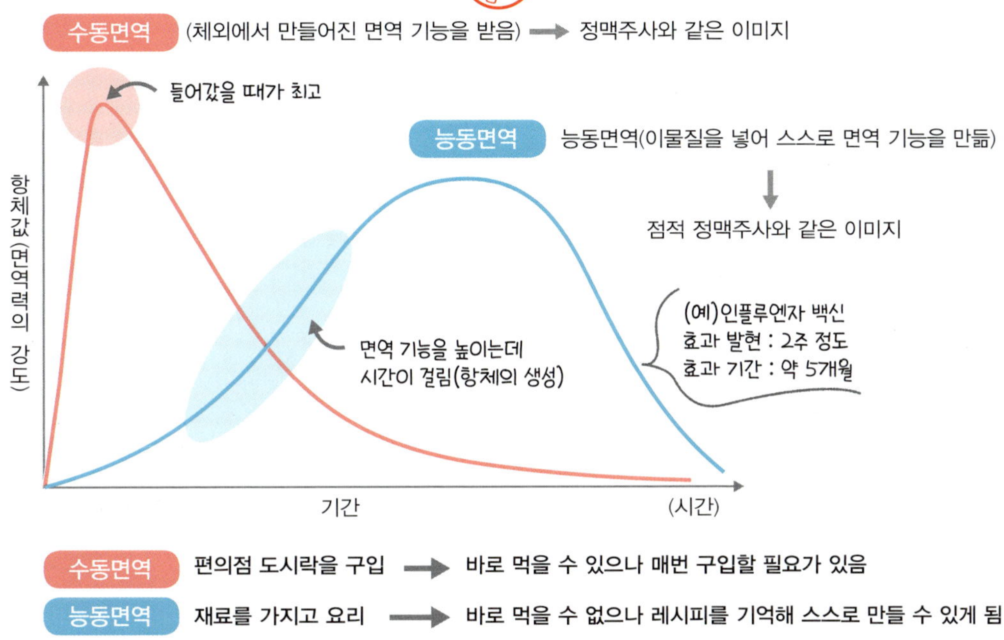

그림 2 생백신과 불활성화 백신의 접종과 효과발현

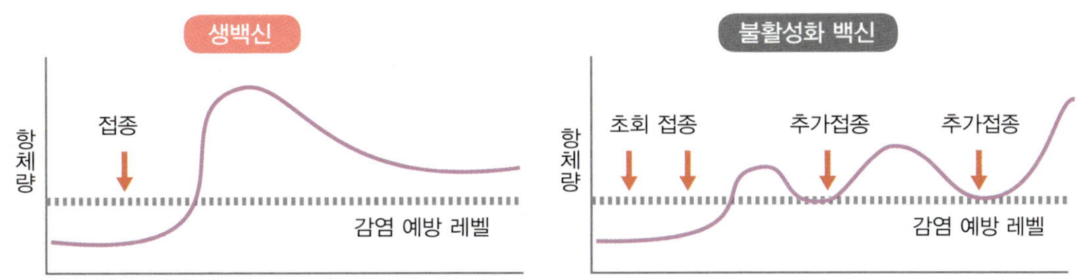

생백신은 횟수가 **적어도** 항체량이 **늘지만**, 불활성화 백신은 **여러 번 접종**하지 않으면 항체량이 **늘지 않습니다**.

그림 3 접종 간격 (의료안전)

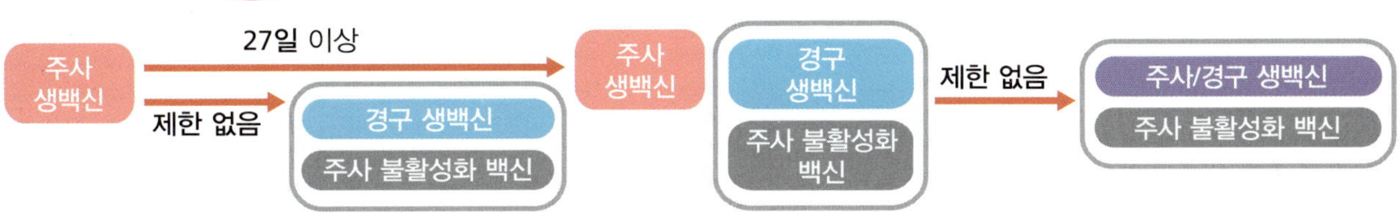

* 특히 의사가 인정한 경우, 동시 접종을 할 수 있다. 예) 4종 혼합 백신(디프테리아, 백일해, 파상풍, 폴리오)

* 소아폐렴구균이나 로타 백신 등 동일 백신을 여러 번 접종하는 경우의 접종 간격은 첨부문서에 따름.

8-3 알레르기의 분류와 항체

알레르기는 간단히 설명하면 과도한 면역반응을 말합니다. 반응에는 주로 항체(면역글로불린)가 관련되어 있습니다. 여기에서는 알레르기의 개요와 항체에 대해 설명하겠습니다.

알레르기의 분류

알레르기는 네 가지 유형으로 분류되는데, 우리에게 익숙한 **꽃가루 알레르기는 1형 알레르기**입니다.

꽃가루 알레르기는 코나 목에 꽃가루가 이물질(항원)로 침입했을 때 재채기나 콧물, 기침이 생기는 등 이물질을 제거하기 위한 반응이 일어납니다.

1형~3형은 주로 백혈구 속의 **B세포**(형질세포로 변화해 항체를 만듭니다), 4형은 **T세포**가 관여합니다(**표 1**). 자세한 내용은 part **8-4장**에서 설명합니다.

항체(면역글로불린)

이물질(항원)에 대해 항체(항원을 제거하기 위한 단백질)가 만들어지는데, 이러한 항체는 구조의 차이에 따라 IgG, IgM, IgE, IgA, IgD의 5가지 면역글로불린(Y자형)으로 분류됩니다. 혈중에 포함된 항체의 비율은 **그림 1**과 같고, 각각의 특징은 다음과 같습니다.

IgG : 혈중에 **가장 많이 포함된** 항체. 세균이나 독소에 결합하기 쉽다.

IgM : 5가지 항체가 결합한 상태로 작용. 가장 큰 크기(분자량)의 항체로 감염 초기에 많다.

IgE : 1형 알레르기와 관련된 항체.

IgA : 2가지의 항체가 결합한 상태로 작용. 모유로 이행하기 때문에 모유를 먹는 아기의 면역 기능 유지에 도움이 되며 점막이나 장관에 많다.

IgD : 항체 생성을 돕는 작용이 있다.

항체량 변화

태아기부터 10세 전후까지의 사이에 항체량이 변화합니다(**그림 2**). IgG 항체는 태반을 통과할 수 있어 출생 후 당분간은 모체로부터 받은 항체를 사용하지만 후에 스스로 생성할 수 있게 됩니다.

표 1 알레르기의 분류 (핵심 POINT)

	관련 세포	항체	대표적 전달물질	대표적 질환 · 적용 예
1형	B세포	IgE	히스타민	아나필락시스, 알레르기성 비염, 결막염, 기관지천식, 두드러기
2형		IgG · IgM	보체*	특발성 혈소판 감소성 자반증(ITP), 중증근무력증
3형		IgG · IgM	보체*	혈청증, 전신홍반루푸스(SLE)
4형	T세포		인터루킨	접촉성 피부염, 이식거부반응, 투베르쿨린반응

* 보체(complement)란 면역반응을 매개하는 혈액 내 단백질의 한 군으로, 동물의 혈액 내에 포함됩니다. 항체가 체내에 침입해온 세균 등의 이물질에 결합하면 보체는 항체에 의해 활성화되어 세균의 세포막을 부수는 등 생체방어에 작용합니다.

그림 1 혈액 내 포함되는 항체의 비율

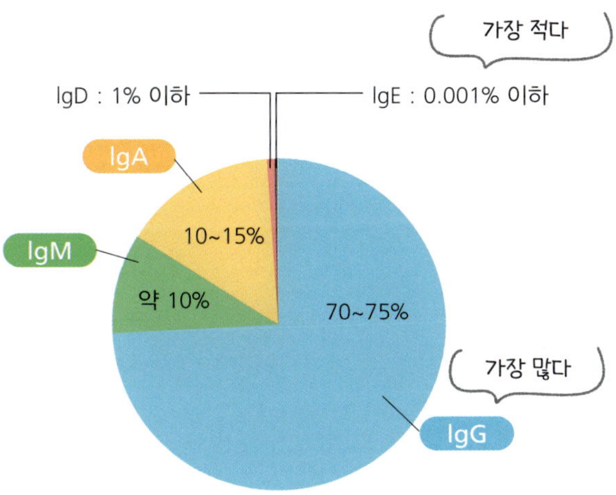

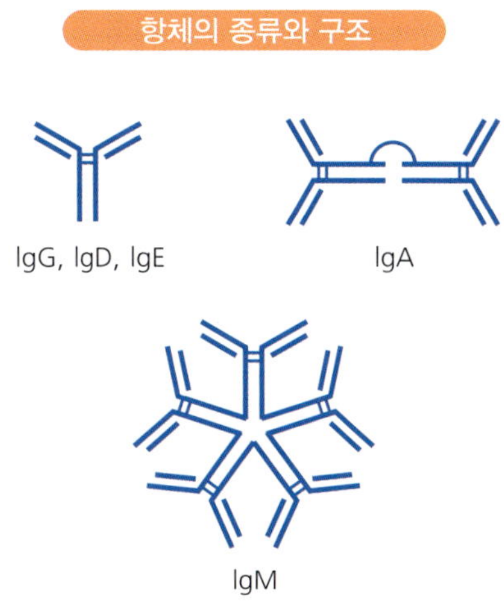

그림 2 출생 전후의 항체량 변화 (핵심 POINT)

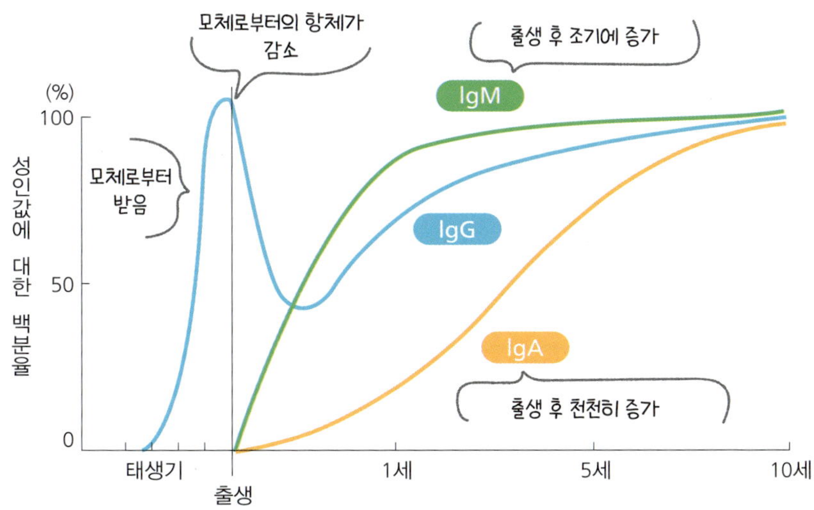

8-4 알레르기의 질환과 치료

8-3장에서 알레르기 분류에 대해 설명했습니다. 특히, 1형 알레르기는 중요합니다. 여기에서는 질환이나 치료에 대해 설명합니다.

1형 알레르기

관여하는 면역글로불린(immunoglobulin)은 **IgE**로 **즉시형 알레르기**라고도 불립니다. 피부반응(skin reaction)은 **15~30분**에 최대에 달하며 발적/팽진을 특징으로 하는 피부반응을 나타냅니다.

알레르기의 전달물질 중 하나인 **히스타민**은 **비만세포**에 저장되어 있으며, 이물질(항원)과 IgE의 자극으로 인해 전신으로 방출됩니다(**그림 1**). 히스타민은 기관지의 수축이나 혈관 확장을 초래하고, 기관지천식이나 알레르기성 비염을 일으킵니다. 치료는 항원에 노출되지 않는 것이 중요합니다(예를 들어 마스크를 쓰고, 가능한 한 항원의 침입을 막습니다). 그러나 완전히 억제하는 것은 어려우므로 비만세포에서 히스타민 등이 방출되지 않도록 하기 위해 예방 약물의 복용이나 히스타민의 작용을 억제하는 약물을 사용합니다.

히스타민의 수용체는 2종류가 있으며, **히스타민 H_1** 수용체에 대한 자극은 꽃가루 알레르기 시의 기침이나 재채기, 콧물 등의 **알레르기 증상을 일으키고**, **히스타민 H_2** 수용체에 대한 자극은 **위산의 분비**와 관련이 있습니다. 일반적으로 항알레르기제는 히스타민 H_1 수용체 차단제를 가리킵니다(**표 1**).

2형 알레르기

관여하는 면역글로불린은 IgG · IgM으로 세포장애형이라고 불립니다. 자기 세포에 대한 항체가 만들어져 세포의 기능이 저하하는 알레르기입니다. 또한, 같은 구조로 세포의 기능이 과도하게 작용하여 몸을 악화시키는 질환으로 갑상선 기능항진증(Graves병)이 있고, 항TSH수용체 항체(TSH와 같이 갑상선을 자극하는 물질)가 많이 만들어져서 갑상선 호르몬이 증가합니다.

3형 알레르기

관여하는 면역글로불린은 IgG · IgM으로 혈액 등의 체액에 포함되는 항원과 결합된 면역복합체에 의해 조직상해를 초래합니다. 대표적인 질환의 예로서 유전적인 요인의 관여가 큰 **전신홍반루푸스**(SLE, **그림 2**)가 있으며 얼굴에 **나비형 홍반**, 손발에 레이노 현상, 신장의 루프스 신장염 등의 증상이 나타납니다. 치료에는 염증을 억제하는 스테로이드제나 면역 억제제가 사용됩니다.

4형 알레르기

지연형 알레르기라고 불립니다. 항원에 반응하는 **T세포**와 항원과의 반응으로 T세포로부터 전달물질이 방출돼 세포장애를 일으킵니다. 투베르쿨린(tuberculin)의 피부반응은 항원 피내주사 **24~72시간 후**에 홍반 · 경결을 특징으로 하는 염증반응을 나타냅니다.

그림 1 1형 알레르기의 구조

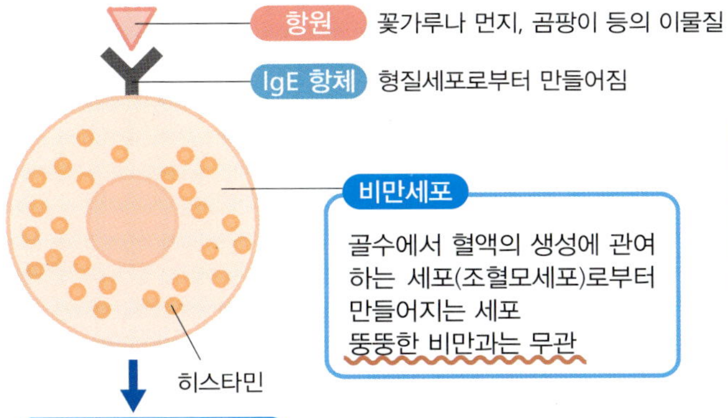

히스타민 등을 방출

혈관을 넓히는 작용에 의해 붓기가 발생하고 또한, 혈액 내의 적색(헤모글로빈)이 두드러지므로 피부가 붉게 보입니다.

히스타민 수용체의 기능

차단하는 수용체	특징
히스타민 H_1	기침, 재채기, 콧물 등의 알레르기 증상을 억제하지만 졸음을 동반 히스타민은 뇌의 활성화에 관여하기 때문에 히스타민을 억제하면 부작용으로 졸음이 발생
히스타민 H_2	위산 분비를 억제

표 1 히스타민 H_1 수용체 차단제

부작용인 졸음이나 항콜린 작용이 강한 것을 제1세대, 약한 것을 제2세대로 분류합니다.

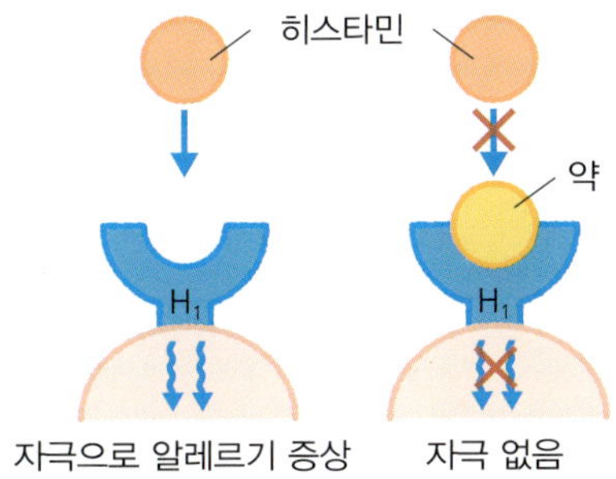

분류	대표적인 약물
제1세대	diphenhydramine, chlorpheniramine, cyproheptadine
제2세대	fexofenadine, epinastine, ebastine, levocetirizine

그림 2 전신홍반루푸스(SLE)

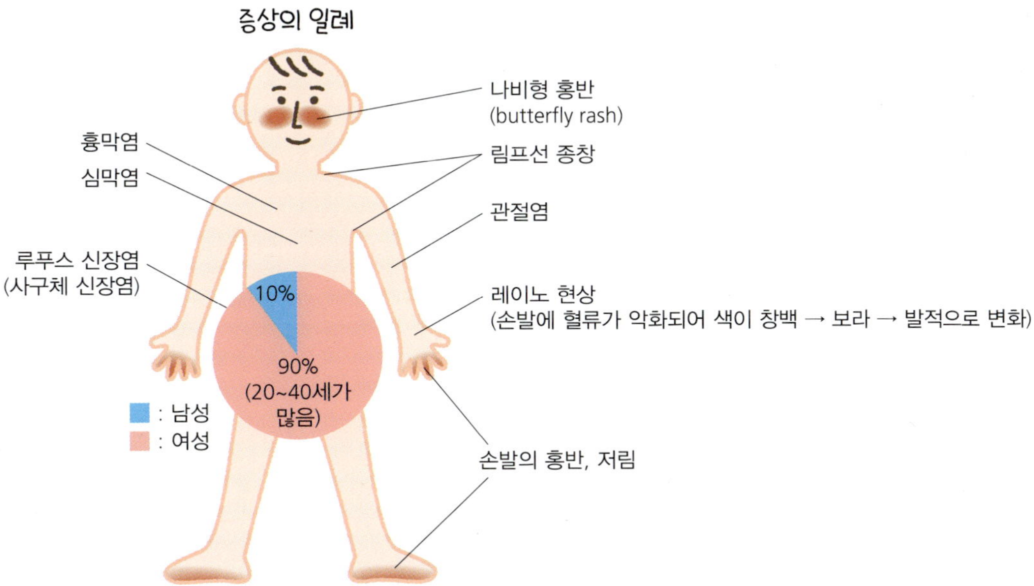

전신홍반루푸스(SLE) 환자는 여성이 많다.

8-5 염증과 항염증제

염증의 구조와 약물의 작용

상처를 입었을 때나 바이러스/세균 등에 감염되었을 때 염증이 발생합니다. 염증은 부기나 발열을 수반하는데 그 구조는 그림 1과 같습니다.

염증과 관련된 물질에는 프로스타글란딘, 류코트라이엔, 히스타민, 브라디키닌(염증이 났을 때 증가하는 발통물질) 등이 있으며, 특히 **프로스타글란딘(prostaglandin)**은 중요한 물질입니다. 프로스타글란딘류의 증가는 브라디키닌(bradykinin, 발통물질)을 증가시키고, 통증을 느끼는 최소한의 자극 크기를 낮춥니다. 이들의 상승효과로 인해 통증을 느낍니다(그림 2). 현재 통증과 관련된 브라디키닌을 직접 억제하는 약물은 없으며, 염증으로 인한 통증을 억제하기 위해 프로스타글란딘의 생성을 억제하는 약물을 사용합니다.

프로스타글란딘의 생성과 작용

프로스타글란딘은 염증에 관련된 물질이지만 비염증 시는 위점막 보호(PGE_2), 신장의 보호(PGE_2, PGI_2) 등 몸의 기능을 유지하는 작용이 있습니다. 프로스타글란딘의 생성에 관여하는 사이클로옥시게나아제(COX)라는 효소는 2종류가 있으며 비염증 시는 COX1, 염증 시는 COX2가 작용합니다.

항염증제와 부작용

염증의 억제에는 사이클로옥시게나아제(cyclooxygenase)의 작용을 억제하는 **비스테로이드성 항염증제(NSAIDs)**(표 1)나 염증의 발생점에 가까운 포스포리파아제(phospholipase)의 작용을 억제하는 **스테로이드**가 사용됩니다. 비스테로이드성 항염증제(NSAIDs)는 사이클로옥시게나아제(COX1과 COX2 모두)를 억제하므로 **위점막장애**, **신장장애**에 주의해야 합니다(표 2). 부작용 경감을 위해 COX2만을 억제하는 약물도 있습니다.

스테로이드는 염증의 기점에 가까운 포스포리파아제의 작용을 억제하기 위해 **강하게 작용합니다**. 염증 질환인 **아나필락시스**(조영제나 항균제 투여 시의 약물 알레르기 등) · **기관지천식** · **악성종양** · **교원병**(류마티스성 질환/SLE) 등에 사용됩니다.

[스테로이드의 부작용]

핵심 POINT

감염증의 유발/악화, 소화성 궤양, 당뇨병의 유발/악화, 월상안, 소화관 출혈, 부신부전, 동맥경화 촉진, 정신장애(정신변조, 우울증), 골다공증

아세트아미노펜(acetaminophen)은 그 작용 구조가 확실히 알려지지 않았지만 중추(뇌 등)에 작용해 열을 내리고, 통증을 억제하고 있다고 여겨집니다. 해열뿐만 아니라 암의 통증에도 사용됩니다. 부작용이 잘 일어나지 않고, **소아나 임산부 등의 발열 · 진통 시**에도 사용됩니다.

그림 1 염증의 구조

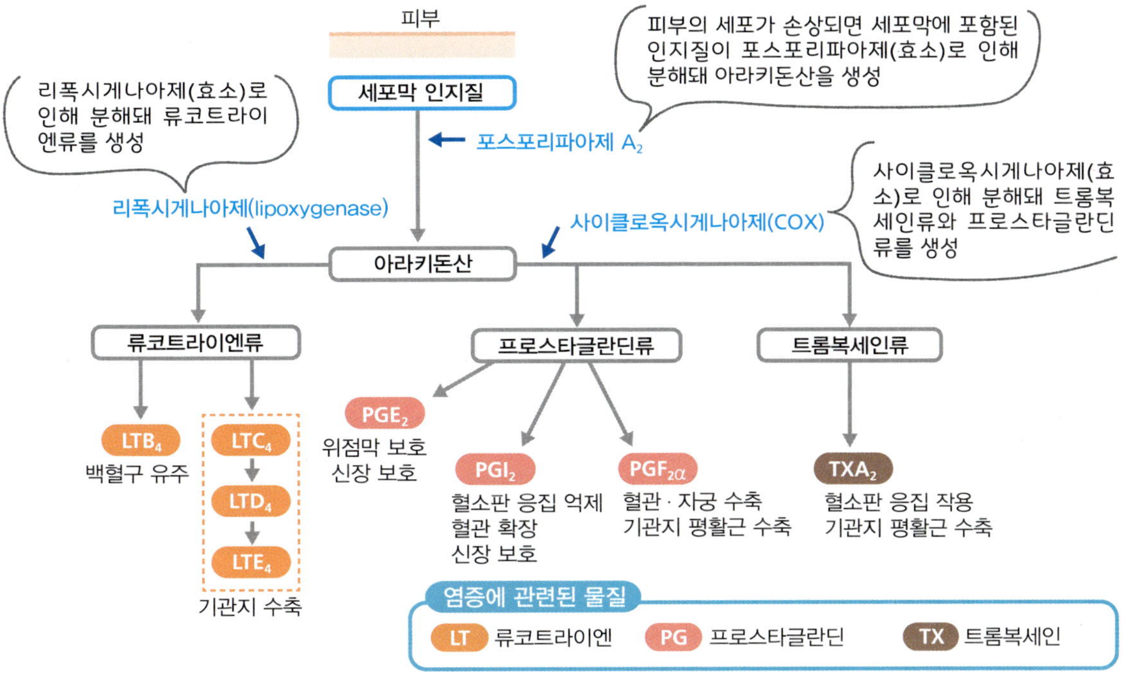

그림 2 통증을 느끼는 구조

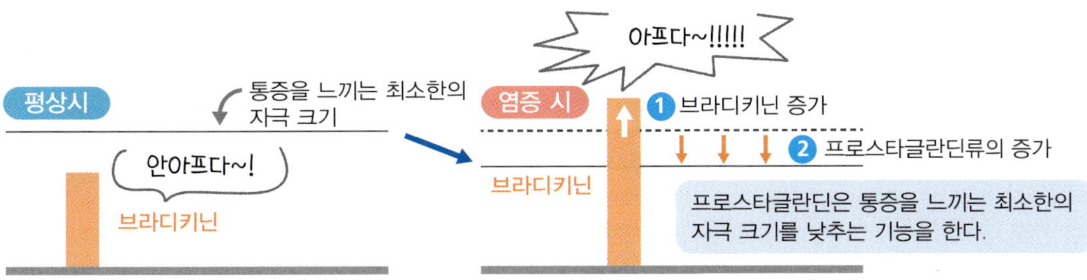

표 1 비스테로이드성 항염증제(NSAIDs)의 종류와 특징 (핵심 POINT)

약제명	특징
아스피린	염증을 억제하는 작용 및 혈소판 응집 억제 작용('피가 잘 흐른다'라는 표현이 자주 사용됨)이 있음. 소량으로는 PGI_2의 생성을 거의 억제하지 않으며, 트롬복세인의 작용을 억제
인도메타신	염증을 억제하는 작용이 강함
디클로페낙	염증을 억제하는 작용이 강함. 위장장애가 발생하기 쉬움
록소프로펜	약사가 있는 약국에서도 구매 가능

표 2 비스테로이드성 항염증제(NSAIDs)의 부작용과 그 원인 (핵심 POINT)

부작용	원인[그림 1 참조]
아스피린 천식 (천식 유발)	사이클로옥시게나아제를 억제함으로써 류코트라이엔의 발생을 유발하고, 기관지의 수축을 초래. 대표적인 비스테로이드성 항염증제인 아스피린의 이름을 인용
위점막장애	PGE_2의 위점막 혈류를 유지하는 작용을 감소시켜 위/십이지장궤양을 유발
신장장애	신장의 혈류 유지 작용(PGE_2나 PGI_2 등의 작용)을 감소시켜 신장의 기능장애를 유발

그 밖에 인플루엔자 바이러스 감염 시에 아스피린 등을 복용하는 경우, 라이증후군(뇌장애 유발)을 일으킬 수 있으므로 사용을 삼가합니다(아세트아미노펜을 사용합니다).

8-6 자가면역 질환

- 교원병(류마티스성 질환, SLE), 염증성 장질환

자가면역 질환(autoimmune disease)은 자기를 비자기(외적)로 인식하고 면역기전이 작용하며, 자기를 공격하는 것으로 염증을 일으키는 질환입니다. 여기서는 대표적인 류마티스성 질환 및 염증성 장질환(IBD, 궤양성 대장염/크론병)에 대해 설명하겠습니다.

교원병(류마티스성 질환, SLE)

류마티스 관절염이 대표적인 질환으로 **관절의 염증이나 변형**, **아침에 경직**(손발의 관절이 딱딱해진 느낌이 들어 움직이기 어려운 상태가 됩니다)을 증상으로 들 수 있습니다. 류마티스 관절염의 치료에 사용되는 약물을 **표 1**에 정리했습니다.

치료는 류마티스 관절염의 원인이 되는 인자의 억제나 염증으로 인한 통증 완화를 위해 비스테로이드성 진통제, 염증 억제를 위해 스테로이드제 투여 등을 합니다. 또한, 염증의 발생에 관계되는 전달물질(TNF-α 등)의 작용을 억제하기 위해 생물학적 제제를 이용합니다.

기타 전신홍반루푸스(SLE)(**8-4장** 참조)나 경피증, 피부근염, 혈관염 등도 있습니다.

염증성 장질환(IBD) - 궤양성 대장염과 크론병

대장의 점막(가장 안쪽 층)에 미란이나 궤양이 생기는 대장의 염증성 질환입니다. 증상은 하혈(혈액이 포함된 변이 나오는 것)을 수반하거나 또는 수반하지 않는 **삼출성 설사**(**그림 1**)를 일으켜 복통이 심해지기도 합니다.

궤양성 대장염은 대장이 주체가 됩니다. 크론병의 경우는 구강으로부터 항문에 이르기까지 소화관의 어느 부위에서도 염증이나 궤양(점막이 찢어지는 것)이 생길 수 있지만 소장과 대장을 중심으로 하여 특히, 소장 말단부에 생기기 쉬운 특징이 있습니다. 내복약이나 생물학적 제제가 치료에 이용됩니다.

생물학적 제제와 JAK 억제제

분자표적제로서 최근 생물학적 제제가 사용되고 있으며, 구체적으로는 류마티스 관절염이나 크론병 등에 사용되고 있습니다. 염증을 억제하는 목적으로 면역억제제, 비스테로이드성 항염증제(NSAIDs), 스테로이드 등의 내복약이 사용되어 왔으나 난치의 경우, 류마티스 관절염이나 크론병을 일으키는 물질(TNF-α)의 과잉생성이 판명되어 이를 억제하는 약물(항TNF-α제 : infliximab 등)이나 염증을 일으키는 세포 내 전달에 관련되는 효소(JAK : 야누스키나아제)를 억제하는 약물(JAK 억제제 : tofacitinib 등)이 등장했습니다(**그림 2**).

[항TNF-α제의 주요 부작용]

- 주입 반응 : 증상으로 혈압 저하, 발열, 두통 등.
- 감염증 : 기회감염을 유발하기 쉬워짐.

[JAK 억제제의 주요 부작용]

- 감염증이나 대상포진 : 기회감염이나 물집의 발병.

표 1 류마티스 관절염의 치료에 사용되는 약물과 특징

약제명	특징	대표적인 약물
항류마티스제(DMARDs)	효과가 나타나기까지 시간이 필요한 지효성 약제	sulfasalazine
비스테로이드성 진통제	염증을 억제. 부작용으로 위점막장애나 신장장애 등이 있음	diclofenac, indomethacin
스테로이드제	염증을 강하게 억제. 부작용으로 고혈당이나 감염되기 쉬워지는 등 주의가 필요	prednisolon
면역억제제	항암제이나 면역억제 작용도 강한 특징이 있음	methotrexate(MTX)
생물학적 제제	투여 시 아나필락시스나 기회감염에 주의가 필요	infliximab
JAK 억제제	기회감염 외에 대상포진을 일으키기 쉬움	xeljanz

핵심 POINT 면역 억제제, 생물학적제제, JAK 억제제는 면역 저하로 인한 기회감염증(간질성 폐렴 등)에 주의가 필요하다.

그림 1 삼출성 설사 핵심 POINT

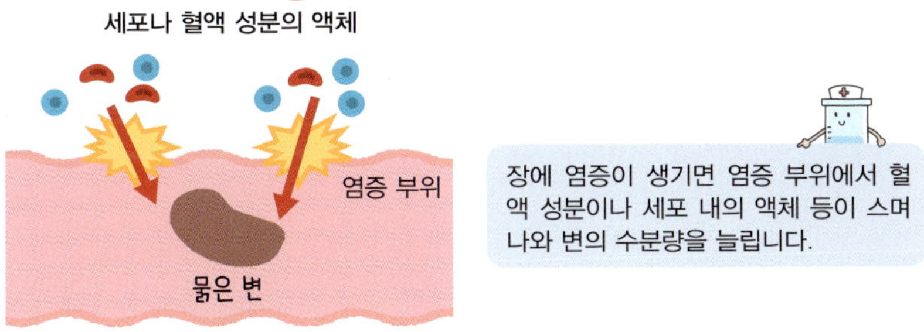

그림 2 TNF-α와 JAK의 특징 및 치료제

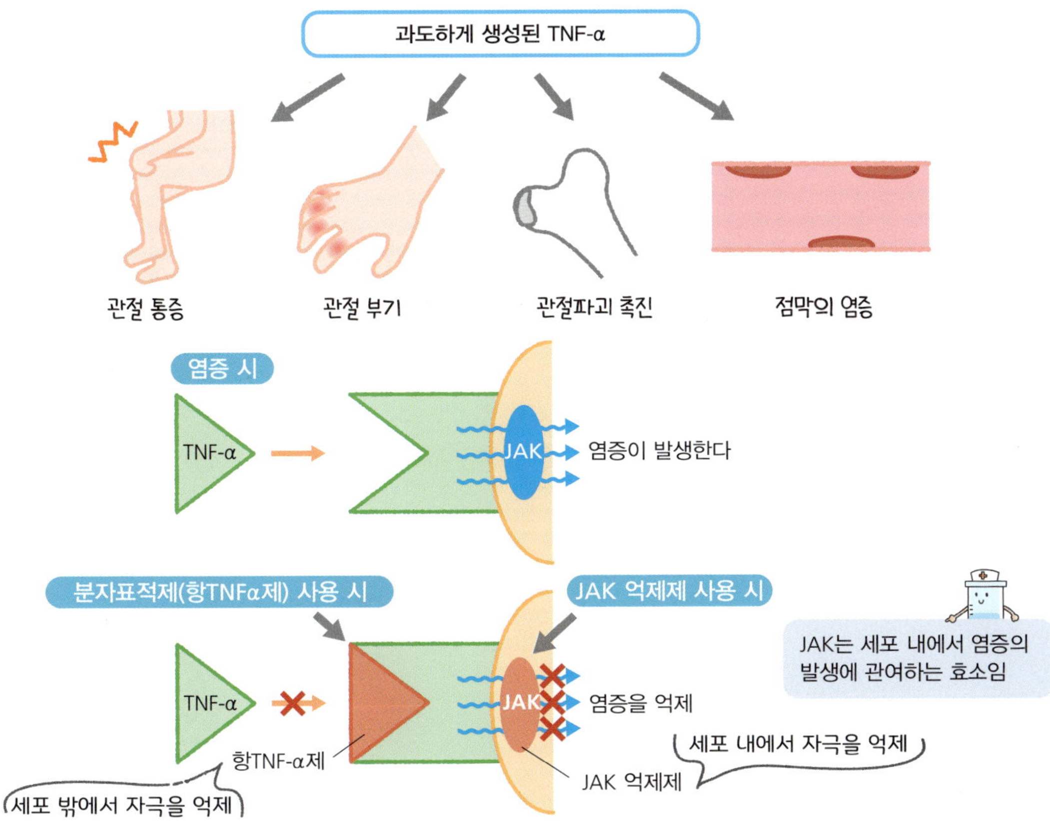

제8장 마무리 문제

다음 문제에 대한 설명이 올바른지 O, ×로 답하라.

① 수동면역의 예 중 하나로 예방접종을 들 수 있다.

② 꽃가루 알레르기는 4형 알레르기에 속한다.

③ 1형 알레르기에는 IgE 항체가 관여한다.

④ 혈액 내에 가장 많이 포함된 항체는 IgE이다.

⑤ 전신홍반루푸스(SLE) 치료에 스테로이드가 사용된다.

⑥ 염증 관련 물질로 프로스타글란딘을 들 수 있다.

⑦ 비스테로이드성 항염증제(NSAIDs)는 리폭시게나아제(효소)를 저해한다.

⑧ 스테로이드 부작용으로 저혈당이 있다.

⑨ 비스테로이드성 항염증제(NSAIDs)의 부작용으로 소화기장애가 있다.

⑩ 자가면역 질환 치료에 스테로이드제가 사용된다.

제9장

암(악성 신생물)과 치료

암환자는 해마다 증가하여 암으로 사망하는 사람이 가장 많은 것이 현실입니다. 암은 위나 대장, 폐 등에 발생하기 쉽고, 생명을 위협하는 질환입니다. 암의 발생 원인은 다양하고, 유전적인 요인과 더불어 흡연이나 식사 등의 생활습관도 관련성이 높다고 알려져 있습니다.

또한, 많은 경우에서 암의 발생으로 인해 통증이 발생하는 발생 부위나 정도에 따라 개인차가 있습니다. 암의 통증에는 특징이 있고, 그 특징에 따라 약물을 사용합니다. 통상적으로 발열이나 통증 시에 투여하는 약물로 의료용 마약의 종류와 특징에 대해 설명합니다. 특히 의료용 마약은 효과가 강하며, 부작용도 있어 투여하는 데 충분한 지식을 갖추고 있어야 합니다.

본 장에서는 암의 발생과 검사 구조, 치료에 사용되는 약물과 부작용, 그에 따른 대처방법에 대해 배워보겠습니다.

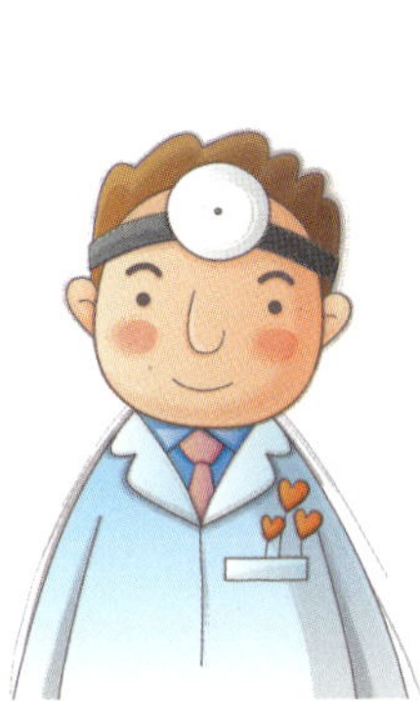

9-1 암(악성 신생물)

국내 **사망원인 1위는 암(악성 신생물)**입니다. 따라서, 암과 관련해 많은 연구가 이뤄지고 있습니다. 여기에서는 암의 발생, 증식, 구별법의 개요에 대해 설명합니다.

암이 발생하는 구조와 특징

우리의 몸은 많은 세포로 이뤄집니다. 식사로 섭취한 당질, 단백질, 지질이 분해효소 작용으로 분해되어 이를 재료로 하는 유전자 정보에 근거하여 몸이 만들어지고 있습니다(**그림 1**). 보통은 이 유전자 정보가 올바르게 사용되지만, 흡연이나 자외선 등 다양한 외적 원인으로 인해 유전자가 손상(잘못된 정보가 됨)을 받을 수 있습니다. 이때 이 오류를 올바른 정보로 되돌리는 '**암억제유전자(tumor inhibitory gene)**'의 작용으로 복원되는 기능이 있습니다. 이 복원 기능으로 정상적인 세포가 계속 만들어집니다. 그러나, 다양한 요인으로 인해 암 억제유전자가 충분히 기능하지 못하면 세포가 암화됩니다. 암화된 세포는 계속 증식하여 우리 몸의 기능에 악영향[(**악액질(cachexia) : 식욕부진이나 체중 감소**)]을 미칩니다. 또한, 암(종양)의 종류에는 '양성'과 '음성'이 있으며 특징은 **표 1**과 같습니다.

세포 분열의 구조

중학교 과학 시간이나 고등학교 생물 시간에 배운 세포주기의 구조를 조금 복습합니다(**그림 2**).

정상적인 세포도, 암화된 세포도 이 주기와 같이 증식합니다. 암화된 세포의 세포주기 일부를 정지시키면 세포의 증식을 막을 수 있습니다.

크게 두 가지 유형의 증식 방법이 있습니다.

- **세포주기 특이성** : 세포주기의 일부분이 암화의 중요한 타이밍이 되는 것
- **세포주기 비특이성** : 특정한 주기에 관계없이 암화가 발생하는 것

항암제에는 세포주기의 일부 또는 전부를 정지시키는 것이 있는데 암세포뿐만 아니라 정상세포의 증식도 멈추게 해서 부작용이 발생합니다. 이 부작용은 신체의 세포 중 세포주기가 빠른 기관(**골수**나 **점막세포** 등)에 영향이 나타나기 쉬운 특징이 있습니다.

암의 유무를 판단하는 구조

세포의 암화는 이른 시기에는 자각 증상이 없어 정기적으로 검사하는 것이 중요합니다. 암은 염증 덩어리이므로 염증 수치(CRP 등)의 큰 상승이나 점막이 장애를 받아 변 속에 피가 섞이는 등의 상황에서 이변을 의심합니다. 혈액검사의 **종양표지자**(**그림 3**), **영상검사**(CT나 MRI 검사 등), **내시경검사** 등의 정밀검사를 받는 것으로 암을 조기 발견할 수 있습니다.

그림 1 암이 발생하는 구조

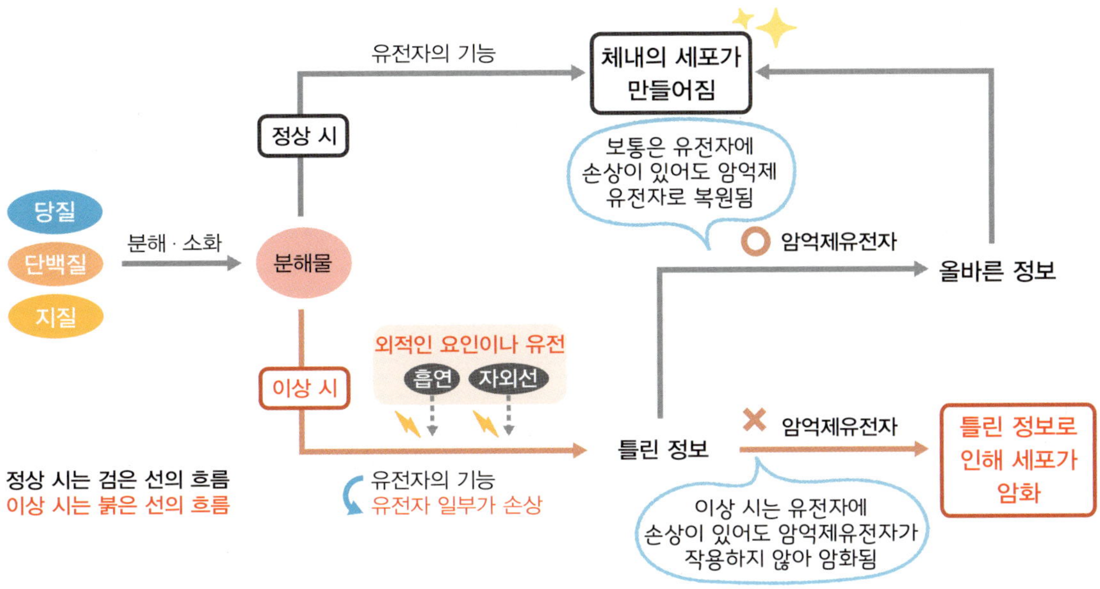

표 1 양성 · 악성 종양의 특징 (핵심 POINT)

	양성	악성
증식 속도	느림	빠름
전이	안됨	됨
재발	거의 없음	있음
악액질	유발 안함	유발함

악액질 : 암세포가 흡수불량증후군을 일으켜 몸이 쇠약해짐

그림 2 세포주기

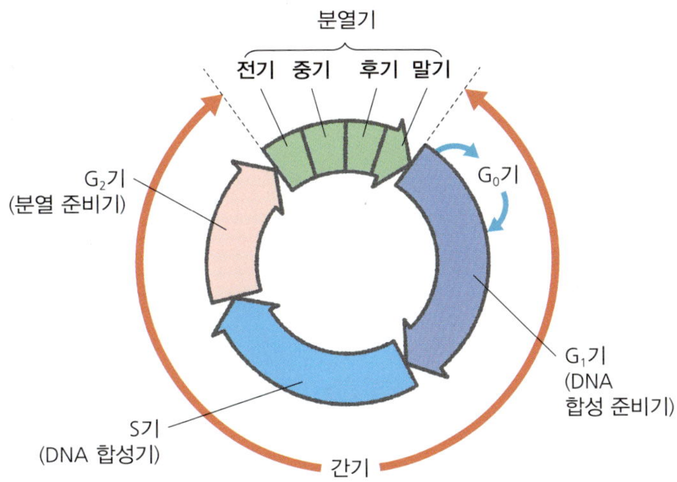

그림 3 대표적인 종양표지자 (핵심 POINT)

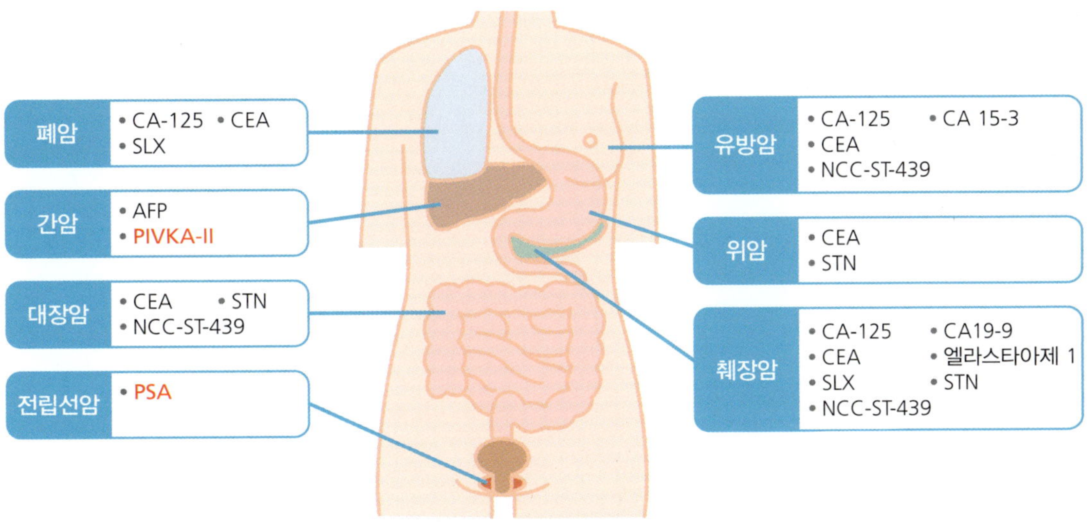

9-2 항암제 총론

암의 치료에는 외과적 치료(수술), 항암제 치료(화학요법이라고 합니다), 방사선 치료, 최근 주목받고 있는 면역요법 등이 있습니다. 여기에서는 항암제 치료의 진행방식에 대해 설명합니다.

항암제 치료와 의료사고

항암제를 잘못 사용하면 중대한 의료사고로 이어집니다. 일본에서 일어난 의료사고 정보를 수집하는 일본의료기능평가기구는 2010년 1월 ~ 2016년 3월 사이에 항암제에 대한 사고가 228건(사망 사례는 20건) 발생했다는 조사 결과를 발표했습니다. 잘못된 약물 치료 등의 사고 방지를 위해 적절한 치료 계획을 세우는 것이 중요합니다.

항암제 치료의 진행 방법과 레지멘

항암제는 1제 단독으로 사용하는 경우는 적으며, 2종 이상의 항암제를 조합해 사용하는 경우(**다제병용요법**)가 많습니다. 사전에 정한 약물의 투여 간격으로 항암제의 투여량과 투여하는 순서를 정한 치료 계획을 **레지멘**이라고 합니다.

항암제의 치료는 레지멘을 사용합니다. 레지멘에서는 치료 효과(치유율이 어느 정도인지, 생존기간이 얼마나 연장되는지 등)에 대한 정보를 얻을 수 있으며 또한 안전하게 치료할 수 있다는 이점이 있습니다.

치료의 결정은 암의 종류나 전이 여부 등 개인차가 크기 때문에 검사를 충분히 실시하여 종합적으로 어떤 레지멘을 사용할 것인지 판단합니다. 이때는 여러 의사나 다직종 간 협의를 통해 치료방침을 결정하는 것(**cancer board**라고 합니다)이 바람직하다고 여겨집니다. 결정된 치료방침을 설명할 때는 환자에게 알기 쉬운 말로 설명하고, 환자의 동의를 얻는 **informed consent(사전동의)**가 중요합니다. 또한, 주치의 이외의 의사에게 치료방침을 상담할 수 있는 제도도 있으며 이를 **second opinion**(제2의 의견)이라고 합니다.

그림 1은 대장암에 사용되는 mFOLFOX6 요법이라는 레지멘을 예로 들어 보여줍니다.

항암제 치료의 주의점

항암제 투여 시에는 고액의 항암제도 있으며(고액 요양비의 부담경감제도 등도 활용) 또 약제의 부작용도 있으므로 환자나 그 가족에게는 충분히 설명할 것이 요구됩니다. 또한, 항암제의 점적은 입원이 아닌 외래에서 실시하는 일이 많습니다. 주의해야 할 사항 및 반복적인 항암제 투여에 이용되는 중심정맥 유치카테터의 구조와 사용 목적에 대해서는 **그림 2**에 나타냅니다.

그림 1 레지멘의 예(mFOLFOX6 요법)

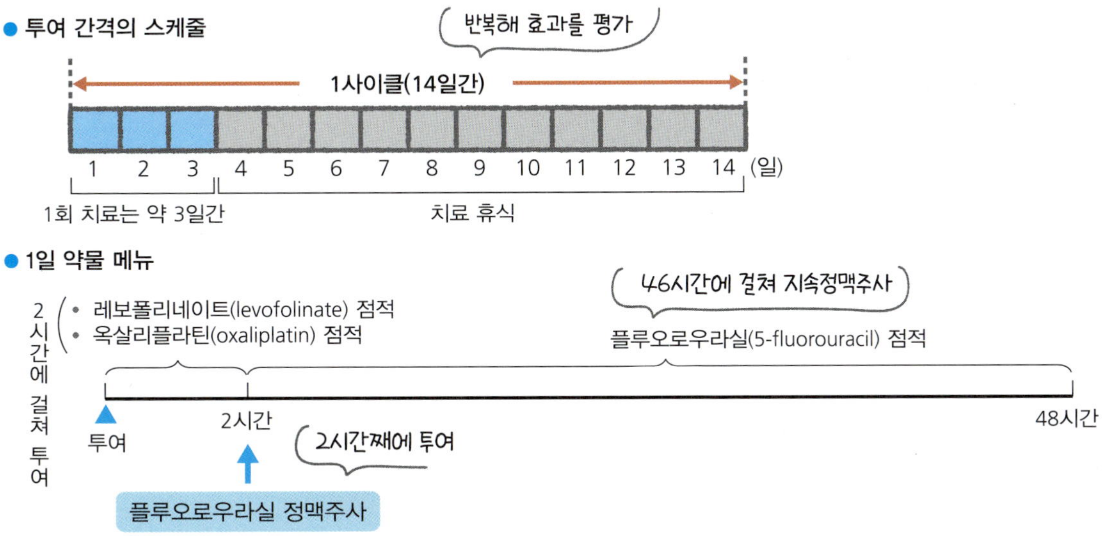

그림 2 항암제 투여 시 주의사항 의료안전 핵심 POINT

팔의 정맥 등의 말초혈관에서 항암제를 투여할 때는 점적 누출이 없는지 확인합니다.
중심정맥에 포트를 작성해 투여할 수도 있습니다.
또한, 상완의 혈관에서 중심정맥에 카테터를 유치하는 PICC도 있습니다.

점적 전에 확인할 것

1. 치료에 대해 환자가 충분히 이해했는가
2. 고액의 항암제가 많으므로 환자가 비용에 대한 설명을 들었는가

점적 중에 확인할 것

1. 아나필락시스 증상(혈압 저하 · 호흡곤란 · 두드러기 등)이 없는가
2. 기분 나쁜 건 없는가
3. 자입부 통증은 없는가
   (통증이 있는 경우, 점적 누출을 의심하여 투여를 멈추고, 주치의에게 확인하여 누출이 있으면 빼낸다)
4. 구토 등의 증상은 없는가

점적 후~다음 점적까지의 사이에 확인할 것

1. 지연성 구토는 없는가
2. 검사값을 보고, 이상은 없는가(특히, 골수억제 · 간기능 · 신장 기능)
3. 식욕은 있는가
4. 소변이 나오는가
5. 항암제 종류에 따른 탈모는 없는가
6. 내복과 주사를 병용하는 경우, 내복이 제대로 되고 있는가
7. 구내염 등의 점막 장애는 없는가
8. 집에 돌아가 부작용이 나타났을 때 대처방법을 이해하고 있는가

※ 부작용 출현의 타이밍은 9-5장 참조

중심정맥 유치카테터의 구조

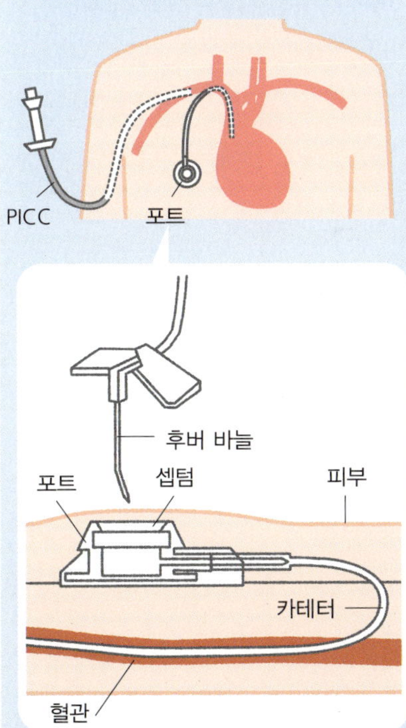

바늘은 자가발침이 가능하며 목욕도 가능

중심정맥 유치카테터를 사용하는 목적

- 항암제의 누출 방지
- 장시간의 반복투여
- 항암제로 인한 정맥염의 방지 등

9-3 항암제 각론과 부작용 1

최근 암세포의 증식에 관한 구조가 밝혀져 새로운 약제가 사용되기 시작했습니다. 여기서는 대표적인 항암제에 대해 설명합니다.

유전자에 작용해 암세포의 증식을 억제하는 약물

① 알킬화제[**사이클로포스파마이드(cyclophosphamide)** 등](그림 1) 핵심 POINT

세포에 포함된 유전자(DNA)는 이중 나선 구조를 하고 있습니다. 1개의 세포가 증식할 때는 나선 구조가 풀려 1개의 끈 모양의 유전자가 2개 생깁니다. 알킬화제(alkylating agents)는 그 이중 나선 구조가 1개로 풀리지 않도록 가교 구조(이중 나선 구조 사이를 연결)를 만들어 암세포의 증식을 억제합니다.

사이클로포스파마이드의 부작용으로 **출혈성 방광염**이 있습니다. 대사물질이 방광 점막에 장애를 주어 출혈하므로 그 예방약물인 메스나(mesna)에 의해 대사물질의 작용에 의한 출혈을 방지합니다(그림 2). 또한, 성선에 영향을 주어 **난소기능부전**이나 **무월경**을 일으킬 수도 있습니다.

② 플래티넘 제제[**시스플라틴(cisplatin)** 등] 핵심 POINT

알킬화제와 마찬가지로 가교 구조를 만들어 암세포의 증식을 억제합니다. 약의 구조에 Pt(백금)이 포함돼 플래티넘 제제라고 불립니다.

시스플라틴의 부작용으로 **신장기능장애**가 있으며, 투여 전후에 충분한 **수분을 점적하고 섭취**합니다. 또한, **구역질·구토도 발생**하기 쉬우므로 구역질 방지제(진토제)를 사용합니다.

③ 항암 항생제[블레오마이신(bleomycin)](그림 3)

유전자(DNA)를 절단하고, 세포의 증식을 억제하는 작용이 있습니다. 부작용으로 **간질성 폐렴**이나 **폐섬유증**이 있습니다.

유전자의 재료와 유사한 구조의 약물로 암세포의 증식을 억제하는 약물

④ 대사길항제(메토트렉세이트, 플루오로우라실 등)(그림 4)

유전자의 재료가 되는 물질과 구조가 유사한 항암제를 체내에 투여하여 암세포에 흡수시켜 증식을 억제하는 약물입니다.

또한, 메토트렉세이트(methotrexate)는 항암제 이외에 교원병[류마티스성 질환, 전신홍반루푸스(SLE) 등]의 치료(8-6장 참조)에도 사용됩니다.

그림 1 알킬화제의 작용

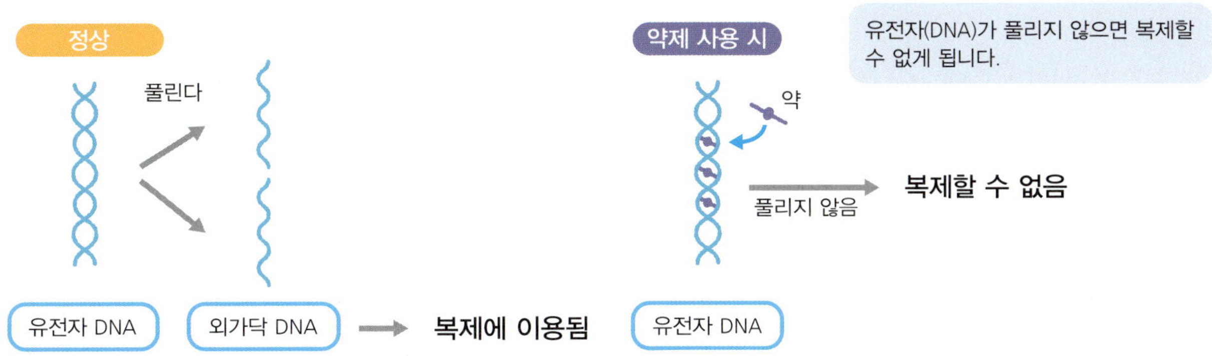

그림 2 사이클로포스파마이드 부작용(출혈성 방광염)의 원인과 대처 방법

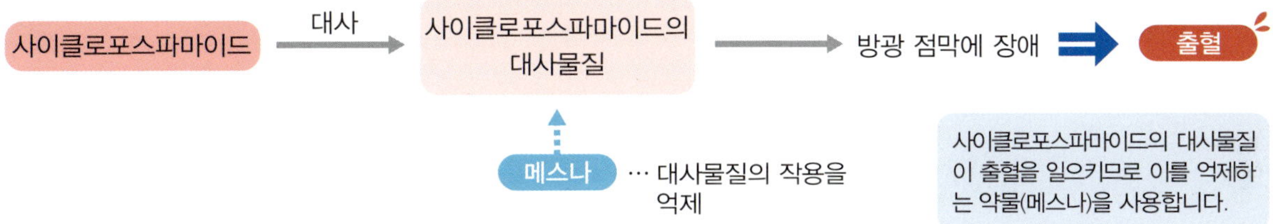

그림 3 블레오마이신의 작용

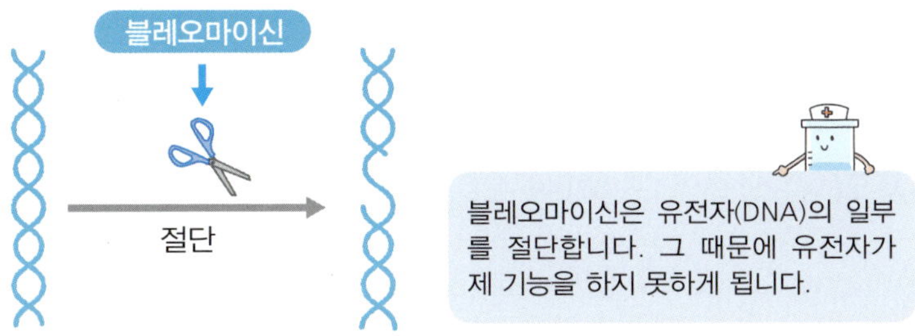

그림 4 대사길항제의 작용 이미지

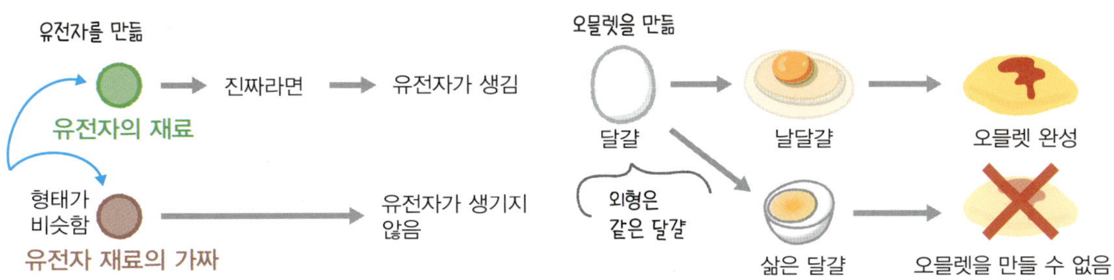

예를 들어, 오믈렛을 만들기 위해 달걀을 사러 갔습니다.
달걀을 사와서 ➡ 풀어서 ➡ 오믈렛을 만든다.
이것이 일반적인 흐름이지만 대사길항제를 예로 들면, 오믈렛을 만들기 위해 마트에 달걀을 사러 갔으나 **그 달걀은 삶은 달걀이어서 오믈렛을 만들 수가 없었다.**
겉보기는 같은 달걀이지만 내용이 다르면 목적을 이룰 수 없다(세포로는 증식 불가).
이것이 **대사길항제**의 이미지입니다.

9-4 항암제 각론과 부작용 2

9-3장에 이어 대표적인 약물에 대해 설명합니다.

증식 시 세포분열을 저해함으로써 암세포의 증식을 억제하는 약물

⑤ 미세소관억제제[antimicrotubule agent, 파클리탁셀(paclitaxel) 등]

세포가 분열할 때에 염색체(유전자가 포함됨)도 나누어 질 준비를 합니다. 이 염색체의 분열을 돕는 것이 미세소관입니다(그림 1). 파클리탁셀은 미세소관의 작용을 억제해 세포의 증식을 막습니다.

호르몬에 의존하는 암세포의 증식을 억제하는 약물(그림 2)

⑥ 성호르몬 길항제[(유방암 : 타목시펜(tamoxifen) 등, 전립선암 : 류프로렐린(leuprorelin) 등)]

유방암이나 자궁암*은 여성호르몬, 전립선암은 남성호르몬에 의존한다고 알려져 있습니다. 각 호르몬의 작용을 억제해 암의 증식을 막을 수 있습니다.

* 자궁경부암은 사람유두종바이러스(human papilloma virus)와 관련이 있다고 알려져 있습니다.

정상세포와의 차이에 착안하여 암세포의 증식을 억제하는 약물(그림 3)

⑦ 분자 표적 치료제[molecular targeted therapy, 트라스투주맙(trastuzumab) 등]

의학의 발달에 따라 정상세포와 암세포의 차이가 조금씩 밝혀졌습니다. 정상세포에는 없고, 암세포가 증식할 때에만 생성되는 물질(HER2와 EGFR이라는 단백질)이 발견됐습니다. 이들을 제어해 암세포의 증식만을 억제하는 약물입니다.

암세포로의 영양공급을 막아 증식을 억제하는 약물(그림 4)

⑧ 혈관신생억제제[베바시주맙(bevacizumab) 등]

세포의 증식에는 당이나 아미노산 등의 영양분이 필요하며, 혈관에서 세포로 보내집니다. 암세포도 마찬가지로 증식에 필요한 영양분을 혈관으로부터 보충하지만 암이 증식할 때 새로 만들어지는 혈관만을 억제함으로써 암세포로의 영양 공급을 멈추고, 증식을 억제합니다.

암면역요법(그림 5)

⑨ 면역관문억제제[Immune checkpoint blockage, 니볼루맙(nivolumab) 등]

암면역요법은 약물이 직접 암세포를 공격하는 것이 아닙니다. 암세포가 발하는 '면역세포(T세포)의 기능을 억제하는 물질'을 제어하고 원래 체내에 갖추어져 있는 몸의 면역력을 이용하여 암세포에 대한 공격력을 높이는 치료법입니다.

그림 1 세포 증식 시 작용하는 미세소관

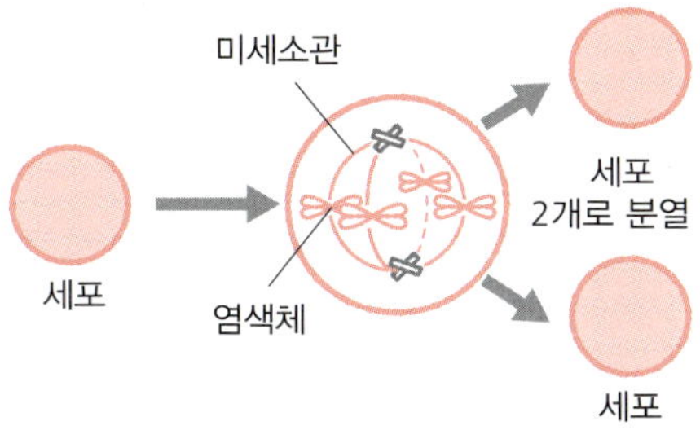

미세소관은 세포를 2개로 분리할 때 사용됩니다. 이를 방해하면 분열되지 못합니다.

그림 2 호르몬에 의존하는 암

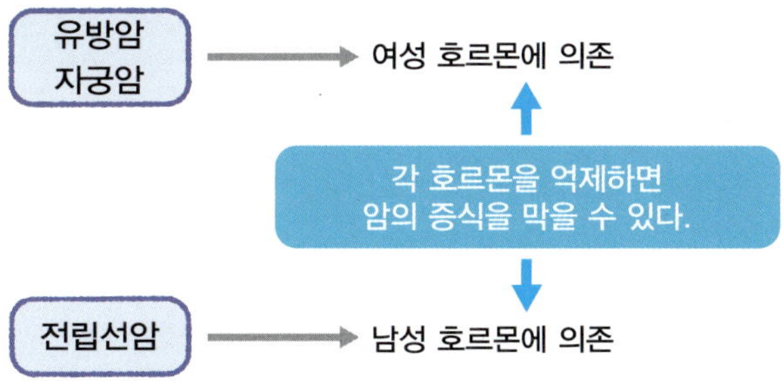

그림 3 암세포에서만 나타나는 단백질

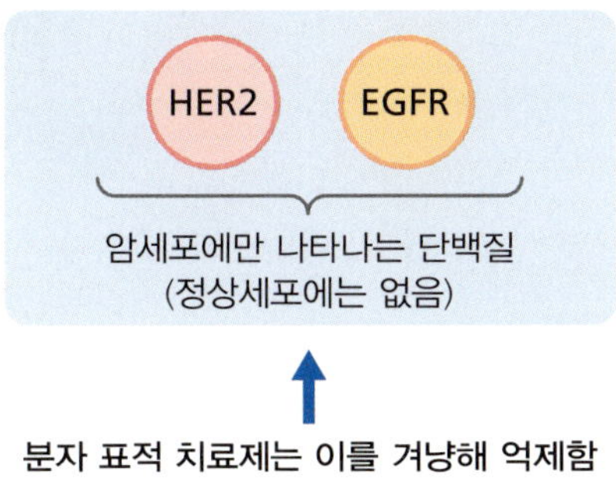

그림 4 암세포의 영양을 차단

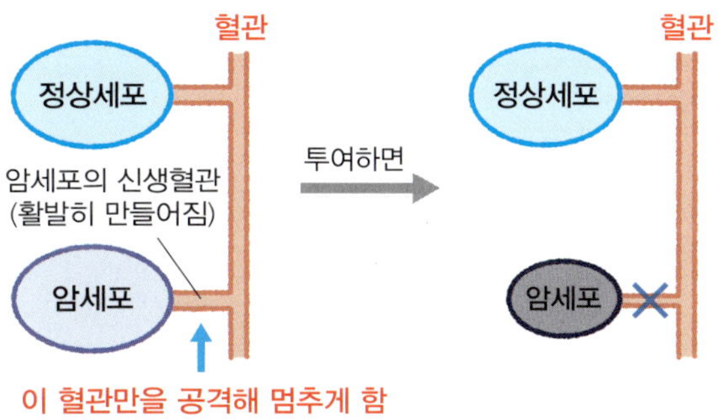

정상세포보다 활발한 암세포들이 약물을 흡수하기 쉽기 때문에 암부터 먼저 공격받습니다.

그림 5 암면역요법의 구조

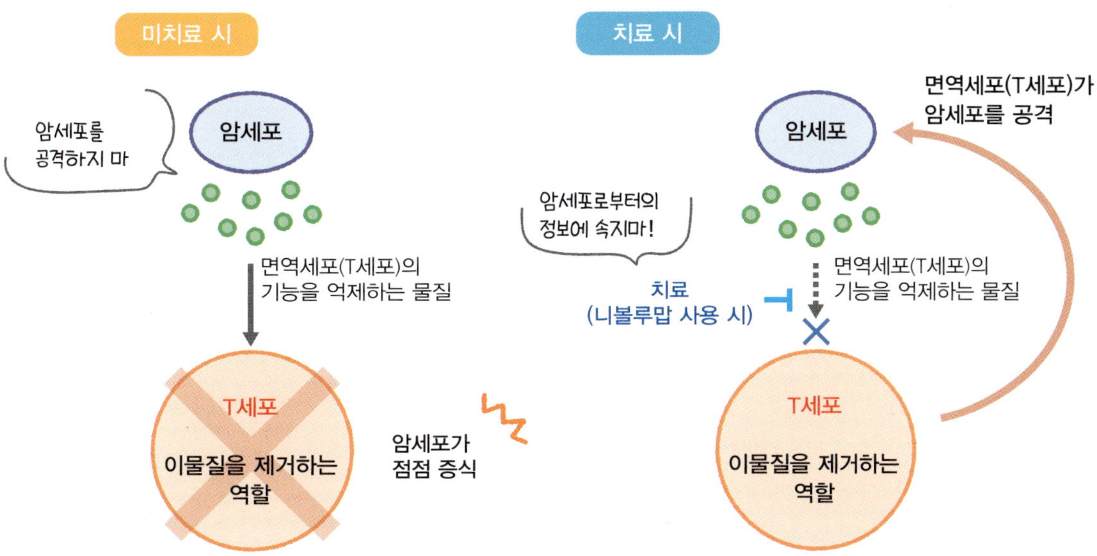

9-5 항암제의 부작용에 대한 대응

항암제의 부작용과 발생 시기

항암제의 부작용은 **발생하는 시기에 따라 증상이 달라집니다.** 일반적으로 출현하기 쉬운 시기는 **표 1**과 같습니다.

부작용은 치료에 사용하는 약물의 종류나 환자의 상태에 따라 발생 빈도가 크게 달라집니다. 따라서, 각 약제를 투여하기 전에 확실히 정보를 파악하는 것이 중요합니다. 여기서는 항암제 투여로 인해 발생하는 대표적인 부작용에 대해 알아보겠습니다.

골수 억제

항암제는 암세포뿐만 아니라 정상적인 세포의 증식도 억제하는 것이 많이 있습니다. 특히, 활발하게 증식을 반복하는 골수가 장애를 받기 쉽다는 특징이 있습니다.

골수에서는 혈액의 근원이 되는 재료가 만들어지기 때문에 **백혈구**, **적혈구**, **혈소판**이 감소합니다. 이들의 감소로 인한 증상과 대처 방법에 대해 **표 2**에 정리했습니다.

구역질, 구토

세로토닌이나 **P물질** 등 물질의 분비가 증가하는 항암제가 다수 있습니다. 이러한 물질이 뇌의 CTZ(화학수용기 방아쇠 영역) 혹은 소화관을 자극해 구토중추에 전해짐으로써 구역질이나 구토가 발생하고, 식욕부진의 원인이 됩니다. 투약 후 바로 발생하는 경우와 얼마 후에 발생하는 경우가 있습니다. 대처 방법으로는 세로토닌의 작용을 억제하는 약물[그라니세트론(granisetron) 등]이나 P물질의 수용체를 차단하는 약물[아프레피탄트(aprepitant) 등]을 항암제 사용 전에 투여합니다(**그림 1**).

구내염, 설사

항암제를 투여하면 점막과 같이 대사(세포의 교체)가 빠른 부위의 정상세포에 장애가 생깁니다. 구강 내에서는 구내염이 발생해 식욕부진의 원인이 되고, 대장에서는 수분의 흡수 저하나 부교감신경을 자극해 장관운동을 촉진시켜 설사를 유발합니다.

기타 부작용

그 밖에 항암제의 종류에 따라 다르지만 아래와 같은 부작용도 있습니다.

- **말초신경장애** : 손발 끝에 따끔따끔하고, 저릿함 등의 저림 현상이 나타납니다.
- **알레르기 반응(아나필락시스), 과민증** : 항암제 투여 후 알레르기 반응(항원 · 항체반응)으로 인해 두드러기, 발진, 발한, 발열 등의 증상이 나타날 수 있습니다. 항암제의 점적 누출(혈관외 누출)에 대해 **그림 2**에 정리했습니다.
- **식욕부진** : 소화기 증상(구역질이나 구토, 점막장애)이나 정신적 스트레스 등 다양한 원인으로 발생합니다.

표 1 항암제 투여 후 나타나는 부작용의 증상

일수	증상
투여 직후 ~ 투여 당일	알레르기 반응(아나필락시스), 혈관통, 혈압 저하, 구역질, 구토, 발열
2~7일	지연성 구역질, 구토, 식욕부진, 권태감(나른함)
7~14일	구내염, 설사, 골수 억제(백혈구 감소, 적혈구 감소, 혈소판 감소)
14~28일	탈모, 손발 저림(말초신경장애)

표 2 골수 억제로 인해 출현하는 부작용

특징		대처 방법
백혈구 감소	백혈구 중 호중구가 감소	• 감염되기 쉬워지므로 수술용 마스크 사용 등 감염을 방지해야 함 • 백혈구 감소에는 G-CSF(백혈구를 늘리는 약물)를 사용
적혈구 감소	빈혈 발생(적혈구는 전신에 산소를 운반하는 작용이 있음)	동작 시 넘어짐 방지. 또한, 극단적으로 감소한 경우 수혈
혈소판 감소	출혈하기 쉬워짐	극단적으로 감소한 경우 혈소판 수혈

그림 1 항암제에 의한 구토가 발생하는 구조와 치료제

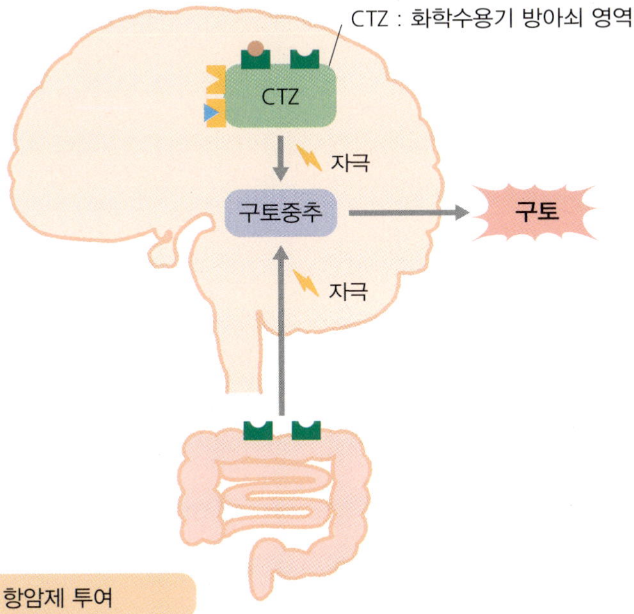
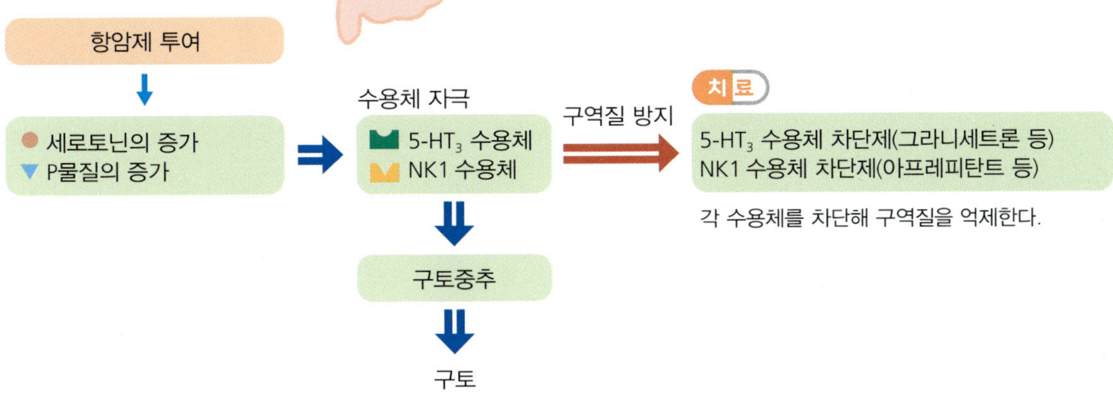

그림 2 항암제의 점적 누출(혈관 외 누출)에 대해

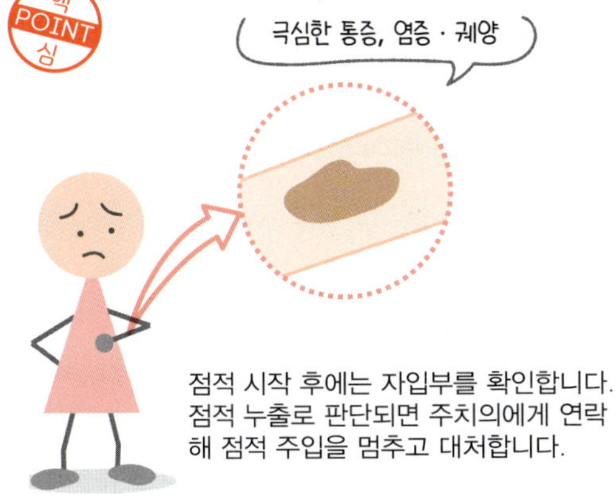
극심한 통증, 염증 · 궤양
점적 시작 후에는 자입부를 확인합니다.
점적 누출로 판단되면 주치의에게 연락해 점적 주입을 멈추고 대처합니다.

9-6 암성 통증의 특징과 평가

암의 통증에는 여러 종류가 있으며, 또 그 정도에도 변동이 있습니다. 여기서는 주로 통증의 종류와 정도를 파악하는 방법을 설명합니다.

통증이 전해지는 구조

암세포는 통증의 원인이 되는 물질인 브라디키닌(bradykinin)이나 통증을 느끼게 하는 물질(증강물질)인 프로스타글란딘(prostaglandin) 등을 생성합니다(**8-5장 그림 2** 참조). 그 통증에 관련된 물질의 상승효과에 의해 통증을 느낍니다. 또한, 세포가 장애를 받으면 통증의 전달물질이라고 하는 P물질(항암제 투여로 인한 구역질에도 관여하고 있습니다)이 분비되어 통증자극이 뇌로 전달됩니다.

체성통, 내장통, 신경장애성 통증과 치료

통증은 피부나 근육, 관절 등이 아픈 '**체성통(somatic pain)**', 장기의 암세포가 원인으로 아픈 '**내장통(viceral pain)**', 암세포의 신경 손상이나 신경의 압박 등으로 인해 아픈 '**신경장애성 통증**'이 있습니다(**표 1**). 통증은 신경과 신경전달물질이 관련돼 있기 때문에 각각의 통증을 평가하고, 약물을 선택해야 합니다. 각각의 특징이나 치료에 대해서는 다음 part **9-7장**에서 소개합니다.

암의 통증은 항상 느끼는 **지속통**과 통증이 갑자기 나타나는 **돌출통**이 있습니다(**그림 1**). 각각의 대응이 필요하며, 지속통에 대해서는 장시간 효과가 계속되는 약물(**기본 투여 · 정기 투여**)을 정해진 시간에, 돌출통에 대해서는 복용 즉시 효과를 기대할 수 있는 약물(**임시 추가 약물 · 레스큐**)을 사용합니다. 돌출통이 자주 발생하는 경우, 약제의 증량을 검토합니다(기본 투여한 약물이 적다는 판단이 됩니다).

일반적으로 임시 추가 약물(레스큐)의 1회량은 기본(정기) 투여 1일량의 10~20%(1/6을 기준으로 합니다). (예) 기본투여 모르핀 60mg/일 → 임시 추가 약물 모르핀 10mg/회

통증을 파악하는 방법

환자 자신은 통증의 강도를 파악할 수 있지만 본인 이외에 통증의 정도를 파악하는 것은 어렵습니다. 통증의 평가 방법을 통일하지 않으면 종합적 평가가 매우 어려워집니다. 현재 일반적으로 이용되고 있는 평가법을 소개합니다.

- **NRS법, VAS법** : 통증을 환자 자신이 주관적으로 0(무통)에서 10(격통)의 11단계로 나타내는 방법입니다(**그림 2**).
- **Face scale(표정 척도)법** : 숫자로 표현이 어려운 경우는 얼굴의 증상으로 판단하는 방법입니다(**그림 3**).

이러한 방법들을 사용해 시간 내에 정보를 수집하고, 평가합니다. 통증이 심한 경우는 통증의 원인을 평가하고, 약제의 증량 등을 검토합니다.

표 1 통증의 종류와 특징 (핵심 POINT)

통증의 종류	통증의 느낌	주요 통증의 관련 원인물질
체성통	욱신욱신하는 듯한 통증	브라디키닌, 프로스타글란딘, 통증의 전달물질(P물질 등)
내장통	꽉 쥐어 짜는 듯한 통증	통증의 전달물질(P물질 등)
신경장애성 통증	찌릿찌릿, 욱신욱신하는 통증	통증의 전달물질(글루탐산, P물질)

그림 1 지속통과 돌출통

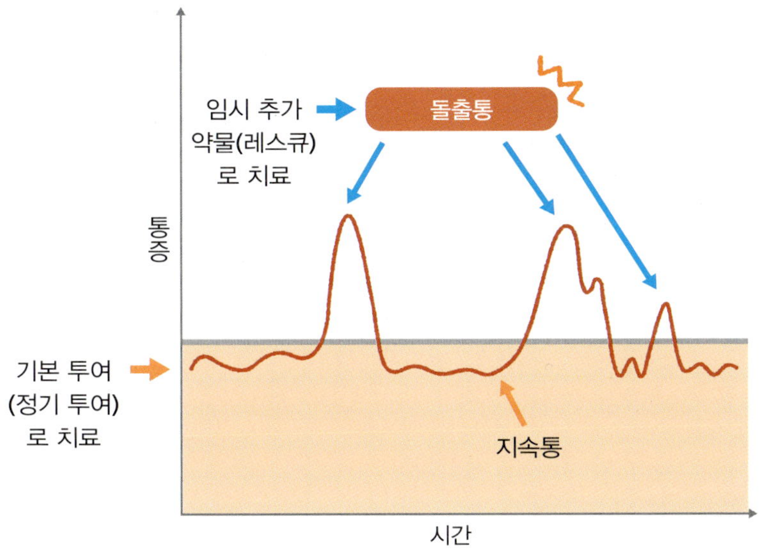

지속통에 관해서는 정해진 시간에 장시간 효과가 지속되는 약물이 사용되며, 돌출통에 관해서는 일찍 효과가 나타나는 임시 추가 약물 투여된다.

그림 2 NRS법, VAS법 (핵심 POINT)

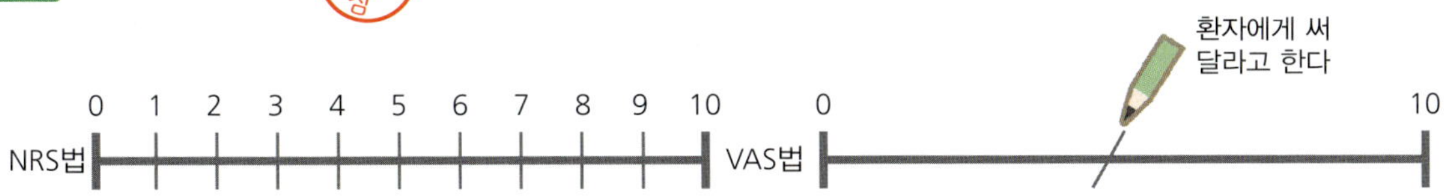

(예) 통증이 없는 상태를 '0', 지금까지 살면서 가장 통증이 강한 상태를 '10'으로 보고 통증을 평가합니다. 이 숫자의 변화로부터 증상을 평가하고, 약물의 증감을 결정합니다.

그림 3 Face Scale법 (핵심 POINT)

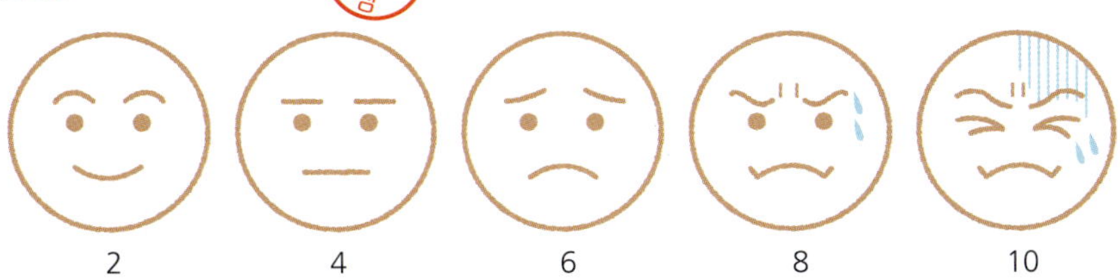

0 전혀 통증이 없다	2 거의 통증이 없으며, 쾌적한 상태
4 경도의 통증이 있으며, 조금 괴롭다	6 중등도의 통증이 있으며, 괴롭다
8 통증이 강하고, 매우 괴롭다	10 못 견딜 정도의 강한 통증이 있다

숫자로 파악이 어려운 경우, 위와 같은 스케일로 평가합니다.

9-7 암성 통증의 종류와 치료

암은 염증 덩어리이며 통증을 동반합니다. 9-6장에서 등장한 체성통, 내장통, 신경장애성 통증은 암의 종류나 진행도에 따라 혼재하는 경우가 많습니다. 통증의 종류를 제대로 평가하고 치료를 시작해, 지속적으로 평가 및 조절하는 것이 중요합니다.

체성통의 치료제

체성통은 피부 · 뼈 · 관절 · 골격근 · 복막이나 흉막 등의 기관이 외상을 입거나 염증이 일어나 발생합니다. 외상이나 염증으로 프로스타글란딘이나 통증의 신경전달물질인 P물질이 분비되어 통증 자극이 신경을 통해 뇌로 전해집니다. 통증을 막으려면 염증에 관여하는 프로스타글라딘 등의 물질 억제를 중심으로 **비스테로이드성 항염증제**나 **아세트아미노펜**이 사용됩니다.

비스테로이드성 항염증제나 아세트아미노펜 등을 사용해도 충분한 효과를 얻을 수 없는 강한 체성통에서는 신경전달물질인 P물질을 억제하는 부프레노르핀(buprenorphine)이나 펜타조신(pentazocine)(모두 마약은 아닙니다)이나 의료용 마약을 사용합니다.

내장통의 치료제

내장통은 소화기(식도~위~소장~대장), 담관 · 담낭, 방광, 뇨관 등의 관강장기에 염증이나 폐색이 발생해 통증이 발생합니다. 또한, 간 · 신장 · 비장 · 췌장 등의 막을 가진 장기(고형장기)는 염증이나 종양이 발생하면 장기의 평활근이 늘어나거나 줄어들 때 통증이 발생합니다. 통증은 신경전달물질(P물질)의 분비 · 전달로 인해 체성통과 같이 통증 자극이 신경을 통해 뇌로 전달됩니다.

내장통의 억제에는 P물질 등의 작용을 억제하는 것이 중요합니다. 이 P물질의 작용을 억제하는 약물이 **오피오이드 수용체 자극제**(자극하면 통증을 억제하는 신경이 작용한다)이며, 의료용 마약이라 불립니다. 의료용 마약에는 **약한 오피오이드제**(코데인이나 트라마돌 등)나 **강한 오피오이드제**(모르핀, 옥시코돈, 펜타닐 등)가 있습니다. 오피오이드 수용체는 여러 종류가 있으며, 약물에 따라 작용하는 수용체가 달라 부작용이 나타나는 특징이 있습니다(그림 1, 표 1).

신경장애성 통증의 치료제

신경장애성 통증은 척수 등의 중추신경계나 말초신경의 기능에 이상을 일으키는 통증(찌릿찌릿, 욱신욱신하는 통증)입니다. 통증의 신경전달물질로서 글루탐산(glutamic acid)이 있으며, 그 기능을 억제하는 NMDA 수용체 길항제를 **진통보조제**로 사용합니다(표 2).

그림 1 오피오이드 수용체의 특징 핵심 POINT

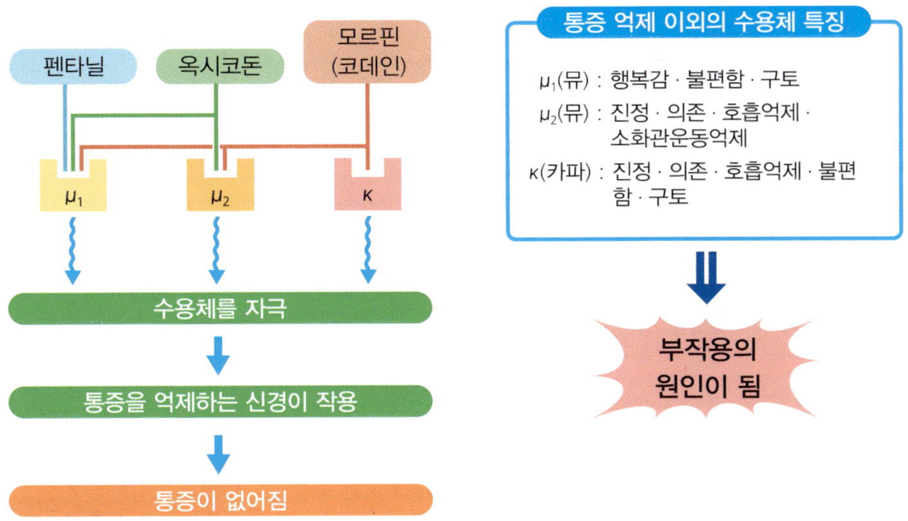

펜타닐 : 모르핀 · 코데인에 비해 소화관의 연동운동을 억제하지 않아(μ_2를 자극하지 않음) 변비가 잘 생기지 않는 특징이 있습니다.

코데인 : 체내에서 대사되어 모르핀이 됩니다(5-2장 그림 3 참조)

표 1 오피오이드제(opioid)의 특징 핵심 POINT

대표적인 약한 오피오이드제(약한 의료용 마약)의 특징

약물명	특징
코데인(codeine)	농도가 진한 것을 사용(농도가 옅은 것은 기침약으로 사용됨). 부작용으로 변비를 주의
트라마돌(tramadol)	모르핀 효력의 1/5

대표적인 강한 오피오이드제(강한 의료용 마약)의 특징

약물명	특징
모르핀 (morphine)	내복약, 주사제, 좌약 등 제형이 풍부. 변비, 구역질 · 구토, 졸음 등의 부작용 있음. 간에서 대사되어 부작용의 원인이 되는 물질이 신장 기능의 악화 시 체내에 축적되기 쉬워져 신장 기능이 나쁜 경우에는 사용하기 어렵다.
옥시코돈 (oxycodone)	내복약, 주사제가 있다. 간에서 대사됨.
펜타닐 (fentanyl)	기본(정기) 투여로서 첩부제(1 · 3일간용), 임시 추가 약물(레스큐)로서 설하정 · 박칼정(잇몸에 끼움)이 있다. 모두 간을 통과하지 않고 혈중으로 들어간다.

의료용 마약의 관리에 대해서는 1-8장 참조.

표 2 신경장애성 통증의 약물 핵심 POINT

약물명	특징
프레가발린 (pregabalin)	신경 전달에 관련된 글루탐산의 작용을 억제하는 NMDA 수용체 길항제. 부작용으로 졸음 · 현기증이 있다. 신장 기능이 나쁜 경우, 약물이 축적되는 일이 있어 신장 기능을 생각해 약물의 양을 줄일 필요가 있다.
메타돈 (methadone)	강한 오피오이드제이며 글루탐산의 작용을 억제하는 NMDA 수용체 길항제이기도 하다. 암성 통증 치료에 전문 의사들만 처방이 가능.

9-8 WHO 방식 3단계 진통제 사다리와 약물의 사용법

암성 통증에 대한 치료에는 세 가지 목표가 있습니다(그림 1). 신중하게 대응해 나감으로써 환자의 삶의 질 확보에 힘쓰도록 합니다.

WHO(세계보건기구)는 의료와 관계되는 다양한 정보를 수집, 정리, 제공하는 기관입니다.

통증의 원인, 종류나 정도에 따라 사용되는 약제는 다르지만 WHO 방식 3단계 진통제 사다리와 진통제를 적절히 사용하기 위한 네 가지 원칙이 있어 이를 기반으로 치료합니다(그림 2, 3).

1. 경구약이 기본

입원 중, 퇴원 후 등 치료방법이 다르지 않도록 환자가 아무 걱정 없이 먹을 수 있는 내복약을 사용하는 것이 기본입니다. 삼킬 수 없는 경우 등은 붙이는 첩부제나 주사제, 좌약을 사용합니다.

2. 투여시간을 정해 정기적으로

암성 통증은 출현하면 매우 괴롭기 때문에 가능한 한 통증이 생기지 않도록 일정한 간격(예를 들면 8, 12, 24시간마다)으로 투여하는 것이 중요합니다. 통증을 예방한다는 생각으로 치료를 진행합니다.

3. 각각의 개별 대응

통증의 강도나 느낌에는 개인차가 있어 통증을 충분히 완화시킬 수 있는 양을 투여하는 것이 중요합니다. 암의 종류나 수명에 따라 약물이 선택되지는 않습니다.

4. 또한 세심한 배려를 가지고

암성 통증을 완화할 뿐만 아니라 구역질이나 변비 등의 부작용에 주의하고, 이를 예방하는 것이 중요합니다. 또한, 환자 상태의 변화를 평가하면서 진통제 사용법을 검토해야 합니다.

그림 1 암성 통증에 대한 세 가지 목표

- **제1목표** : 통증에 방해받지 않는 야간의 수면
- **제2목표** : 안정 시의 통증 소실
- **제3목표** : 몸을 움직였을 때의 통증 소실

그림 2 WHO 방식 3단계 진통제 사다리 (핵심 POINT)

진통제는 아래 제시한 'WHO 방식 3단계 진통제 사다리'를 기반으로 선택합니다. 통증 강도에 따라서는 제2, 제3단계(층)부터 시작합니다.

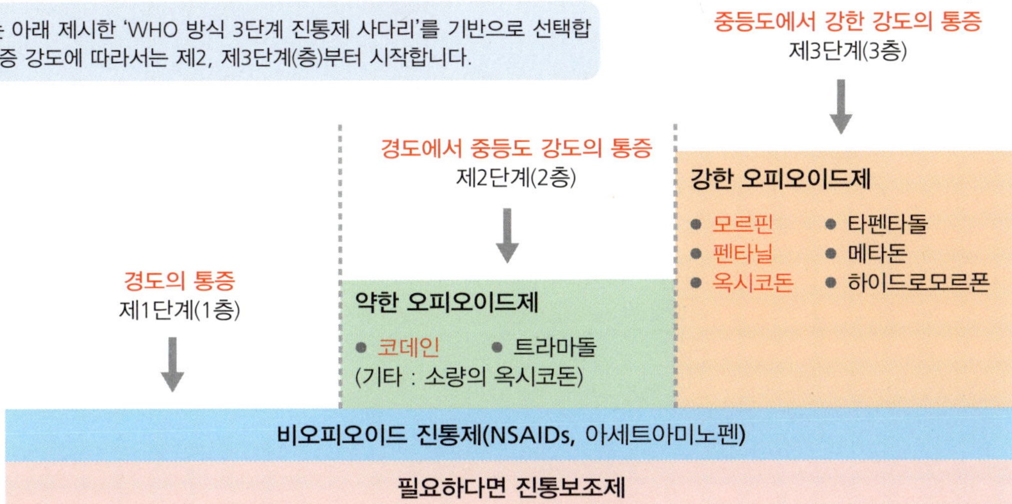

일반적으로 비오피오이드 진통제는 제2, 3단계에서는 조합하여 사용된다.

그림 3 진통제를 적절히 사용하기 위한 네 가지 원칙

1. by mouth ↔ 경구약이 기본
2. by the clock ↔ 투여시간을 정해 정기적으로
3. for the individual ↔ 각각의 개별 대응
4. with attention to detail ↔ 또한 세심한 배려를 가지고

9-9 의료용 마약의 부작용 대책

의료용 마약의 부작용은 출현하는 빈도가 달라 **변비**가 가장 많고, 다음으로 **구역질 · 구토**, **졸음** 등이 있습니다. 흔하지는 않으나 심각한 부작용으로 **호흡 억제**가 있습니다. 부작용이 심한 경우, 오피오이드 스위치(의료용 마약의 변경)를 실시합니다. 여기서는 증상과 대책을 설명합니다.

변비

발생 빈도가 가장 많은 부작용입니다. 의료용 마약에는 소화관의 연동운동을 억제하는 작용이 있어 사용하는 많은 사람에게 증상이 나타납니다. 약물을 사용하고 있는 동안은 계속해서 증상이 나타납니다.

[대책] 오피오이드 진통제를 사용하기 시작함과 동시에 설사약을 정기적으로 사용합니다(표 1 및 6-2장 참조). 배변의 빈도(횟수)뿐만 아니라 변의 굳기에도 영향을 미치기 때문에 배변의 빈도와 변의 굳기 조절 양쪽에 주의해야 합니다. 변 모양의 표현으로 **브리스톨 스케일**이 있습니다(그림 1).

변비가 장기간 지속되는 경우 글리세린 관장을 투여합니다. 주의사항을 그림 2에 표시했습니다.

구역질 · 구토

의료용 마약을 처음 사용하거나 약물의 양 혹은 종류를 변경했을 때 며칠~2주 정도 볼 수 있습니다. 30~60% 정도의 사람에게 나타나며, 증상의 대부분은 구역질 방지제로 막을 수 있습니다.

[대책] 의료용 마약을 사용하기 시작함과 동시에 구역질 방지제를 1~2주 정도 같이 사용합니다. 구역질 · 구토는 의료용 마약 이외의 약물에서도 발생하며 항암제나 방사선 치료로 인해서도 생길 수 있습니다. 원인에 따라 사용하는 약물이 다릅니다(표 2 및 6-2장 참조).

졸음

졸음은 의료용 마약을 사용하기 시작했을 때나 증량했을 때 나타납니다. 복용 시작 후부터 1주일 정도 지나면 경감하는 일이 많습니다. 이후에도 졸음이 지속되는 경우, 의료용 마약 이외의 원인에 대해서도 조사해 볼 필요가 있습니다.

[대책] 졸음이 매우 강한 경우, 의료용 마약의 양을 줄이거나 혹은 종류를 변경합니다. 단, 통증으로 불면증이 지속된 사람은 통증이 없어진 후 수면시간이 길어질 수 있습니다. 이런 경우, 수면 부족이 해소되면 개선되므로 대책을 별도로 취할 필요는 없습니다.

호흡 억제

빈도는 매우 적지만 치명적이니 주의해야 합니다. 특히, 투여 초기나 증량 시에는 호흡 횟수를 주의깊게 관찰할 필요가 있습니다.

[대책] 의료용 마약을 중지하고, 작용을 막기 위해 길항제[날록손(naloxone)]를 사용합니다. 서방제나 첩부제를 사용한 경우, 약물의 작용시간이 길기 때문에 호흡 횟수를 관찰하면서 길항제를 반복 사용할 필요가 있습니다.

표 1 변비에 사용되는 대표적인 약물 [핵심 POINT]

약물명	특징
산화마그네슘	염류 설사약으로 장관 내 수분을 유지해 변을 부드럽게 함. 매 식후 복용
피코설페이트, 세노사이드	자극성 설사약으로 장의 연동운동을 촉진해 변의 배설을 촉진. 수면 전에 복용하면 효과적(부교감신경의 작용으로 수면 중에 연동운동을 일으켜 그 작용을 증강)
날데메딘 (naldemedine)	2017년에 발매된 신약. 뇌의 오피오이드μ수용체에 작용하지 않고, 장관의 오피오이드μ수용체만을 차단해 변비를 억제

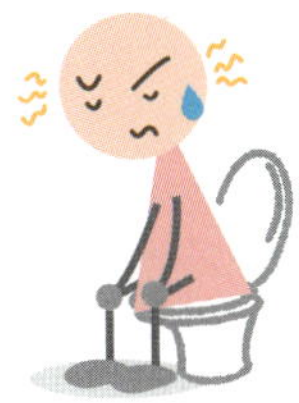

그림 1 브리스톨 스케일(변의 모양과 수분량) [핵심 POINT]

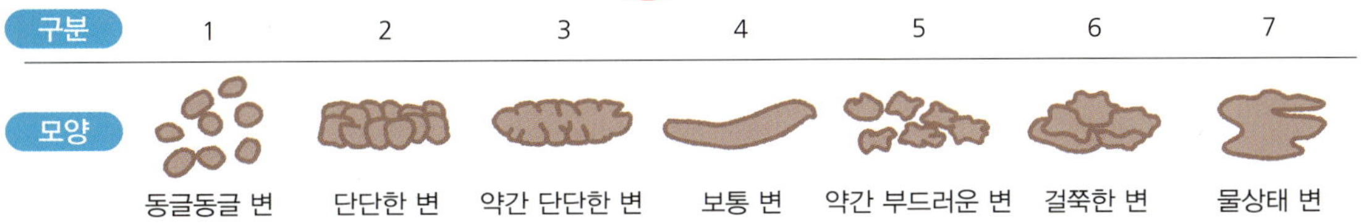

그림 2 글리세린 관장 사용 시의 주의사항 [의료안전]

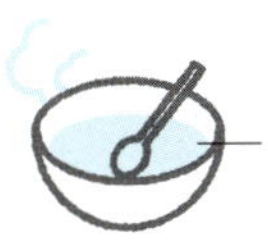

- 관장액은 물에 담가 약 40도로 가온 후 사용한다.
- 좌측으로 누운 자세로 성인 5~6cm, 소아 3~6cm 정도를 기준으로 삽입한다.

주의 서 있는 자세에서는 사용하지 않는다(직장 손상의 위험이 있기 때문에)

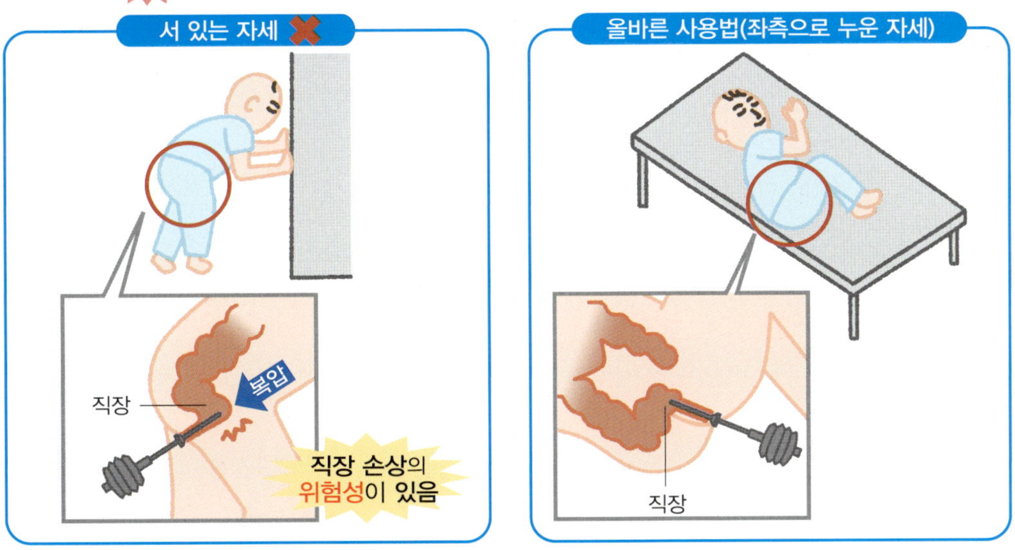

표 2 구역질 · 구토에 사용되는 대표적인 약물 [의료안전]

약물명	특징
프로클로르페라진 (prochlorperazine)	오피오이드제로 인해 발생하는 구역질 · 구토에는 도파민이 관여하며 프로클로르페라진은 그 기능을 억제하는 작용이 있다. 단, 도파민을 과하게 억제함으로써 추체외로장애(손발이 떨리는 등)가 일어날 수 있으므로 주의한다.

기타. 도파민의 작용을 억제하는 약물로는 메토클로프라미드(metoclopramide)나 돔페리돈(domperidone) 등도 있다.

제9장 마무리 문제

다음 문제에 대한 설명이 올바른지 o, ×로 답하라.

① 국내 사망 원인 중 1위는 폐렴이다.

② 종양표지자 중 PSA는 간암의 지표이다.

③ 알킬화제는 유전자 DNA를 절단함으로써 암세포의 증식을 억제한다.

④ 유방암은 여성호르몬에 의존하는 암으로 여성호르몬의 작용을 억제하는 약물이 사용된다.

⑤ 면역관문억제제는 암세포를 직접적으로 사멸시키는 작용이 있다.

⑥ 항암제의 부작용으로 골수 억제가 있다.

⑦ 암성 통증의 억제에는 먼저 의료용 마약을 사용한다.

⑧ 모르핀 부작용으로 변비가 있다.

⑨ 펜타닐의 박칼정은 돌출통에 사용된다.

⑩ 신경장애성 통증에는 첫 번째로 의료용 마약이 사용된다.

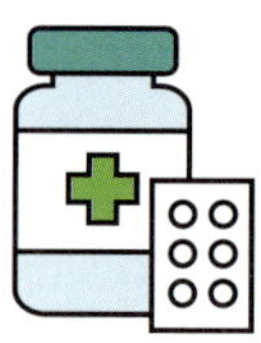

제10장

감염증과 치료

감염증의 원인이 되는 병원체는 세균뿐만 아니라 바이러스나 진균 등도 있습니다. 보통은 나쁜 영향을 끼치는 병원체가 체내에 침입하면 면역 기능이 작용해 병원체를 제거하는 기능이 있습니다. 그러나 면역 기능이 저하되어 있으면 감염증을 일으킵니다.

감염증의 문제점은 세균 등의 병원체가 눈에 보이지 않는 것입니다. 보통은 손이 더러운 상태로 식사를 하는 일은 없으며, 손을 씻습니다. 마찬가지로 병원 내에서 업무를 볼 때 손 씻기나 손 소독을 제대로 하지 않으면 환자에서 환자로 병원체를 확산시켜(이를 아웃브레이크라고 합니다.) 병원체의 운반책이 되어 버립니다. 면역력이 저하된 환자에게는 치명적인 문제가 됩니다.

이번 장에서는 몸에 좋지 않은 증상을 일으키는 세균 등의 병원체 및 이에 감염되었을 경우의 치료, 감염을 확대시키지 않기 위한 수단(주요 병원체 확산의 특징, 소독약)에 대해 배워봅니다.

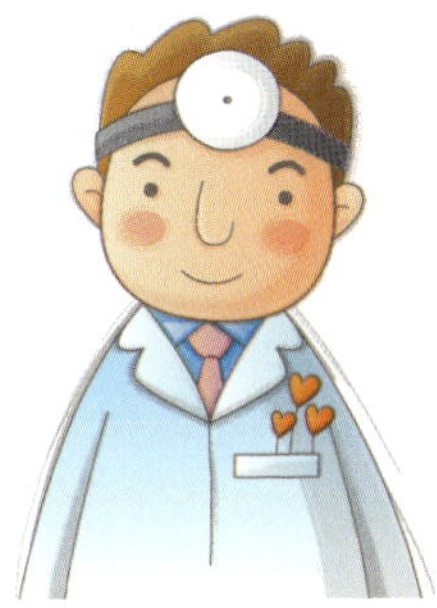

10-1 감염증의 사고방식과 세균의 종류

감염증 치료의 사고방식

감염증에 대한 사고방식은 사실 간단합니다. 체내에 침입한 외부의 적이 **무엇이며, 어떻게 물리칠 것인가**가 중요합니다. 예를 들어, 나쁜 민달팽이(외부의 적)가 집(체내)에 침입했다고 가정합니다. 집안의 민달팽이를 물리치는 방법으로 다음과 같이 생각할 수 있습니다.

① 소금을 뿌린다
② 살충 스프레이(민달팽이용)를 사용한다
③ 훈연제를 사용한다
④ 집을 불태운다
⑤ 동네 모두를 불태운다

위에 어떤 방법으로든 나쁜 민달팽이를 물리칠 수 있습니다. 그러나 ④나 ⑤는 뒷날을 생각하면 생활이 어려우므로 좋은 방법이 아닙니다. 감염증 치료는 그 '나쁜 민달팽이'에 해당하는 생물(병원체)이 무엇인지 또는 어떻게 물리치는지(어떤 약물을 사용하는지)를 생각하는 것입니다.

'나쁜 민달팽이'에 해당하는 생물(병원체)과 약물에 대해 순서대로 설명하겠습니다.

감염증과 항균제(antimicrobial agent, 항생제)

다양한 세균이나 바이러스 등의 병원체가 존재하지만 우리의 몸은 면역 기능에 의해 보호되고 있습니다. 면역 기능이 저하된경우 또는 병원성이 강한 경우, 몸에 감염증으로 발생(일반적으로 발열이나 맥박의 증가 등)합니다. 특히, 소아나 고령자 등 면역력이 저하된 사람은 감염증을 일으키기 쉬우므로(**기회감염**이라고 합니다) 주의해야 합니다.

세균과 인체(동물)는 세포 구조에 차이가 있습니다(**표 1**). 이 차이에 주목해 인체(동물)에는 영향을 주지 않고, 세균만을 사멸시키는 약물이 항균제(항생제)입니다.

세균을 구분하는 방법

세균에는 세포벽이 있으나 보이지 않기 때문에 구분하는 방법의 하나로 그람염색(gram stain)이라는 방법이 있습니다(**그림 1**). 세균에 염색액을 뿌리면 리트머스 시험지와 같이 성질의 차이로 색이 바뀝니다. 세균의 세포벽 구조 차이에 있어 보라색 **그람양성균(gram positive bacillus)**과 붉은색으로 염색되는 것 **그람음성균(gram negative bacillus)**으로 구별할 수 있으며, 형태로는 둥근 형태의 세균과 조금 가늘고 긴 세균으로 나눌 수 있습니다(**표 2**). 즉, 색이 염색되는 방식으로 2종류, 형태로 2종류 이렇게 4개의 조합으로 분류할 수 있습니다. 또한, 이들 4개 이외의 세균[**마이코플라즈마**(폐렴을 일으킴) 등]도 존재합니다.

그 외 그람염색으로는 염색되지 않는 미생물로 클라미디아(*chlamydia*, 성기 클라미디아 감염증 등)나 스피로헤타(*spirochaetales*, 성감염증을 일으키는 매독 트레포네마 등)도 있습니다. 의료시설에서 비교적 접하기 쉬운 균을 **표 3**에 정리했습니다.

덧붙여 클로스트리듐디피실레(*clostridium difficile*)는 널리 알려진 세균인데, 최근 유전자 연구에 의한 해석으로 클로스트리디오이데스디피실레(*clostridioides difficile*)라고 불리게 됐습니다.

표 1 세균과 인간세포의 구조 차이

	세균	인체
세포벽의 유무	있음	없음
리보솜(단백질을 만드는 기관)의 형태	각각 다름	
유전자를 만드는 효소	각각 다름	

그림 1 세균의 구분법과 분류

그람염색(색소를 균에 도포했을 때)

보라색으로 염색되는 것 : 그람양성균

붉은색으로 염색되는 것 : 그람음성균

구균과 간균

둥근 모양의 균을 구균, 가늘고 긴 균을 간균이라 함.
구균이 이어진 것을 연쇄구균이라 함.

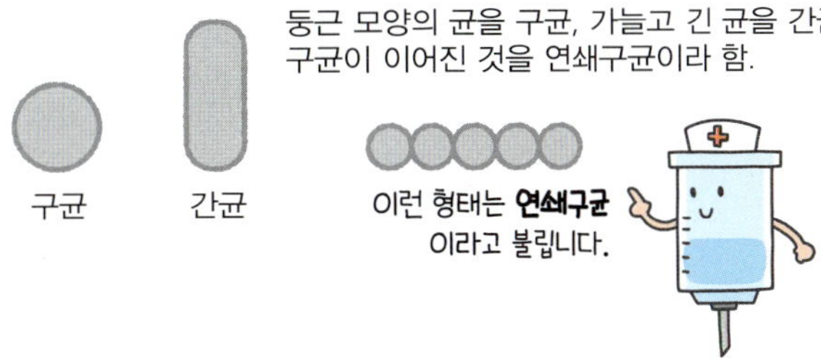

표 2 그람염색으로 나뉘는 대표적인 균

세균은 그람염색으로 아래의(그람염색의 2종류 X 형태의 2종류) 4가지 분류가 가능합니다.

분류	대표적인 균
그람양성 구균	표피포도구균, 황색포도구균, 폐렴구균, 메티실린 내성 황색포도구균(MRSA), 장구균 등
그람양성 간균	결핵균*, 클로스트리듐디피실레(CD) 등
그람음성 구균	수막염균, 임균 등
그람음성 간균	녹농균, 아시네토박테르(MRAB), 대장균 등

* 결핵균은 그람양성 간균이지만 색이 잘 물들지 않아 질넬슨 염색이라는 특수한 방법으로 염색합니다.

표 3 의료시설에서 비교적 접하기 쉬운 균

균 이름	특징
표피포도구균 *(staphylococcus epidermidis)*	사람(동물)의 피부나 비강에 존재하는 세균
황색포도구균 *(staphylococcus aureus)*	사람(동물)의 피부나 장내에 존재하는 세균 전염성 농가진이나 봉와직염의 원인균
폐렴구균*(pneumococcus)*	폐렴의 원인이 되는 세균. 염주 모양으로 연결된 폐렴연쇄구균도 있다.
메티실린 내성 황색포도구균(MRSA)	건강한 사람의 비강, 인두, 피부 등에 존재. 효과가 있는 항균제는 적으며 제한됨
녹농균 *(pseudomonas aeruginosa)*	원내 감염의 원인균이 됨. 이름 그대로 녹색 색소를 내는 균
장구균*(enterococcus)*	사람이나 동물의 장내에 존재하는 상재균의 일종으로 면역력이 저하될 때 발생
클로스트리듐디피실레(CD)	• 건강한 성인의 5~10%, 입원환자에서는 약 25%의 분변 속에서 검출 • 혐기성*이며 아포(spore)를 형성하는 그람양성의 간균으로 소독약의 효과가 없어 손 씻기가 중요하다. • 균이 발하는 톡신(독소)이 설사의 원인이 됨
아시네토박테르(MRAB)	자연계에도 널리 분포하며, 병원 내 환경으로부터의 검출도 많다.

* **혐기성 : 세균의 생활환경에 대해서(호기성균과 혐기성균)**
세균은 산소의 유무에 따라 서식할 수 있는 것과 없는 것이 있으며, 호기성균은 산소가 필요합니다.
혐기성균은 아래와 같은 균이 있습니다.

- **편성혐기성균(클로스트리듐 등)** : 산소가 있으면 생존 불가
- **통성혐기성균(대장균 · 장구균 등)** : 다소 산소가 있어도 생존 가능

10-2 세균 감염증 치료의 기본

세상에는 다양한 세균이 존재하기 때문에 각각의 용도에 맞는 약물 사용법이 있습니다. 그 방법에 대해 설명합니다.

항균제의 선택

항균제가 어떤 세균에 대해 효과가 있는지를 정한 것을 **항균 스펙트럼**이라고 하며, '좁다', '넓다'라는 표현을 씁니다(**그림 1**).

협역 스펙트럼은 제한된 세균에 대해서만 효과를 보이며, 광역 스펙트럼은 많은 세균에 대해 효과를 보입니다. 광역 스펙트럼만 사용하면 된다고 생각할 수 있으나 다용이나 장기의 연용으로 인해 세균의 변이(특성 변화) 등이 발생해 항균제 효과가 약해집니다. 이를 **항생제 내성(AMR)**이라고 합니다(**그림 2**). 그것을 피하기 위해서는 세균의 종류에 적응한 항균제의 사용이 요구됩니다. 일반적인 항균제 치료의 흐름을 **표 1**에 정리했습니다.

감염증 발생 시에 바로 세균을 판단하기 위해 **10-1장**에서 설명한 그람염색(결과가 바로 나오며 어느 정도 세균 종류의 추측이 가능해짐)이나 혈액, 객담, 뇨, 변 등의 배양(결과가 나오기까지 시간이 걸림)을 실행해 배양 결과에 따라 세균을 동정(세균의 종류 파악)합니다.

배양 결과가 나오기까지는 시간이 필요해 빨리 치료하지 않으면 증상이 악화될 수도 있습니다. 따라서, 증상으로 인한 진단이나 중증도로부터 이 세균이 감염증을 일으키고 있을 것이라 추정해 치료를 시작할 수 있습니다. 이를 **경험적 사용**이라고 합니다. 먼저 치료를 시작하고, 나중에 나온 배양 결과를 참고해 항균제가 효과가 있는지 여부를 판단합니다. 이 경우 광역 스펙트럼을 갖는 항균제로부터 협역 스펙트럼을 갖는 항균제로 변경하는 것을 **디에스컬레이션**이라고 합니다.

항균제의 도달 여부

감염증의 항균제 치료에서 중요한 것은 세균이 어디에 숨어있는가입니다(**포커스**라고 합니다).

세균을 사멸시키는 효과가 있어도 항균제가 세균이 숨어있는 병소에 닿지 않으면 의미가 없습니다. 따라서, 항균제를 선택할 경우, 세균의 감수성과 조직 이행성(약의 도달 여부)을 생각할 필요가 있습니다(**그림 3**). 즉, 몸 어디에 감염증의 원인이 되는 세균이 있는지를 생각하고 나서 이행성을 고려해 항균제를 선택합니다.

그림 1 광역 스펙트럼과 협역 스펙트럼의 이미지

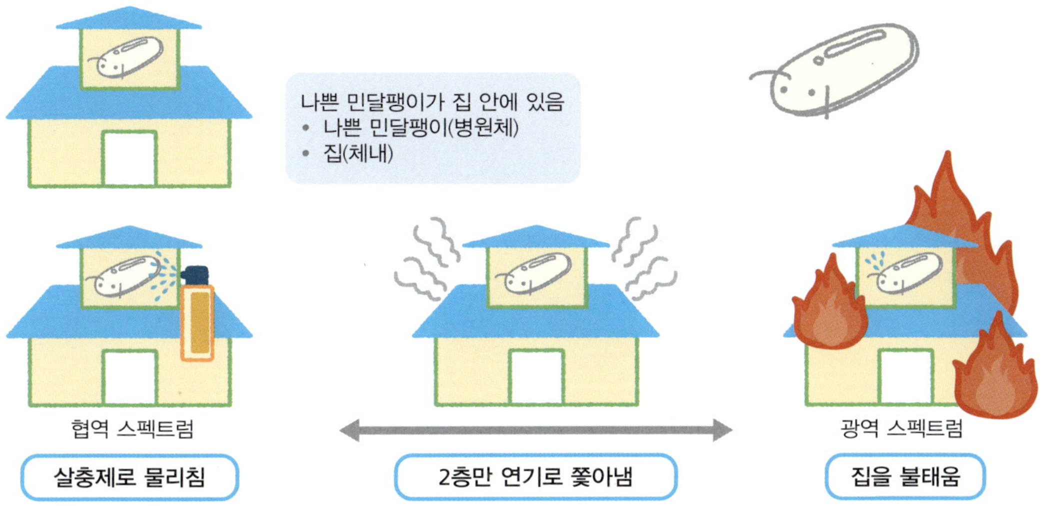

그림 2 항생제 내성(AMR)의 예

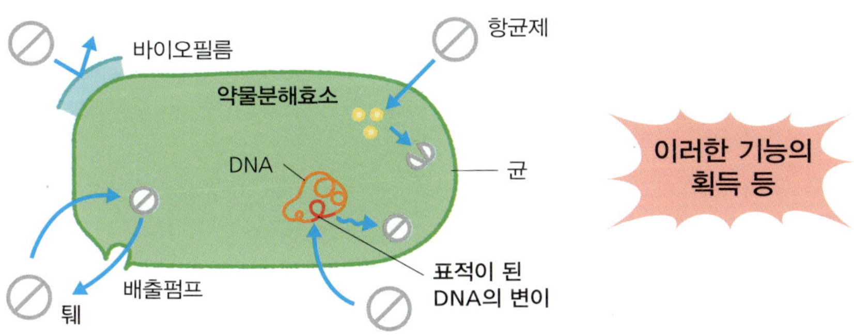

표 1 항균제 치료의 대략적인 흐름

1. 열이나 맥박의 증가, 감염증이 의심되는 부위의 영상검사 등으로 감염증 여부를 판단한다.
2. 배양검사를 실시(그람염색을 할 수 있으면 대략적인 균종을 추측할 수 있음)
3. 경험적인 항균제 치료를 실시(증상이 가벼울 때는 배양 결과를 기다림)
4. 배양 결과가 나왔을 경우, 현재의 치료로 문제가 없는지 확인하고, 항균제 치료의 평가를 한다.
5. 감염증의 평가를 지속적으로 한다.

그림 3 항균제의 조직 이행성

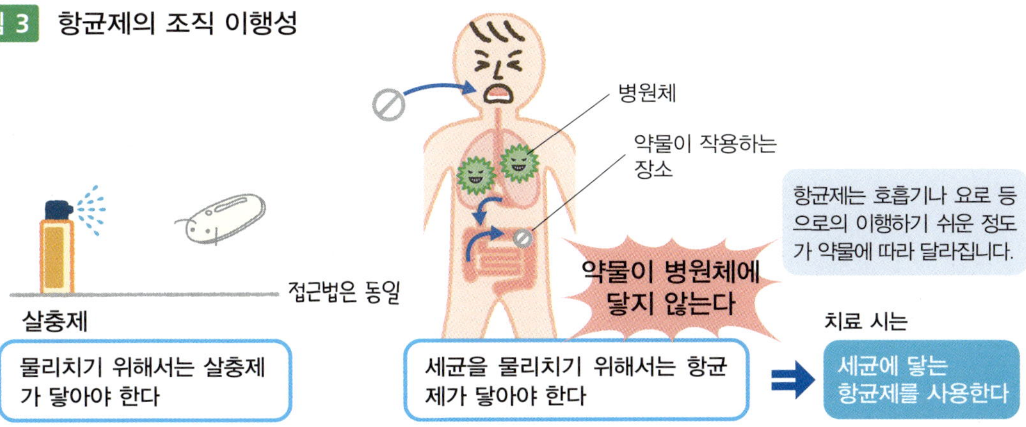

10-3 항균제 치료의 구조와 기능

항균제 효과의 구조를 이해하기 위해서는 세균과 사람의 신체적 구조에 대한 이해가 중요합니다. 특징의 차이에 주목해 세균에만 작용하고, 사람에게 영향을 미치지 않는 약물을 사용합니다(그림 1).

항균제 효과의 구조

10-1장에서 배운 세균과 사람의 차이를 복습합니다.

- 세균에는 세포벽이 있으나 사람에게는 없다.
- 세포 내 리보솜(단백질 합성의 장)의 모양이 다르다. 또한, 사람의 리보솜이 세균보다 크다.
- 유전자 합성에 관여하는 효소가 다르다.

각각의 차이에 주목하여 약물이 만들어지고 있습니다(항균제의 구체적인 분류 · 사용법은 p160 **"레벨 UP↗ 감염증 치료"**에 정리했습니다)

① 세포벽 합성 억제제(inhibitors of cesdsdsdll wall synthesis)

세균에는 세포벽이 있지만 인체에는 없기 때문에 세균의 세포벽을 파괴하고 사람에게 영향이 없는 약물을 사용합니다. 베타락탐계(β-lactams)[페니실린계(penicillin), 세펨계(cephem), 카바페넴계(carbapenem)] 등의 약물이 있습니다. 베타락탐계란 항균제의 구조 일부에 베타락탐 고리라는 구조를 갖는 것을 가리킵니다.

② 단백질 합성 억제제(protein synthesis inhibitor)

세균과 사람은 리보솜의 모양이 달라 세균의 리보솜을 선택적으로 억제합니다.

아미노글리코사이드계(aminoglycoside) · 테트라사이클린계(tetracycline) · 마크롤라이드계(macrolide) · 옥사졸리디논계(oxazolidinone)가 있습니다.

③ 핵산합성 저해제

세균의 유전자 증식에 관여하는 효소(DNA gyrase라는 효소)를 저해하고 증식을 억제합니다. 사람 유전자의 증식에는 영향을 주지 않습니다. 뉴퀴놀론계(new quinolones)가 있습니다.

④ 기타 약물

엽산합성 억제제[설파제(sulfanilamides)]나 세균의 유전자(DNA)를 절단하여 증식을 억제하는 약물도 있습니다.

항균제와 중복감염(superinfection)

우리는 세균 등의 미생물과 공존하고 있습니다. 모든 미생물이 몸에 해로운 것은 아니며, 요구르트에 포함되는 비피더스균이나 낫토에 포함되는 낫토균 등 발효식품으로부터 건강에 좋은 균을 섭취하고 있습니다.

종종 항균제 치료로 인해 몸에 유익한 기능을 하고 있는 장내 세균 등이 죽어 설사나 새로운 감염증 등이 일어날 수 있습니다. 이를 **중복감염**이라고 합니다(위막성 대장염 등). 그 예방에는 정장제(프로바이오틱스)의 복용이나 중복감염이 발생한 경우 항균제 중지와 치료를 고려합니다(그림 2).

그림 1 항균제 효과의 구조

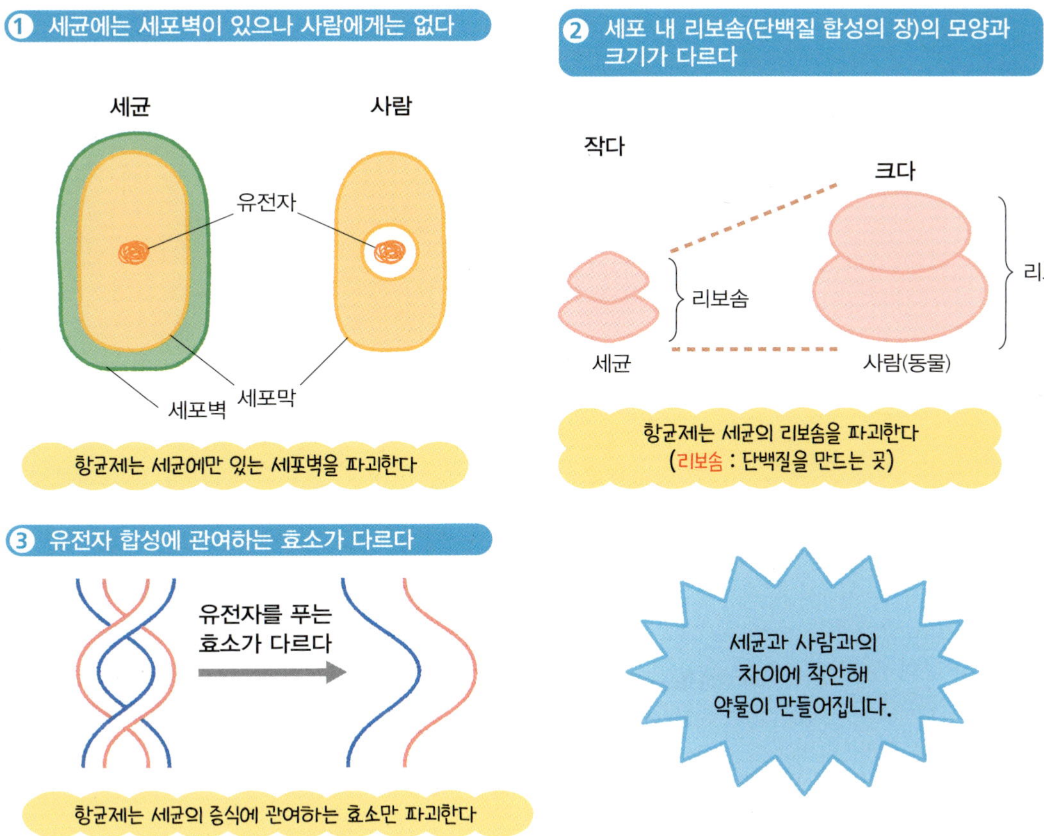

그림 2 항균제와 중복감염 핵심 POINT

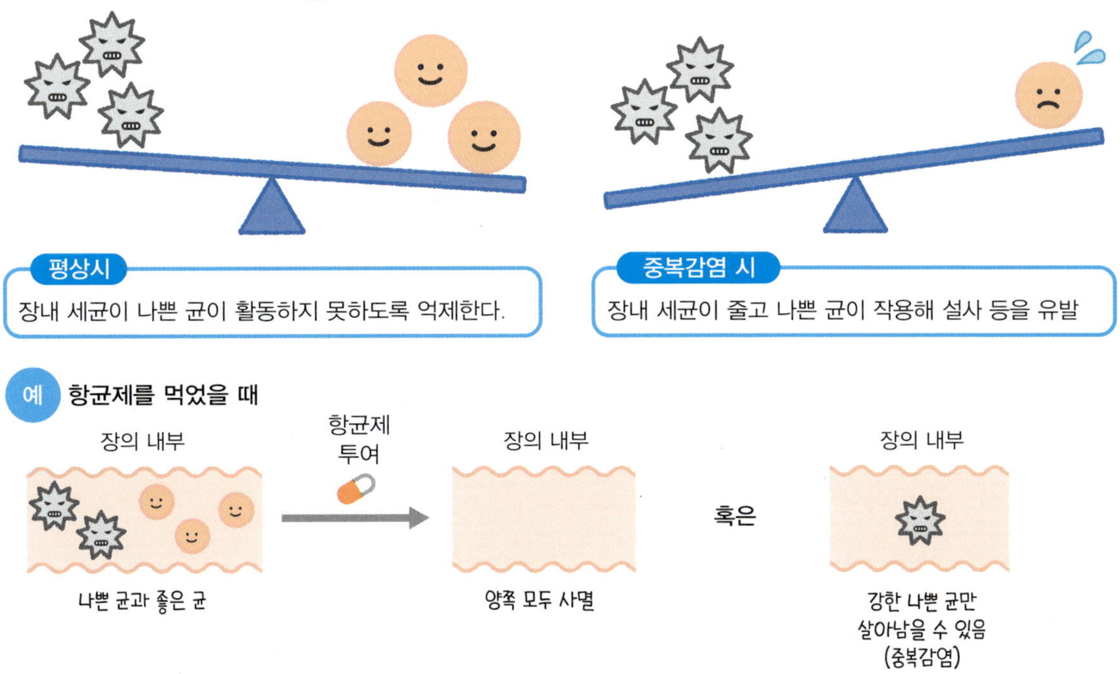

10-4 결핵(tuberculosis)

결핵의 초기 증상은 감기 증상과 매우 비슷해 방치하면 다른 사람에게도 감염되기 때문에 주의해야 합니다(**그림 1**). 일본에서 결핵은 제2차 세계대전 후에 환자 수가 감소했지만 현재도 환자는 존재합니다. 특히 면역 기능이 저하되기 쉬운 고령자에게 많은 감염증입니다(**표 1**).

결핵균(*tubercle bacillus*)

결핵균은 색소에 잘 염색되지 않으며, 산으로 처리해도 탈색이 잘되지 않아 **항산균**이라고 불립니다. 결핵균의 감염증은 정상인의 경우 면역력의 작용으로 인해 즉시 발생하지 않을 수도 있으며, 이러한 상태를 **잠재성 결핵 감염증(LTBI)**(**그림 2**)이라고 합니다. 발생하지 않은 채 생을 마감할 수도 있지만 면역력이 저하되는 질환, 약물치료, 노화로 인해 발생할 가능성이 있어 주의해야 합니다. 조기 발견 후 치료하는 것이 감염 확대 방지에 도움이 됩니다.

결핵균에 의한 감염증은 폐결핵 이외에도 폐외결핵(결핵성 수막염, 장결핵, 결핵성 척추염)이 있습니다.

감염 확대의 예방

결핵균은 **공기감염**(비말핵감염)됩니다(**그림 3**). 특히 기침이나 재채기 등 수분을 포함한 비말 상태에서 감염력이 매우 높아 예방을 위해 환자는 **서지컬 마스크**를 착용, 의료종사자는 **N95 마스크**를 착용하고 개인실을 관리해야 합니다(**10-8장 그림 2** 참조).

검사 방법

결핵균 유무의 판정은 영상검사, 가래 채취 · 도말검사에 의한 객담 중 결핵균의 양, 혈액검사의 IGRA(인터페론-γ 배출평가)검사, 핵산증폭검사(PCR) 등을 실시해 종합적으로 판단합니다.

결핵의 치료

결핵균 감염은 하나의 약제가 아닌 **여러 종류의 약물을 조합해 치료**합니다. 또한 투약 기간은 기본적으로 6개월이지만, 환자의 병세나 경과에 따라 길어질 수 있습니다. 정해진 기간에 투약하지 않으면 치료 효과를 충분히 볼 수 없을뿐더러 결핵균이 내성화할 가능성이 있어 지속적인 복용이 필요합니다. 결핵환자에게는 **DOTS**(직접감시하 단기화학요법, 투약을 직접 확인하는 방법)를 적극적으로 활용하여 적절한 치료를 하기 위해 필요한 지원을 하기도 합니다.

결핵균에 대한 항균제의 분류 · 사용법을 p160 **'레벨 UP↗ 감염증 치료'**에 정리했습니다.

그림 1 결핵의 초기 증상

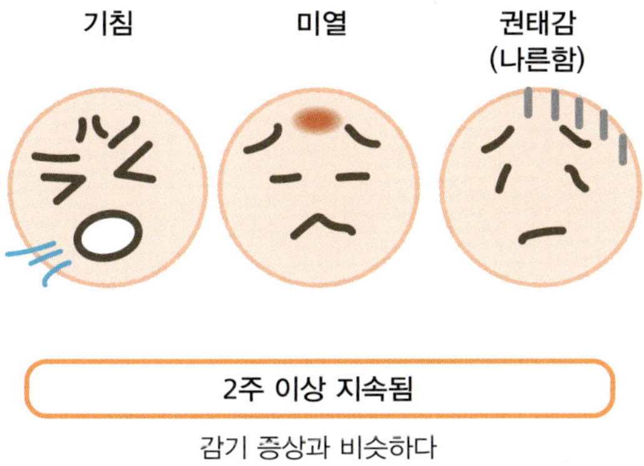

표 1 결핵 등록자 정보조사 연보집계(2018년)

연차별 · 연령별 결핵이환율(인구 10만당)

구분	2018년	구분	2018년
총계	12.3	40~49세	5.5
0~4세	0.5	50~59세	7.2
5~9세	0.1	60~69세	10.0
10~14세	0.4	70~79세	19.7
15~19세	2.7	80~89세	51.2
20~29세	10.1	90세 이상	82.8
30~39세	6.0		

(80~89세, 90세 이상: 많다)

결핵 감염 진단을 받은 환자는 고령자가 많다는 것을 알 수 있습니다.

그림 2 결핵 감염증과 잠재성 결핵 감염증(LTBI)

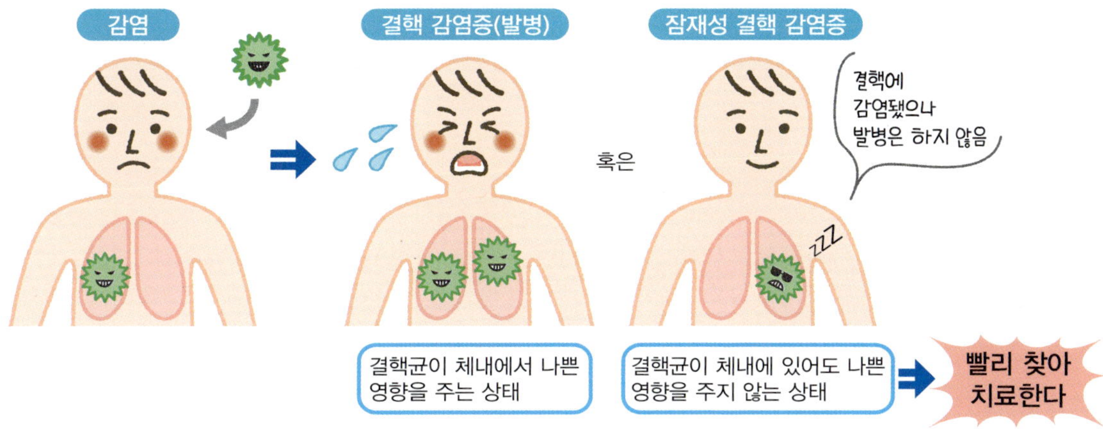

그림 3 결핵균의 비산 의료안전

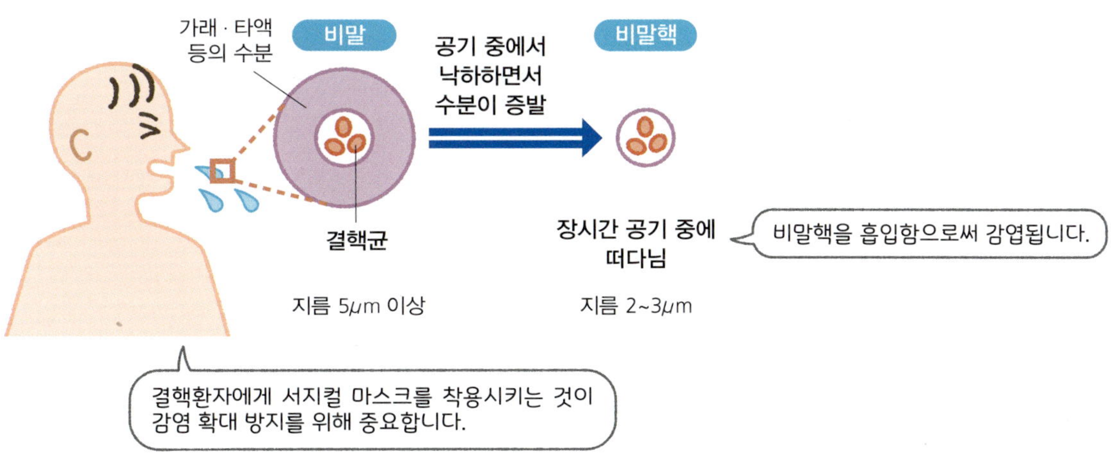

10-5 바이러스의 특징과 종류 1

바이러스의 특징과 신종 코로나 바이러스, 치료 가능한 바이러스(인플루엔자, 헤르페스, HIV, 간염 바이러스 등)에 대해 설명합니다.

바이러스의 특징과 치료

바이러스가 세균과 크게 다른 점은 스스로 에너지를 생성할 수 없는 점입니다. 사람(동물)의 세포의 증식 기능을 이용해 증식하는 매우 철면피 같은 병원체입니다(그림 1). 세균과 바이러스는 구조나 증식 과정이 다르기 때문에 바이러스 감염의 치료에 **항균제는 효과가 없습니다.** 상기도염 등의 감기 증상 원인은 대부분은 바이러스(그림 2)이기 때문에 내성균의 출현을 피하기 위해서도 불필요한 항균제의 사용은 삼가야 합니다. 감기의 원인 바이러스를 제거하는 치료제는 없기 때문에 발열 등의 증상을 억제하는 대증요법을 실시합니다. 또한, 충분한 수면이나 영양공급을 통해 면역력을 회복시키는 것이 중요합니다.

바이러스가 증식하는 구조

바이러스는 껍질 속에 유전자(DNA 혹은 RNA)를 가지고 있습니다. 증식 시에는 사람의 세포에 접촉해 탈핵하며, 바이러스의 유전자를 사람의 유전자 속으로 침투시켜 증식합니다. 증식한 유전자를 기반으로 사람의 단백질 합성 기능(리보솜에 의한)을 사용하여 증식합니다(그림 3).

신종 코로나 바이러스(COVID-19)

2020년 겨울에 전세계로 감염이 확대한 바이러스로 경증으로 발열이나 기침 등의 감기 증상이나 후각 · 미각장애 등을 일으킬 수 있습니다. 중증으로는 폐렴을 유발합니다. 회복할 때까지의 기간을 단축할 수 있다는 약물(팍스로비드, 라게브리오 등)이 있습니다[2022년 3월 시점].

인플루엔자 바이러스

인플루엔자(influenza)는 가을부터 겨울, 초봄까지의 기간에 유행하는 계절성 인플루엔자와 계절성 인플루엔자와는 종류가 다른 신종 플루[A(H1N1)]가 있습니다.

[백신의 접종]

계절성 인플루엔자 백신은 유행을 예측하여 만들어지며, 유행 전 가을경(10~11월경)에 접종됩니다. 감염 및 중증화 방지를 위해 백신의 접종은 영유아, 소아, 고령자, 감염 가능성이 높은 고위험군 환자(면역력이 낮은 사람)를 중심으로 이뤄집니다. 백신 접종으로부터 효과 발현까지의 기간은 **약 2주 정도**이며, 효과의 지속은 **5달 정도**입니다.

[인플루엔자의 치료에 대해]

주류가 되고 있는 항인플루엔자제는 인플루엔자 바이러스의 증식 과정에 사용되는 뉴라미니다아제(neuraminidase)라는 효소의 기능을 억제하여 인플루엔자 바이러스의 증식을 억제하는 유형이 많이 사용되고 있습니다(그림 4).

또한, 다른 종류의 약물로는 사람의 세포 안에 들어간 인플루엔자 바이러스가 증식할 때 작용하는 엔도뉴클레아제(endonuclease)라는 효소의 기능을 억제하는 약물[발락사미르(baloxavir)]도 등장했습니다.

그림 1 철면피 같은 바이러스

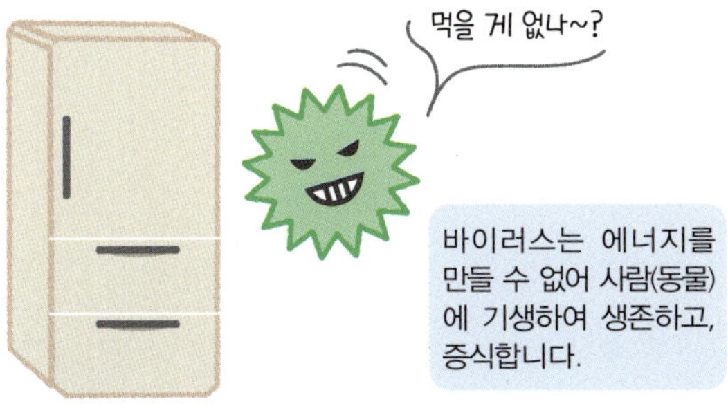
먹을 게 없나~?
바이러스는 에너지를 만들 수 없어 사람(동물)에 기생하여 생존하고, 증식합니다.

그림 2 감기의 원인 바이러스

라이노 바이러스
아데노 바이러스
코로나 바이러스
사람 메타뉴모 바이러스(hMPV)

↓

직접 제거할 수 있는 약물이 없어
대증요법을 실시

그림 3 바이러스가 증식하는 구조

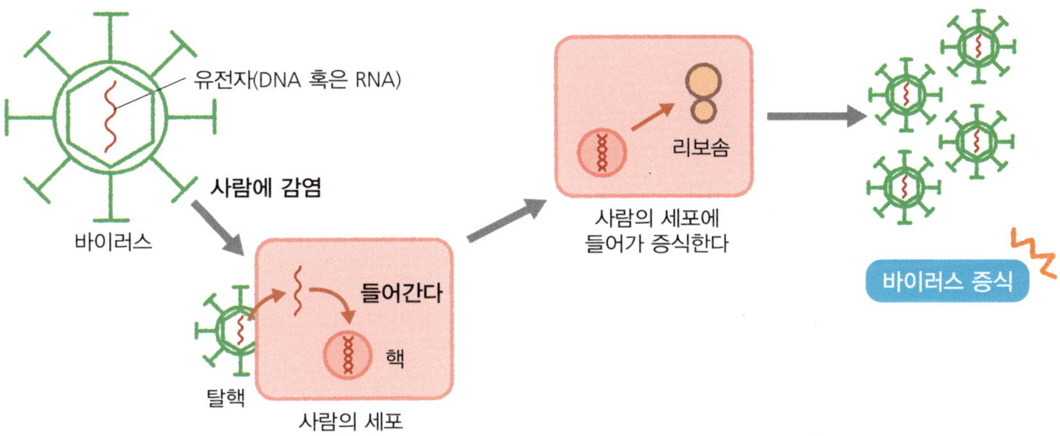

그림 4 인플루엔자 치료에 사용되는 약물과 그 작용 구조

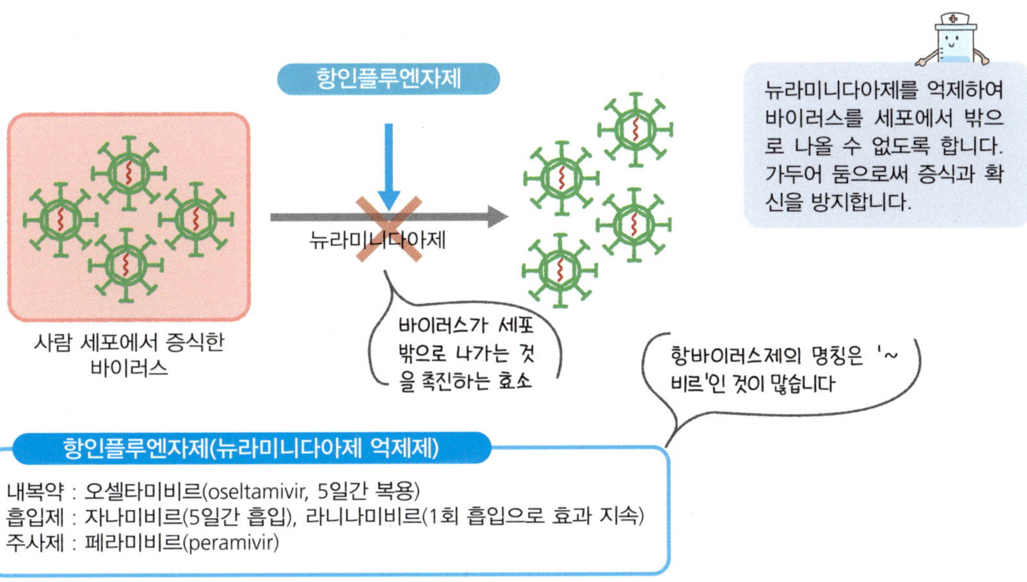

10-6 바이러스의 특징과 종류 2

헤르페스 바이러스와 치료

헤르페스(herpes)는 단순 헤르페스 바이러스 감염으로 인해 입술 헤르페스, 성기 헤르페스 등, 수두 · 대상포진 바이러스 감염으로 인해 수두, 대상포진을 일으킵니다. 치료제는 헤르페스 바이러스의 DNA 증식에 관여하는 효소(DNA 폴리메라아제)를 억제하는 아시클로비르(acyclovir) 등이 있습니다.

사람면역결핍 바이러스(HIV)와 치료

사람면역결핍 바이러스(HIV)는 **정액 · 질 분비액 · 혈액 · 모유** 등으로부터 감염됩니다. 감염 후에 감기 증상이 나타나기도 하지만 즉시 발병하지는 않습니다. 후천성면역결핍증후군(AIDS)이라 불리는 면역 기능의 저하(**뉴모시스티스 폐렴** 등을 발병)를 일으키는 원인이 됩니다.

약제의 종류에는 역전사효소 억제제(뉴클레오사이드계 · 비뉴클레오사이드계), 인테그라아제 억제제, 프로테아제 억제제, 침입 억제제 등이 있습니다. 약제 내성 바이러스의 출현을 막기 위해 약제는 한 종으로만 치료하지 않고, **3가지 이상을 조합**해 사용하도록 권장되고 있습니다. 대표적인 치료제는 아래와 같습니다.

- **역전사효소 억제제**([뉴클레오사이드계(NARTIs) : 지도부딘(zidovudine), 비뉴클레오사이드계(NNRTIs) : 에트라비린(etravirine)] : HIV의 세포 증식 기능에 들어갑니다. HIV는 증식할 때 RNA에서 DNA로 변환하는 효소를 이용할 필요가 있으므로 그 효소를 제어해 증식을 억제한다(**그림 1**).
- **인테그라아제 억제제**[랄테그라비르(raltegravir)] : HIV의 DNA가 사람의 DNA에 들어가는 것을 억제하는 약제(**그림 2**).
- **프로테아제 억제제**[리토나비르(darunavir)] : HIV의 유전자에 기반해 만들어지는 바이러스 단백질의 조립(분해와 구축)을 억제하는 약제(**그림 2**).
- **침입 억제제**[마라비록(maraviroc)] : HIV가 사람 세포에 침입하는 것을 제어해 HIV의 증식을 억제한다.

간염 바이러스와 치료

간경변증이나 간암의 주된 원인이 되는 B형, C형 간염 바이러스는 **혈액으로 감염**됩니다. 의료종사자의 주사바늘의 찔림 사고나 과거에 집단 예방접종으로 바늘을 반복 사용해 감염된 사례가 있습니다.

B형 간염의 치료제로는 인터페론과 핵산아날로그제제가 사용됩니다. 핵산아날로그제제는 간염 바이러스 DNA의 재료인 핵산과 유사한 약제를 투여함으로써 증식 시 바이러스가 실수로 약물을 흡수하도록 시켜 증식을 억제합니다(**9-3장 그림 4**의 대사길항제와 비슷한 접근법입니다).

C형 간염은 인터페론을 이용한 치료가 주류였으나 2014년에 새로운 간염 바이러스제가 개발되어 치료가 진보했습니다. 최근에는 C형 간염 바이러스의 증식을 억제하는 약물이(NS5A 복제 복합체 억제제나 NS5B 폴리메라아제 억제제)이 치료에 사용됩니다(**그림 3**).

치료제에 관해서는 **7-2장**도 참조 바랍니다.

그림 1 역전사효소 억제제(reverse transcriptase inhibitor)의 구조

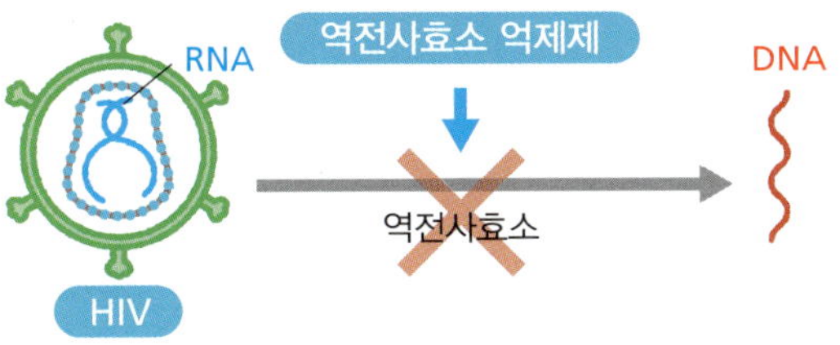

RNA에서 DNA로의 역전사를 억제하고 증식하지 못하도록 하는 약물이 역전사효소 억제제입니다.

그림 2 인테그라아제 억제제와 프로테아제 억제제(protease inhibitor)의 구조

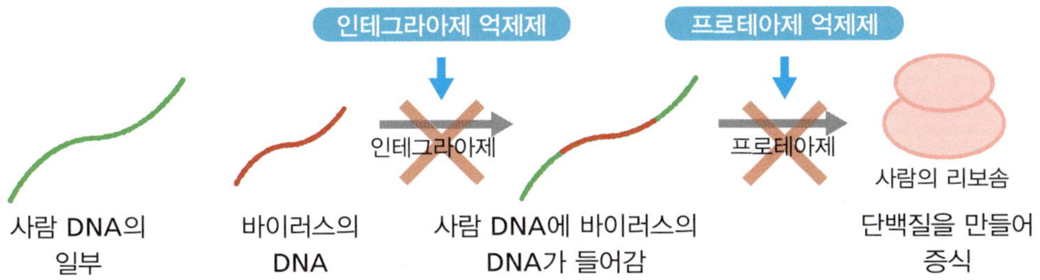

바이러스는 사람의 유전자에 섞여 증식하려고 합니다. 사람의 단백질을 만드는 시스템을 이용하여 증식합니다. 각각에 기능하는 효소를 억제해 바이러스의 증식을 저지합니다.

그림 3 C형 간염 바이러스의 증식 구조와 치료제

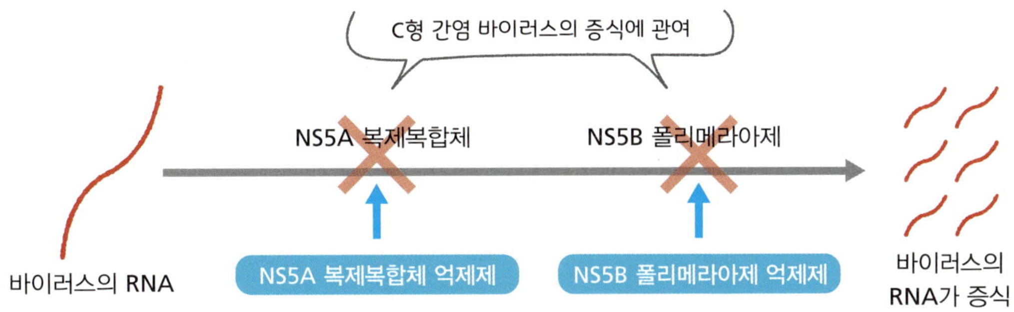

NS5A 복제 복합체 억제제, NS5B 폴리메라아제 억제제를 이용해 바이러스의 증식을 막습니다.

10-7 진균(fungi)의 특징과 종류

진균(fungi)은 말하자면 '곰팡이'입니다. 일상생활에서 흔히 보는 '버섯류(팽이버섯이나 능이버섯 등)'나 '효모(빵이나 된장의 발효에 관련된 것 등)'도 진균의 일종입니다. 여기서는 대표적인 진균에 대해 설명합니다.

진균의 특징과 구별법

진균의 구조는 사람의 세포와 많이 닮았으나 세포막이 사람과는 달리 에르고스테롤(ergosterol)이라는 성분으로 구성되어 있습니다. 세포벽의 성분인 **β-D-글루칸**이 접합균(털곰팡이류 등)을 제외한 모든 진균에 포함되어 혈액검사에서 진균감염 여부를 확인하는 데 이용됩니다(**그림 1**). 또한, 진균증은 백선(이른바 무좀) 등의 **표재성** 진균증(superficial mycosis)과 폐나 간 등의 장기에 발생하는 **심재성** 진균증(deepseated mycosis)으로 크게 나뉩니다.

진균의 종류

병원 내에서 발병하는 대표적인 진균 감염증에는 다음과 같은 종류가 있습니다.

- **칸디다(*Candida*)** : 피부나 장관에 서식합니다. 보통은 면역 기능에 의해 감염증은 발병하지 않는다.
- **아스페르길루스(*Aspergillus*)** : 토양 등에 서식한다.
- **크립토코쿠스(*Cryptococcus*)** : 조류 배설물 등에 포함된 진균.
- **뉴모시스티스(*Pneumocystosis*)** : HIV 감염증에 따른 면역 기능의 저하로 인해 폐렴이 발병한다.
- **백선균(*trichophyton*)** : 무좀의 원인균.

핵심 POINT

흡입 스테로이드제를 사용한 후에 스테로이드제가 입안에 남아 있으면 **구강인두 칸디다**(**아구창**이라고도 합니다)를 일으킬 수 있으므로 반드시 **양치질**을 합니다. 그 이유는 스테로이드제의 사용으로 구강 내 면역력이 억제되기 때문입니다.

진균 감염증의 치료

심재성 진균증은 면역력이 저하된 상태에서 발생합니다. 세균이나 바이러스 감염과 마찬가지로 진균에 대한 치료는 영양관리나 휴식 등 몸 상태의 개선도 동시에 이뤄질 필요가 있습니다.

항진균제는 세균과 마찬가지로 세포 구조의 차이에 착안하여 만들어집니다. 진균의 세포막에 포함된 성분은 사람의 세포와 다르기 때문에 진균의 세포막(에르고스테롤이 포함됨)을 파괴하고, 사람의 세포막(콜레스테롤이 포함됨)에는 영향을 주지 않는 약물이나 사람의 세포에는 존재하지 않는 세포벽의 합성을 억제하는 약물이 사용됩니다(**그림 2**). 치료제는 **표 1**에 정리했습니다.

그림 1 진균과 사람(동물) 세포의 차이

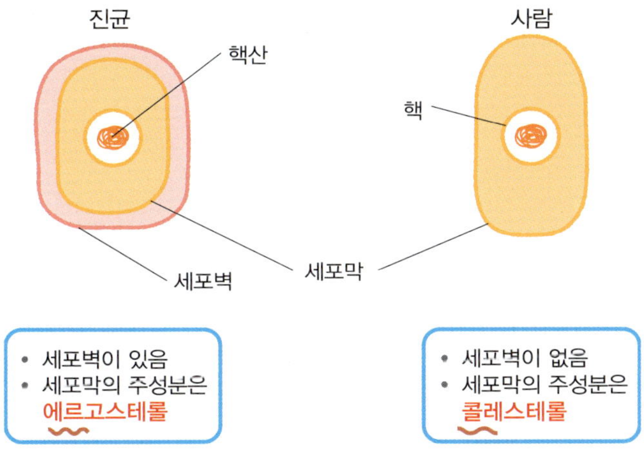

그림 2 항진균제의 작용 구조

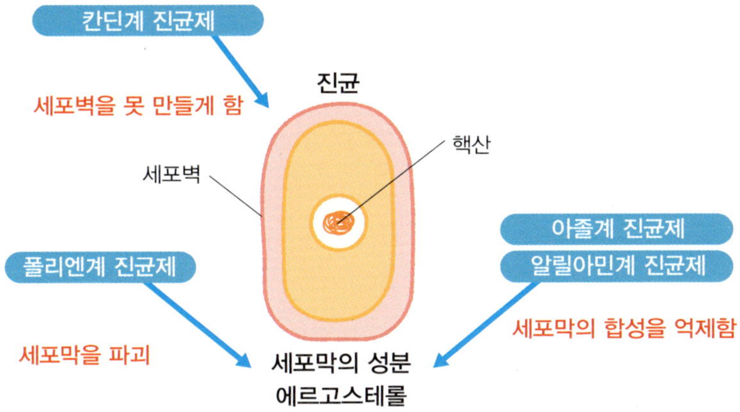

표 1 항진균제(대표적인 치료제와 균종)

약제명	특징	대상균종
암포테리신 B(AMPH) (폴리엔계)	진균의 에르고스테롤을 포함한 세포막을 파괴	거의 모든 진균에 유효
미코나졸(miconazole) (아졸계)	진균의 에르고스테롤 합성을 억제	칸디다, 아스페르길루스, 크립토코쿠스에 유효
이트라코나졸(ITCZ) (아졸계)		백선균, 칸디다, 아스페르길루스, 크립토코쿠스에 유효
테르비나핀(terbinafine) (알릴아민계)		백선균에 유효
마이카펀긴(MCFG) (칸딘계)	진균의 β-D-글루칸을 포함한 세포벽의 합성을 억제	칸디다, 아스페르길루스에 유효

뉴모시스티스 폐렴(pneumocystis pneumonia)의 치료에는 ST합제(항균제)가 사용됩니다.

10-8 감염경로와 표준예방책

감염경로의 특징

감염경로는 병원체의 종류에 따라 다르며, **땀을 제외한 체액(타액이나 혈액 등)을 통해 감염이 확대**되기 때문에 각각의 특징을 이해하고, 대응하는 것이 중요합니다.

- **혈액감염** → 혈액을 통해 감염
- **접촉감염** → 접촉하면서 손이나 손가락에 부착되어 점막 등에서 이행하여 감염
- **비말감염** → 기침이나 재채기로 비산하여 체내에 흡입함으로써 감염
- **공기감염** → 같은 공간에 부유하는 공기를 흡입함으로써 감염

각 감염경로별 대표적인 병원체를 **표 1**에 정리했습니다.

감염에 의해 증상을 일으키는 병원체의 배출

세균이나 바이러스 등의 병원체는 다양한 증상을 일으킵니다. 그 증상에 따라 병원체가 사람의 몸 밖으로 배출되어 다른 사람에게 병원체를 옮길 우려가 있으므로 감염 확대 방지에 힘쓸 필요가 있습니다. WHO에서는 감염 확대 방지를 위한 행동지침으로서 다섯 가지의 타이밍을 강조합니다(**그림 1**). 손의 위생도 이러한 타이밍에 실시해야 합니다. 증상과 주의사항은 아래와 같습니다.

- **바이러스나 세균성 위장염**(노로바이러스 · 로타바이러스 · 대장균 등) : 설사 · 구토를 일으키므로 구토물이나 분변의 취급에 주의해야 합니다.
- **호흡기 감염증**(인플루엔자 · 마이코플라즈마 · 신종 코로나 바이러스 등) : 기침, 가래 등이 나오므로 감염자에게 서지컬 마스크를 착용시킵니다.

예방에 사용되는 물품

표준예방책이라는 것이 있어 그때 사용되는 물품에 대해 정리합니다.

- **서지컬 마스크**(외과용 마스크) : 체액 등이 비산할 가능성이 있는 경우에 한해 사용하며, **비말감염**을 예방할 수 있습니다.
- **N95 마스크**(**그림 2**) : 서지컬 마스크보다 집진성이 강하고, 사용 시 **공기감염**을 예방할 수 있습니다.
- **가운 · 고글 · 페이스실드 · 장갑** : 체액 등이 비산할 가능성이 있는 경우에 사용하며, **접촉감염**을 예방할 수 있습니다.

상기 물품을 벗을 때는 손이 오염될 가능성이 있으므로 손 씻기나 손 소독제를 사용해 위생을 철저히 합니다.

물품은 아니지만 공기감염 방지를 위해 **음압실**을 사용합니다. 음압실은 방 내부의 공기에 포함된 병원체가 실외로 확산되지 않도록 되어 있습니다(**그림 3**).

청결과 불결의 구별

의료용 카트를 사용할 때나 세척실 내부의 청결과 불결 구역을 구별하여 교차하지 않도록 합니다.

표 1 감염경로와 병원체 핵심 POINT

감염경로	대표적인 병원체
혈액감염	B형 간염 바이러스, C형 간염 바이러스, HIV [참고로 A형 간염은 경구감염(굴 등의 조개류 섭취)으로 감염]
접촉감염	노로바이러스, 로타바이러스, 대장균(장관출혈성 대장균 포함), MRSA, 클로스트리듐디피실레, 인플루엔자 바이러스, 홍역바이러스, 풍진바이러스, 수두/대상포진 바이러스 등
비말감염	인플루엔자 바이러스, 홍역바이러스, 풍진바이러스, 마이코플라즈마, 노로바이러스, 신종 코로나 바이러스 등
공기감염	결핵균, 홍역바이러스, 수두/대상포진 바이러스, 노로바이러스 등

그림 1 손 위생의 다섯 가지 타이밍

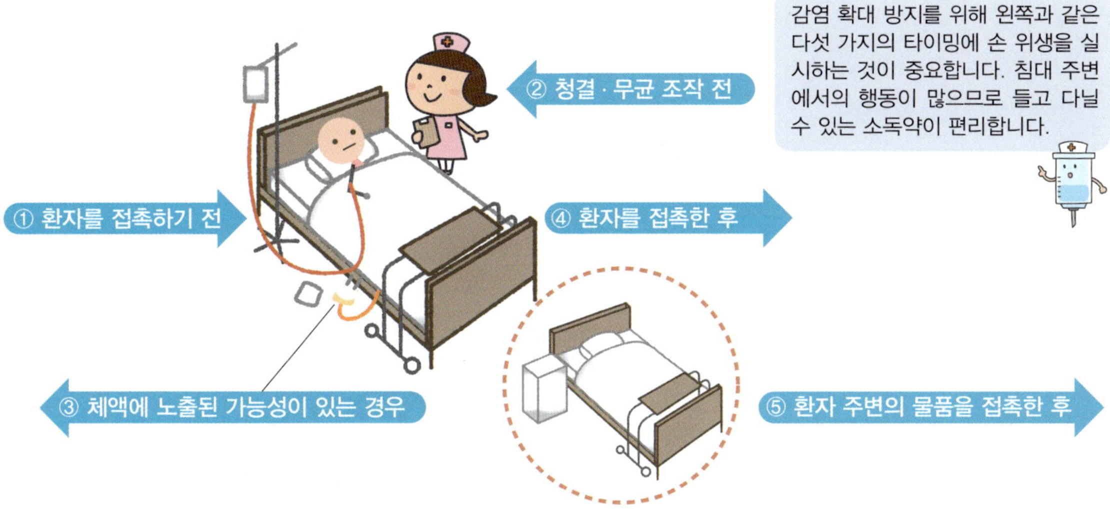

감염 확대 방지를 위해 왼쪽과 같은 다섯 가지의 타이밍에 손 위생을 실시하는 것이 중요합니다. 침대 주변에서의 행동이 많으므로 들고 다닐 수 있는 소독약이 편리합니다.

그림 2 N95 마스크

핵심 POINT

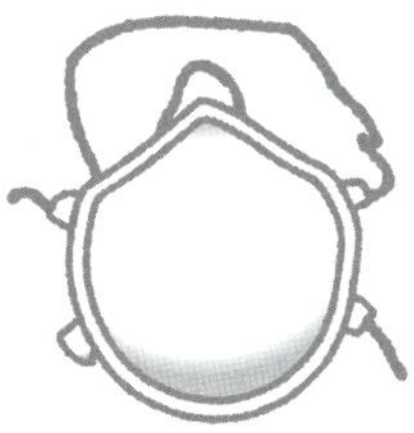

입자 포집 효율은 95.0% 이상이지만 착용 시 공기 누출이 없는지 확인하는 것이 중요합니다. 의료종사자가 사용합니다. 결핵 환자는 서지컬 마스크를 사용합니다(결핵은 몸 밖으로 나간 직후 상태에서 감염력이 강하기 때문).

그림 3 음압실의 구조(병원 내에서 공기감염을 예방하는 구조)

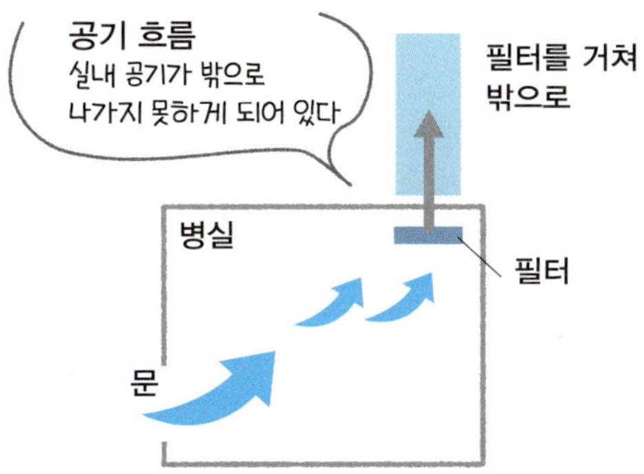

실내에 공기를 빨아들이는 팬이 있어서 실내의 공기가 병원 전체로 나가지 않게 되어 있습니다. 정기적으로 음압이 유지되는지 확인해야 합니다.

10-9 병원체와 소독약

10-8장에서 표준예방책을 설명했습니다. 여기서는 손 소독이나 기구의 소독을 어떻게 하는지 설명합니다.

균의 저항력과 소독약

일반 세균, 효모 모양의 진균은 저항력이 약하고, 소독약이 잘 듣습니다. 반대로 포자(spore)는 저항력이 강하고, 소독약이 가장 잘 듣지 않는 특징이 있습니다(**그림 1**).

소독약의 구분과 주의사항

세균이나 바이러스 등 병원체의 감염 확대 방지를 위해 소독약이 사용됩니다. 소독은 풀어 쓰면 '독을 지운다'지만 병원체가 모두 없어지는 것은 아닙니다. 한편, 멸균은 전용 기기를 사용하여 고온의 증기나 가스(**산화에틸렌가스** 등)로 균을 사멸시킵니다. 병원체는 그 종류에 따라 소독약에 대한 효과에 차이가 있어(저항성이 다르다는 표현을 합니다) 구분할 필요가 있습니다.

소독약은 효력이 강한 순서대로 고수준, 중수준, 저수준으로 나뉩니다. 대표적인 소독약에 대해 설명합니다.

① 고수준

- **글루타랄(glutaral)** : 포자에 효과가 있습니다. 자극성이 강하고, 인체에 사용할 수 없습니다.
  → **내시경 등 기구 소독**에 사용합니다. 소독약 사용 후 세정할 필요가 있습니다.

② 중수준

- **포비돈 요오드**(povidone iodine, 이소딘액) : 점막에 사용할 수 있습니다. **요오드 알레르기**에 주의해야 합니다.
  → 수술실에서의 창부 소독 등에 사용됩니다.
- **차아염소산나트륨(sodium hypochlorite)** : **금속 부식성**이 있습니다. 혈액이나 배설물 처리의 **환경 정비**에 사용합니다. 인체에는 사용할 수 없습니다(피부 자극성이 강해 손이 거칠어집니다).
  → 혈액이 바닥에 묻었을 때나 토사물의 처리 등의 환경 정비나 기구 소독에 사용합니다. 기구를 소독할 때는 충분히 세정하고, 규정된 희석 농도나 시간을 지켜 소독액에 담급시킵니다(**그림 2**). 사용 시에는 염소 냄새가 불쾌한 기분을 유발하므로 환기시킵니다.
- **에탄올(ethanol)** : 피부의 소독에 널리 사용됩니다. 알코올 금지 환자에게는 사용하지 않습니다. 점막에는 사용할 수 없습니다.
  → 주사 전이나 채혈 전의 소독, 인슐린 자가주사 등에 사용됩니다.

③ 저수준

- **클로르헥시딘(chlorhexidine)** : 결막의 윤곽 이외의 점막에는 사용할 수 없습니다.
- **벤잘코늄(benzalkonium chloride)** : 양이온 계면활성제(역성 비누)입니다.

소독약의 보관과 관리(그림3)

소독약에는 1회용과 대용량 제품도 있습니다. 대용량 제품은 반복되는 개봉으로 농도가 저하될 가능성이 있으므로 개봉일을 기입하여 가능한 한 빨리 사용합니다. 또한, 작은 용기 등에 나누어 담으면 오염될 수도 있으므로 보충하여 사용하는 것은 피합니다.

그림 1 병원체에 대한 소독약의 유효성

약함 ← 병원체의 저항성 → 강함

일반 세균 · 효모 모양 진균 (칸디다 · 크립토코쿠스) < 사상진균 (아스페르길루스 등) < 결핵균 · 바이러스 < 포자

잘 듣는다 ← 소독약 효과 → 잘 듣지 않는다

그림 2 차아염소산나트륨을 이용한 기구 소독의 주의사항

1. 소독액에 넣기 전에 충분히 세척한다

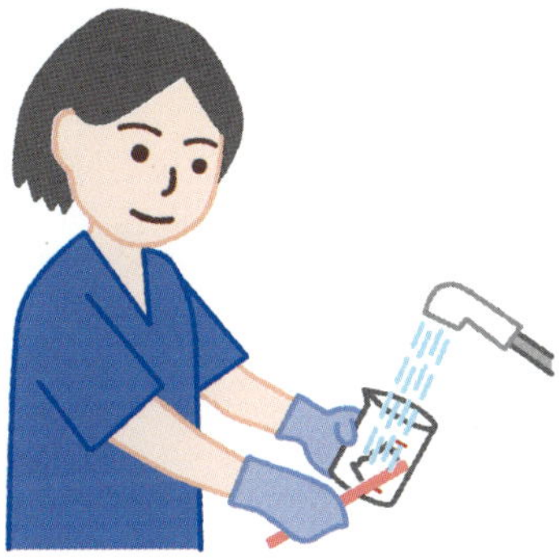

2. 농도와 담금 시간을 지킨다

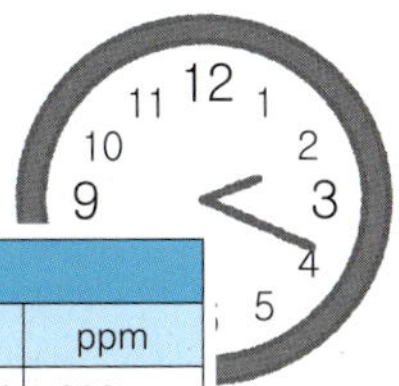

희석배율	농도 w/v%	농도 ppm
10배	0.1%	1,000ppm
20배	0.05%	500ppm
50배	0.02%	200ppm
80배	0.0125%	125ppm
100배	0.01%	100ppm

차아염소산나트륨의 유효 염소농도가 1%인 경우

3. 기구 전체를 충분히 담가 둡니다.

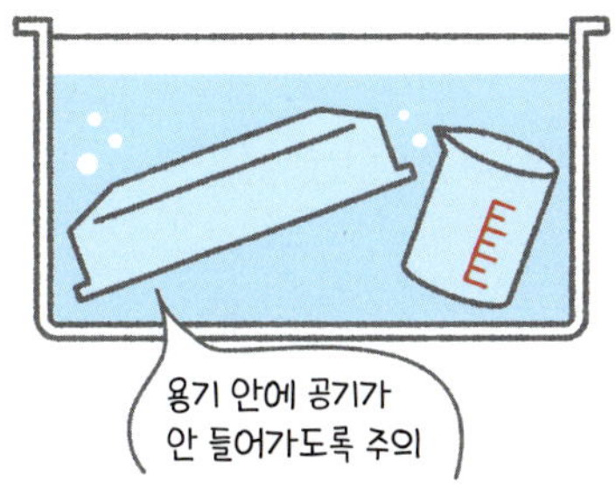

그림 3 소독약의 보관과 관리

1. 개봉일을 기입하여 가능한 한 빨리 사용한다

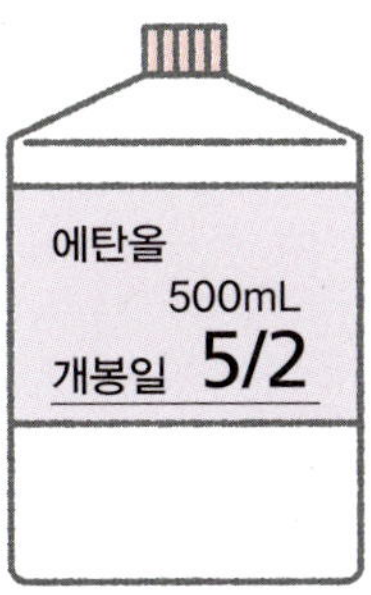

2. 기본적으로 소독약의 보충은 하지 않는다

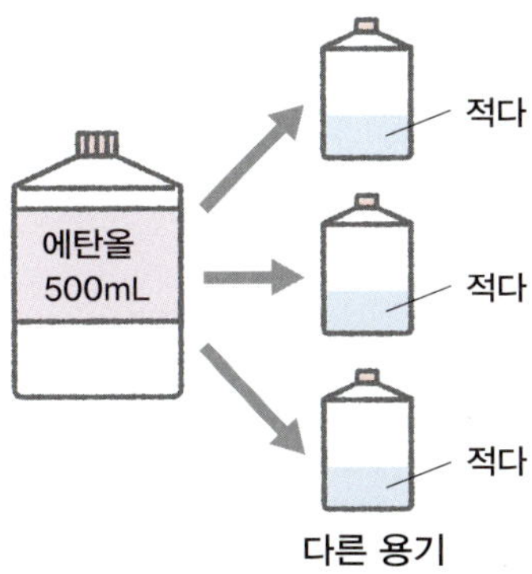

둘 다 열거나 닫기를 반복하면 농도 저하나 이물질 유입으로 이어집니다.
또한, 직사광선이 닿지 않는 어두운 곳에 보관합니다.

항균제, 한 걸음 더

항균제의 정균작용과 살균작용

항균제는 세균의 작용을 약화시키거나 활동을 억제하는 정균작용(테트라사이클린계나 마크롤라이드계 등)을 갖는 항균제와 사멸시키는 살균작용(β-락탐계 · 아미노글리코사이드계 · 뉴퀴놀론계 등)을 갖는 항균제로 분류됩니다.

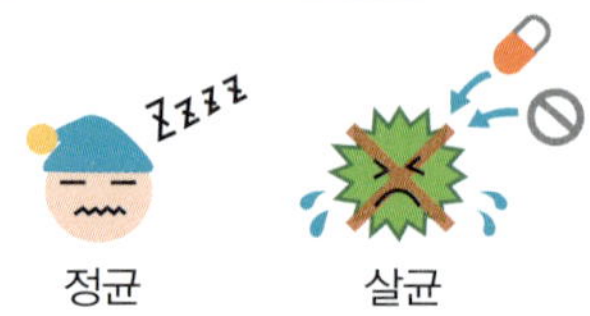

농도 의존형과 시간 의존형

항균제는 혈액 내 농도를 높임으로써 효과 발현에 뛰어난 것(농도 의존형)과 일정한 간격으로 반복 투여해 혈액 내 농도를 일정하게 유지함으로써 효과 발현에 뛰어난 것(시간 의존형)으로 크게 나뉩니다.

농도의존형 : 뉴퀴놀론계, 아미노글리코사이드계 등

시간의존형 : β-락탐계(페니실린계, 세펨계, 카바페넴계) 등

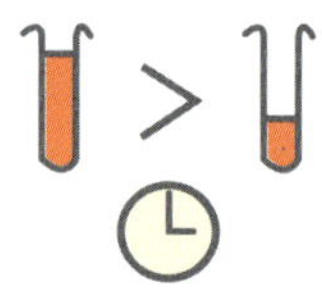

항균제가 효과를 발휘하는 구조

복습 **세균과 사람의 세포 차이**

① 세균은 세포벽이 있지만 사람은 없다.

② 세포 속 리보솜(단백질 합성의 장)의 모양이 다르다.
사람의 리보솜이 세균보다 크다.

③ 유전자 합성에 관여하는 효소가 다르다.

세균과 사람은 위와 같은 차이가 있었습니다.

다음에 각각의 차이를 기반으로 항균제의 특징을 설명합니다. 더불어 '~계'라는 명칭은 항균제의 화학 구조에서 유래했습니다. 간단히 그 특징을 정리합니다.

1) 세포벽 합성 억제제 : β-락탐계와 기타 약물

β-락탐계는 항균제의 구조 일부에 β-락탐 고리라는 구조를 갖는 것(다음 ①~③)입니다.

β-락탐계의 항균제는 **아나필락시스(anaphylaxis)**를 일으키기 쉬우므로 주의해야 합니다.

① 페니실린계(penicillins) 핵심 POINT

협역 스펙트럼의 특성을 갖는 벤질페니실린은 폐렴구균 등의 그람양성 구균, 성감염증인 임균(그람음성 구균), 매독 트레포네마 등의 감염증에 사용됩니다.

또한, 페니실린계 약물의 사용빈도 증가에 따라 항균제의 효과가 약해졌습니다. 이는 세균이 방출하는 β-락타마아제(β-lactamase)라는 효소로 인해 약물 구조의 β-락탐 고리 일부가 분해될 수 있게 된 것이 원인입니다. 따라서, β-락타마아제 분해효소 억제작용이 있는 약제와 페니실린계의 합제가 현재 사용되고 있습니다. 대표적인 것에 설박탐

(sulbactam) · 암피실린(ampicillin)이 있습니다. 타조박탐(tazobactam) · 피페라실린(piperacillin)은 광역 스펙트럼의 특성을 가지고 있으며 그람양성균(MRSA 제외), 그람음성균 등의 감염증에 사용됩니다.

아목시실린(amoxicillin)은 그람양성균[포도구균, 폐렴구균, A군연쇄구균(용련균) 등]이나 그람음성균(대장균)의 치료, 헬리코박터 파일로리의 제균에 사용됩니다.

② 세펨계(cephem)(제1~4세대)

페니실린계와 같이 세펨계도 β-락탐 고리를 갖고 있으나 β-락타마아제로 인해 분해되지 않도록 개발된 약제입니다.

세펨계는 세대에 따라 아래와 같이 항균작용의 강도에 강약이 있습니다.

	제1세대 (세파졸린)	제2세대 (세프메타졸)	제3세대 (세프트리악손)	제4세대 (세페핌)
그람양성균에 대한 효과	강함		약함	강함
그람음성균에 대한 효과	약함		강함	강함

( )는 대표 약물

수술 후의 감염 예방으로서 정형외과나 외과수술(위나 식도)에서는 표피포도상구균 등(그람양성균)의 감염을 예방하기 위해 세파졸린(cefazolin)을, 외과수술(대장)에서는 대장균(그람음성균) 등의 감염을 예방하기 위해 세프메타졸(cefmetazole)을 사용합니다.

수술이 시작될 때 항균제의 농도를 높일 수 있도록 절개 한 시간 전에 투여를 시작합니다. 수술이 길어 질때는 항균제를 반복 투여해서 혈액 내 농도가 저하되지 않도록 합니다.

③ 카바페넴계(carbapenem)

대표적인 약제는 메로페넴(meropenem)으로 그람양성균이나 그람음성균, 혐기성균 등 광역의 항균 스펙트럼을 가지지만, 메티실린내성 황색포도상구균(**MRSA**)에는 효과가 없습니다. 막연한 투여는 내성균의 발생(다제내성 녹농균 · 다제내성 아시네토박테르 등)으로 이어지므로 주의해야 합니다.

ESBLs(기질특이성 확장형 β-락타마아제)라는 특수한 효소를 생성하는 폐렴간균이나 대장균 등의 감염증 치료에도 이용됩니다.

④ 글리코펩타이드계(glycopeptide)

β-락탐계 이외의 세포벽 합성 억제작용이 있는 약제로 **반코마이신(vancomycin)**이 있습니다. 반코마이신은 기회감염증의 하나인 MRSA 감염증 치료제입니다. 약제의 사용으로 신독성이 발병하고, 농도가 너무 낮으면 치료 효과가 없어 **정기적으로 혈액 내 농도를 측정**할 필요가 있습니다.

또한, 반코마이신의 급속 정맥 내 주사에 의해 레드넥 증후군(히스타민의 유리에 의함, **8-4장 그림 1** 참조)을 일으킬 수 있으므로 천천히 투여(시간당 1g 정도)합니다.

그 외 테이코플라닌(teicoplanin)도 MRSA의 치료에 사용됩니다.

2) 단백질 합성 억제제

세균과 사람은 리보솜의 형태가 달라 세균 리보솜의 작용을 선택적으로 억제합니다. 대표 약물과 특징을 아래에 정리합니다.

① 아미노글리코사이드계(aminoglycoside)

녹농균 등의 그람음성 간균에 효과가 있습니다. **제8뇌신경장애**(난청, 현기증, 이명) 등의 부작용에 주의할 필요가 있습니다.

겐타마이신(gentamicin) : 녹농균에 유효합니다. 연고제제가 있습니다.

아르베카신(arbekacin) : 메티실린내성 황색포도상구균(MRSA)에 유효합니다.

스트렙토마이신(streptomycin) : 결핵균, 비결핵성 항산균증(MAC증 포함)에 유효합니다.

② 테트라사이클린계(tetracycline)

광역 스펙트럼을 가지며 마이코플라즈마, 리케차, 클라미디아 감염증 등에 사용합니다.

미노마이신(minocyclin) : 마이코플라즈마 폐렴에 사용되며, 부작용으로 현기증에 주의할 필요가 있습니다.

③ 마크롤라이드계(macrolide)

그람양성균에 대해 살균작용이 강하고, 호흡기계(기관지나 폐)로의 이행이 좋습니다.

에리트로마이신(erythromycin) : 페니실린계 알레르기가 있는 경우의 폐렴 등에 사용됩니다.

클라리트로마이신(clarithromycin) : 기관지염이나 폐렴 등에 사용되며, 헬리코박터 파일로리 살균에도 사용됩니다.

아지트로마이신(azithromycin) : 기관지염이나 폐렴 등에 사용됩니다. 1회 제제 또는 3일간 제제 복용으로 7일간 효과가 지속됩니다.

④ 옥사졸리디논계(oxazolidinone)

반코마이신 내성 장구균(VRE)에 사용됩니다.

리네졸리드(linezolid) : 반코마이신과는 달리 신장 기능의 영향은 적습니다. 새로운 내성균의 출현을 억제하기 위해서도 막연한 투여는 삼가합니다.

3) 핵산합성 억제제

세균의 유전자 증식에 관련된 효소(DNA 자이레이스)를 저해하고, 증식을 억제합니다. 사람의 유전자 증식에는 영향을 주지 않습니다. 대표 약물과 특징을 아래에 정리합니다.

① 뉴퀴놀론계(new quinolone)

그람양성균, 그람음성 간균(녹농균 포함) 등 항균 스펙트럼이 매우 넓지만 항균제 사용량의 증가에 따라 내성균의 출현이 증가하여 문제가 되고 있습니다.

시프로플록사신(ciprofloxacin) : 그람양성균, 그람음성균 전반에 사용하며, 특히 그람음성 간균에 대한 효과가 매우 강합니다.

4) 기타

기타 대표 약물과 특징을 아래에 정리합니다.

① 엽산합성 억제제(설파제)

엽산은 사람의 경우 음식에서 섭취할 수 있지만, 세균은 증식 시 스스로 엽산을 생성합니다. 이 엽산의 합성을 저해함으로써 증식을 억제합니다.

ST합제 : MRSA에도 효과가 있습니다. 면역 기능이 저하됨으로써 발병하는 뉴모시스티스 폐렴(진균)의 치료 등에 사용됩니다.

② 유전자 DNA 절단제

세균의 유전자를 절단해 증식을 막습니다.

메트로니다졸(metronidazole) : 혐기성균에 대한 효과가 강해 위막성장염의 치료, 트리코모나스라는 원충의 치료, 위·십이지장궤양의 원인인 헬리코박터 파일로리의 2차 제균에 사용됩니다.

결핵의 약물치료

일반적인 치료는 리팜피신·아이소나이아지드·에탐부톨·피라진아마이드(혹은 스트렙토마이신)의 4제 병용치료를 2개월간, 그 후 리팜피신·아이소나이아지드의 2제 병용치료를 4개월간, 총 6개월간 치료합니다. 정확하고 지속적으로 복용하는 것이 중요합니다.

리팜피신, 아이소나이아지드, 피라진아마이드는 간기능장애가 부작용으로 나타날 수 있으므로 정기적으로 혈액검사를 실시합니다. 각 약제의 특징은 아래와 같습니다.

결핵 치료제와 부작용 핵심 POINT

약물명	부작용
리팜피신 (rifampicin)	위장장애가 발생하기 쉬움. 약제가 적색화합물로 소변이나 눈물 등의 체액이 염색될 수 있으므로 주의
아이소나이아지드 (isoniazid)	복용 중에 비타민 B_6가 저하해 말초신경장애(손발 저림)가 나타날 가능성이 있으므로 비타민 B_6를 동시 섭취
에탐부톨 (ethambutol)	시력장애가 나타날 수 있으므로 정기적으로 확인
피라진아마이드 (pyrazinamide)	고요산혈증을 일으키기 쉬움
스트렙토마이신 (streptomycin)	신장기능장애, 제8뇌신경장애(난청, 현기증, 이명)가 발생하기 쉬움

제10장 마무리 문제

다음 문제에 대한 설명이 올바른지 ○, ×로 답하라.

① 사람의 세포에는 세포벽이 없다.

② 결핵의 감염경로는 혈액감염이다.

③ 인플루엔자의 감염경로는 비말감염이다.

④ 항균제는 한 가지의 약물로 모든 세균을 사멸시킬 수 있다.

⑤ 감염증 여부는 혈액검사로만 판정한다.

⑥ 항균제의 사용으로 균교대증(중복감염)이 일어날 가능성이 있다.

⑦ 바이러스 감염증에는 항균제를 2종류 이상 사용한다.

⑧ 인플루엔자 바이러스 감염증의 예방에는 백신이 효과적이다.

⑨ 항진균제는 사람의 세포막 성분에 포함되는 에르고스테롤에는 작용을 나타내지 않는다.

⑩ 손 소독에 글루타랄을 사용한다.

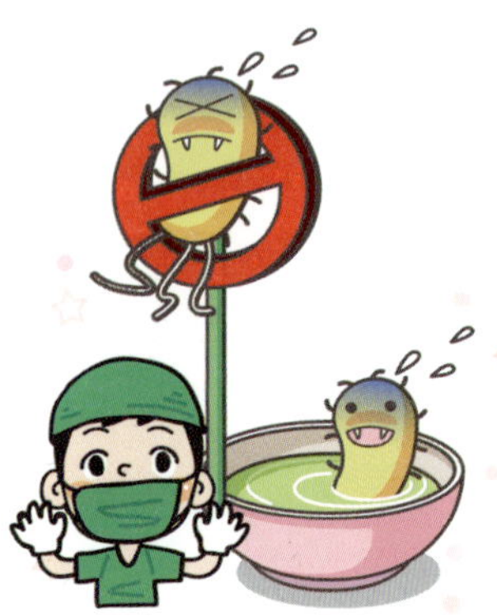

제11장

기타 각 기관에 관련된 질환과 치료

마지막 제11장에서는 각 장에 다 담지 못한 내용들을 정리했습니다. 병원에서 근무하는 데 있어서도 중요한 내용입니다.

녹내장이나 백내장 등의 안과 질환, 병원 입원 중에 주된 치료와는 별도로 발생하는 욕창 등의 피부 질환, 수술 증례에 매우 많은 골절 질환, 입원환자에게 사용하는 수액제제 등에 대해 기본적인 접근법을 배웁니다.

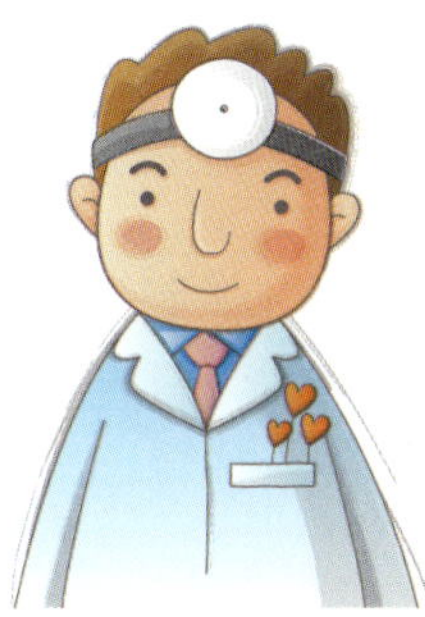

11-1 대표적인 눈 질환 - 녹내장, 백내장, 안구건조증
11-2 피부 질환과 욕창의 치료
11-3 골절과 치료
11-4 수액의 특징

11-1 대표적인 눈 질환

- 녹내장, 백내장, 안구건조증

눈은 그림 1과 같은 구조를 하고 있습니다. 외부의 빛이나 정보는 시신경을 통해 뇌로 보내져 인식됩니다. 눈의 질환에는 꽃가루 알레르기 등의 알레르기 질환이나 녹내장, 백내장과 같은 만성 질환이 있습니다. 알레르기에 관해서는 8-4장 '알레르기의 질환과 치료'를 참고하면 되겠습니다.

여기서는 녹내장과 백내장, 안구건조증의 질환과 치료 및 안약의 사용법을 설명합니다.

녹내장(glaucoma)

녹내장은 **실명 원인의 제1위**입니다. 40세 이상의 **20명 중 1명**이 녹내장이라고 합니다. 녹내장은 전방을 순환하면서 흐르고 있는 안방수(aqueous humor)가 적절히 배출되지 못해 안압이 높아져 시신경에 장애를 주고, 시야가 가려지는 질환입니다(그림 1). 치료는 안압을 저하시키는 것을 목적으로 레이저 치료, 수술(안방수의 배출구를 만드는 등), 약물치료가 이뤄집니다. 약물치료는 안방수의 생성을 억제하는 약제나 유출을 촉진하는 약제가 사용됩니다(표 1). 약물의 종류가 증가하여 점안하기 쉽도록 배합제(1-1장 참조)의 점안도 있습니다.

백내장(cataract)

수정체는 물과 단백질로 이뤄져 있으며, 노화 등으로 인해 백탁하여 백내장이 발생합니다. 단백질의 백탁은 날달걀을 삶으면 '반숙 달걀 → 삶은 달걀'으로 변화하는 이미지와 같아 서서히 수정체가 하얗게 되어 빛이 통과하지 못해 잘 안 잘 보이지 않게 됩니다(그림 3).

백내장의 진행을 억제하는 약제가 사용되지만 약물에 의한 치료를 받는 것은 어려우며, 진행되면 수정체 내의 변성 단백질을 제거하고 안구 내 렌즈를 치환하는 수술을 시행합니다. 안구 내 렌즈치환술 후에는 감염을 방지하기 위해 항균제 및 염증을 억제하는 점안제 등이 사용됩니다. 대개 당일 수술이 일반적으로 이뤄지고 있습니다.

안구건조증(dry eye syndrome)

안구건조증은 최근 디스플레이 기기(PC나 스마트폰 등)를 이용한 작업(VDT) 등으로 시력장애를 유발하는 현대병이라고도 할 수 있습니다. 증상은 눈의 건조뿐만 아니라 피로부터 통증까지 다양합니다. 치료는 인공눈물이나 각막 보호를 목적으로 한 히알루론산(hyaluronic acid) 점안, 점액 성분인 뮤신(mucin) 분비를 촉진하여 눈 표면을 촉촉하게 하는 레바미피드(rebamipide) 점안 등이 있습니다.

안약을 사용할 때의 주의사항 (핵심 POINT)

① 2종류 이상의 점안제를 사용할 때는 **3~5분 정도 간격**을 둡니다. 그 직후에 계속해서 점안하면 흘러나와 충분히 약제가 전달되지 않으므로 주의해야 합니다.

② 점안제의 특성상 다음과 같은 순서로 점안합니다.
수성 점안제 → 현탁성(물에 잘 녹지 않으며, 사용 시 잘 흔든다) 점안제 → **유성 점안제**
유성 점안제는 다른 약물을 튕기므로 마지막에 사용한다.

③ 점안제 용기의 끝이 **속눈썹에 닿지 않도록** 합니다(용기 끝이 오염되는 것을 방지합니다).

그림 1 눈의 구조

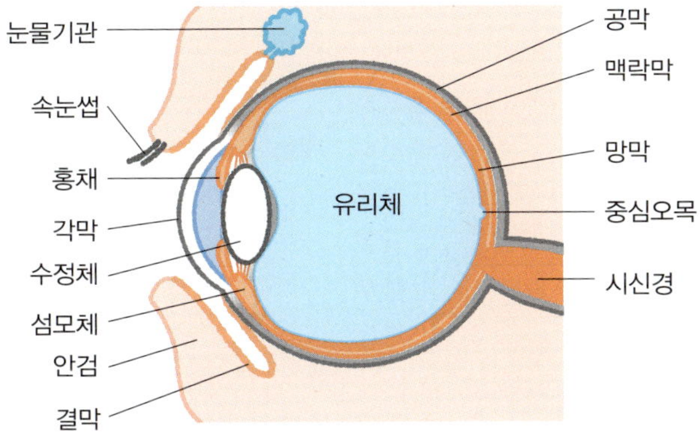

- 눈물기관에서 나오는 눈물은 안방수와는 다릅니다.
- 외부에서 들어오는 빛과 정보가 수정체, 유리체를 통해 시신경을 지나 뇌로 전달됩니다.

그림 2 녹내장의 원인

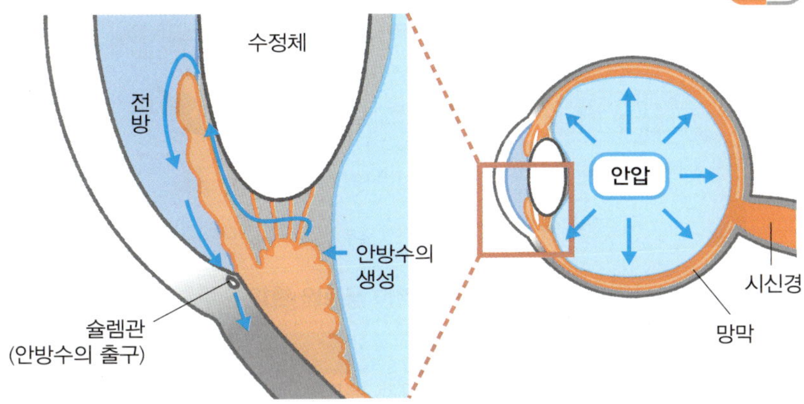

치료

안방수가 슐렘관(Schlemm's canal)을 통해 흘러나오기 어려워지고 안압이 상승함으로써 녹내장이 발생합니다. 따라서, 녹내장에는 안압을 낮추는 치료를 합니다.

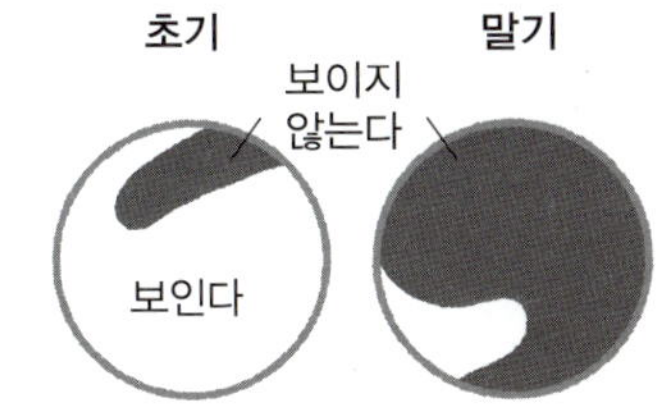

표 1 녹내장의 치료제

약물의 분류	치료 목적	대표적인 약물
아드레날린 β수용체 차단제	안방수의 생성을 억제	timolol
탄산탈수소효소 억제제	탄산탈수소효소를 저해해 안방수의 생성을 억제	dorzolamide
프로스타글란딘 제제	안방수의 부유출로 배출을 촉진해 안압을 내림	latanoprost
Rho 키나아제 억제제	안방수의 주유출로 배출을 촉진해 안압을 내림	ripasudil
EP2 수용체 작동제		omidenepag

그림 3 백내장의 원인

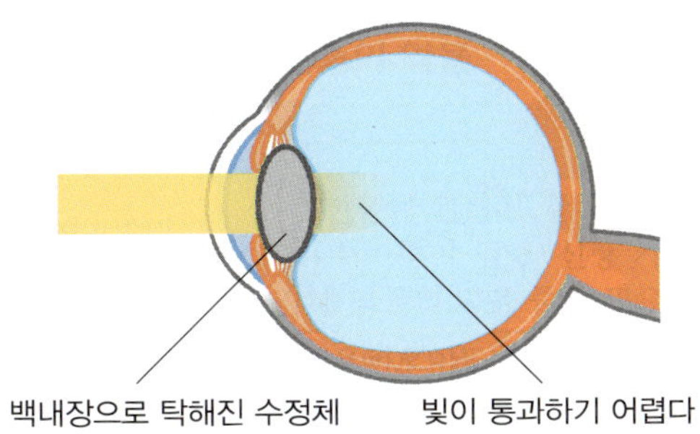

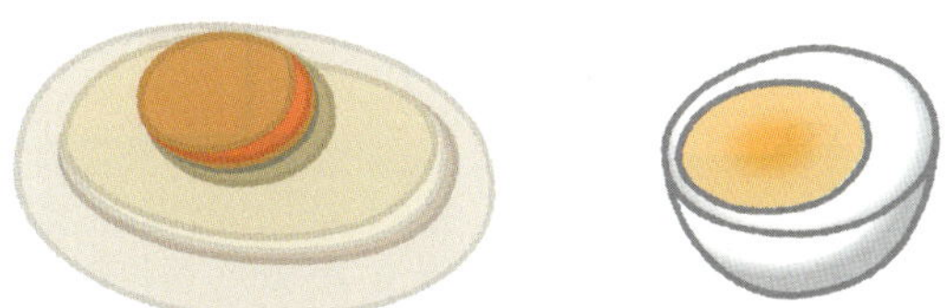

건강한 눈의 수정체는 날달걀 흰자와 같은 투명한 모양이고, 백내장은 반숙 달걀 → 삶은 달걀과 같이 흰자가 백탁하는 이미지입니다. 한번 삶은 달걀이 날달걀로 돌아가지 않는 것처럼 백내장이 생기면 되돌아갈 수 없으므로 백탁을 막는 것이 중요합니다.

11-2 피부 질환과 욕창의 치료

피부에는 외부와 분리되는 보호막 기능이 있어 신체의 외부로부터 이물질이 침입하는 것을 막아줍니다(**그림 1**). 그러나 피부의 손상이나 감염되기 쉬운 상황(역감염 상태)이 되면 병원체가 침입해 죽음에 이르는 심각한 감염증을 일으킬 수 있습니다. 대표적인 질환으로 욕창이 있으며, 욕창이란 피부의 일부가 붉게 붓거나 짓무르거나 상처가 생기는 질환입니다. 여기서는 피부에 사용하는 약물과 욕창에 대해 설명합니다.

피부 질환과 치료

피부의 표면은 표피로 덮여 있지만 땀구멍이나 모공이 있어 피부 표면에 도포하는 약물이나 붙이는 약인 첩부제는 표피, 땀구멍, 모공으로부터 침투해 피하조직으로 이행합니다. 피부 표면에 사용하는 약물의 종류는 **1-2장 표 1**, **표 2**를 참고하면 되겠습니다.

욕창의 발생과 평가

욕창이 발생하는 원인은 주로 두 가지입니다. 예방하기 위해서는 이런 원인들을 피하도록 해야 합니다.

- **저영양 상태** : 간에서 만들어지는 알부민의 감소로 알 수 있습니다. 간경변증이나 간암 등 중증의 간기능장애가 있을 때도 알부민이 저하되므로 아울러 주의가 필요합니다.
- **와병 생활이나 신체 움직임이 불충분** : 국소에 체중이 실리면 혈류가 나빠지고, 피부가 괴사합니다. 욕창이 발생하기 쉬운 곳은 **그림 2**와 같습니다.

욕창의 발생 가능성을 객관적으로 평가하는 지표로서 **욕창평가척도(braden scale)**가 있습니다(**표 1**). 6가지 항목으로 점수를 매깁니다. 점수가 낮을수록 욕창이 생기기 쉬우므로 주의가 필요합니다.

욕창이 발생했을 경우, 그 정도를 평가하는 지표로서 해외에서 만들어진 NPUAP/EPUAP나 일본욕창학회가 지정하는 **DESIGN-R**®이라는 지표가 있습니다. 욕창은 세정이나 약제의 사용 등을 계속하면서 평가하는 것이 중요합니다.

욕창의 치료와 예방

창부의 세정이나 드레싱제(창상 피복재 : 피부 표면을 덮는 의료용 재료) 및 치료와 동시에 저영양 상태나 체위의 개선도 중요합니다. 드레싱제는 **표 2**, 치료제는 **표 3**에 정리했습니다. 국소에 체중이 실리지 않도록 체위 전환이나 우레탄 매트 등을 사용하는 것도 중요합니다.

그림 1 피부의 보호막 기능

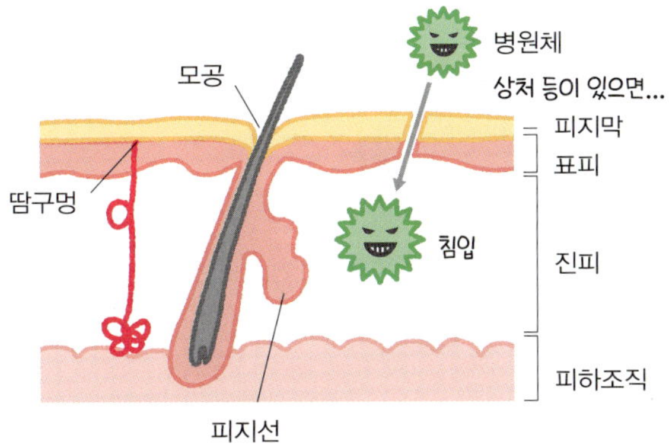

그림 2 욕창이 생기기 쉬운 곳 (핵심 POINT)

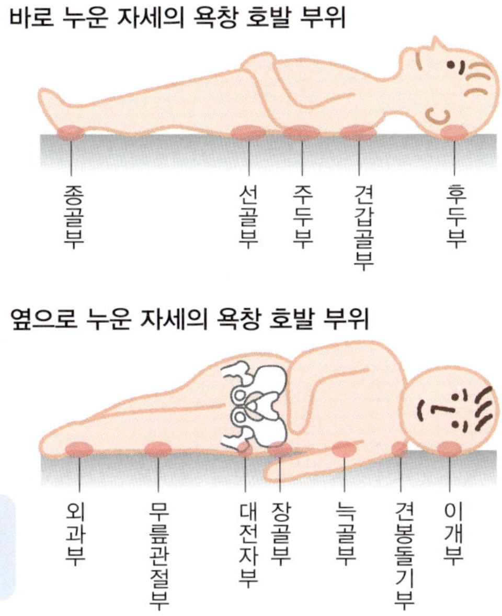

하이힐을 신은 여성의 발꿈치로 발을 밟히면 매우 아픕니다. 이는 국소에 무게가 실리기 때문이며, 욕창이 발생하기 쉬운 곳의 접근법과 비슷한 원리입니다.

표 1 욕창평가척도(braden scale) (핵심 POINT)

항목	1점	2점	3점	4점
지각의 인지	전혀 지각 없음	중증장애 있음	경증장애 있음	장애 없음
습윤	항상 습윤	대체로 습윤	종종 습윤	거의 없음
활동성	누운 상태	좌위 가능	종종 보행 가능	보행 가능
가동성	전혀 움직임 없음	매우 한정	약간 한정	자유롭게 움직임
영양 상태	불량	약간 불량	양호	매우 양호
마찰과 쓸림	문제 있음	잠재적으로 문제 있음	문제 없음	

표 2 드레싱제의 예시

용도	종류	용도	종류
창면 보호	폴리우레탄 필름	삼출액 흡수	폴리우레탄 폼
창면 폐쇄+습윤	하이드로콜로이드		하이드로폴리머
습윤	하이드로젤	감염 억제	은함유 드레싱제

표 3 욕창 치료제

약물명	특징
포비돈 요오드 · 정제백당 제제	창부의 감염 시에 사용(소독)
설파다이아진은 (silver sulfadiazine)	창부의 녹농균 감염에 사용(항생물질)
브로멜라인(bromelain)	괴사 조직의 분해 제거
알프로스타딜 알파덱스	혈관을 확장, 혈류를 개선해 세포 재생을 촉진
트라페르민(trafermin) (유전자 재조합)	혈관 신생작용 및 육아 형성 촉진작용

11-3 골절과 치료

뼈의 명칭

성인의 몸은 약 200개의 뼈 조합으로 구성되어 있습니다(**그림 1**). 뼈는 몸을 지탱할 뿐만 아니라 내장을 보호하고, 칼슘이나 인 등 몸의 기능을 유지하는 전해질을 저장하는 역할도 합니다.

골절의 원인과 치료

교통 외상 등의 큰 충격이나 폐경 후의 골다공증으로 인해 뼈가 약해지면 가벼운 넘어짐 등으로도 골절이 발생합니다. 골절은 수술이 가능한 부위나 상태라면 수술을 하지만 경도의 금이나 등뼈(척추나 요추)의 **압박골절*** 등의 경우, 코르셋을 사용하여 보존적으로 경과를 보는 경우도 있습니다(**그림 2**).

골절 수술은 뼈를 원래 상태로 되돌리는 것이 목적인데 이를 위해 일시적으로 뼈를 고정(고정물을 수술에 의해 넣는다)하고, 치유 후에는 고정물을 뺍니다(반영구적으로 안 빼는 경우도 있습니다).

대퇴골 경부골절과 치료

대퇴골 경부골절은 병원 내 입원환자가 많은 질환 중 하나입니다. 대퇴골의 허리 쪽 뼈는 골반으로 들어가는 것과 같이 뼈가 배치되어 있습니다(**그림 3**).

대퇴골 경부골절이 매우 많은 이유는 대퇴를 지탱하는 대퇴골의 골반에 가까운 쪽 부위가 목처럼 일부 가늘어져 있는 것이 원인입니다. 그 때문에, 골다공증 등으로 뼈가 약해져 있는 상태에서는 넘어진 충격으로 골절될 수 있습니다. 뼈가 부러진 쪽의 상태를 X-ray나 CT, MRI 영상 등으로 판단해(뼈가 부러진 형태의 분류 기준으로 **Garden 분류**라는 것이 있습니다) 인공골두치환술이나 뼈를 고정하는 기구를 넣는 수술을 합니다(**그림 4**).

그 외, 대퇴골 경부의 인공골두 외에도 골반 쪽에 반구의 컵을 삽입하는 인공고관절 전치환술(THA)도 있습니다.

약물치료에 관해서는 수술 시 피부 표면의 세균 침입을 억제하는 목적으로 항균제를 사용하고, 창부나 재활 시 통증에 대해 비스테로이드성 항염증제나 아세트아미노펜이 사용됩니다(**8-5장** 참조).

---

* 정좌 자세를 장시간 하면 다리가 저려 옵니다. 이것은 정좌로 인해 신경이 압박됨으로써 발생합니다. 압박골절도 그와 마찬가지로 등뼈(척추와 요추)가 무너져 버림으로써 추간판이 돌출되어 신경을 압박함으로써 발생합니다.

그림 1 주요 뼈의 명칭

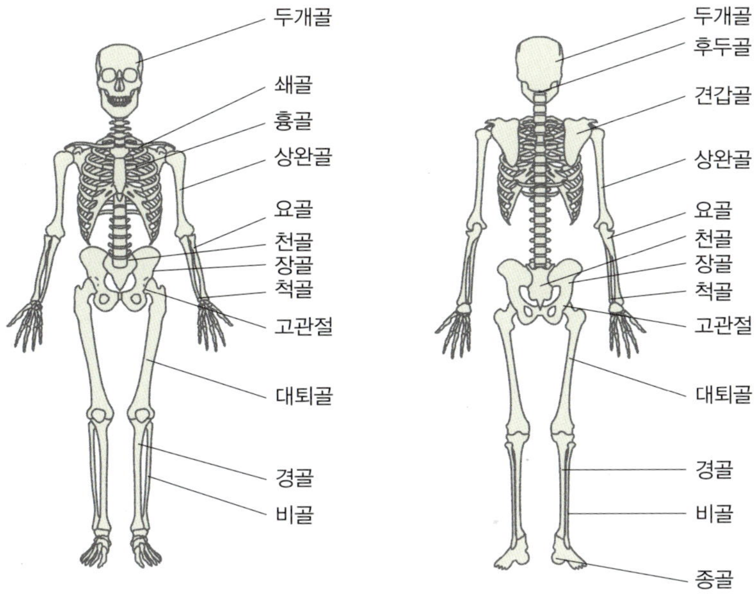

그림 2 압박골절

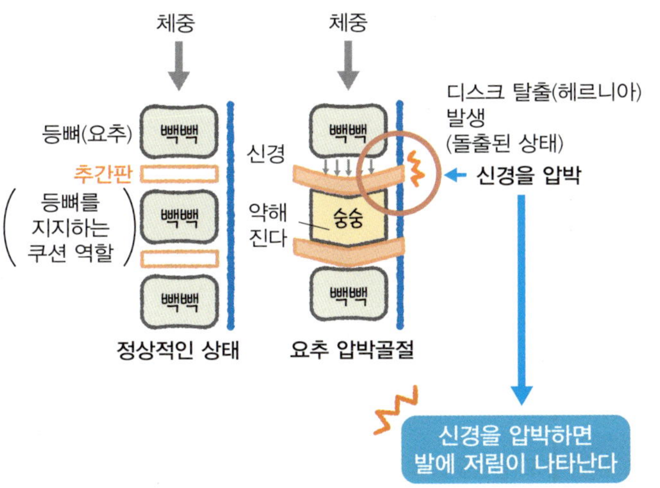

그림 3 대퇴골의 구조

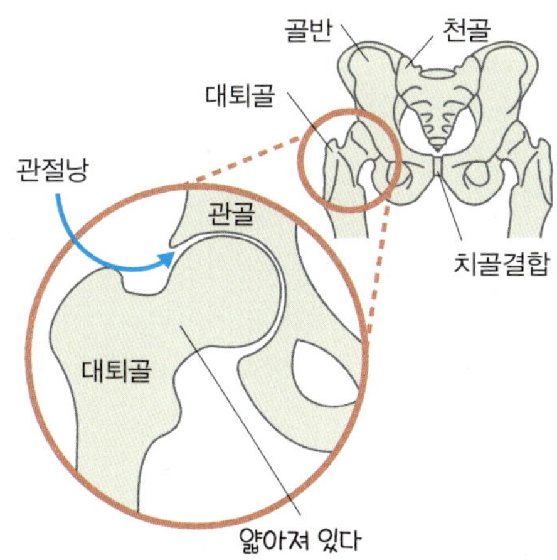

그림 4 대퇴골 경부골절 수술 방식의 예

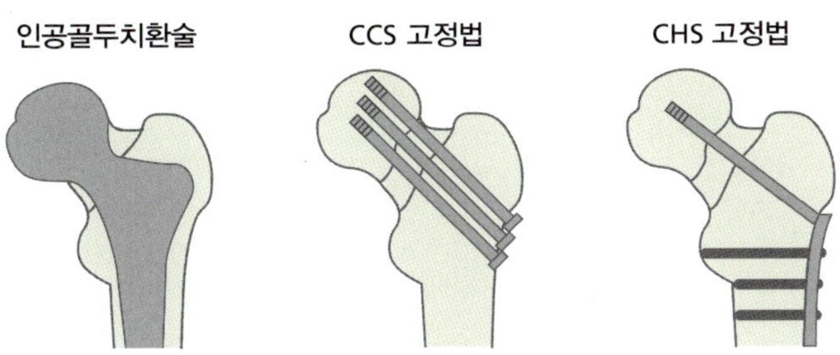

11-4 수액의 특징

대부분의 수액은 두 가지 액체를 기반으로 구성

수액은 몸의 체액과 비슷한 농도로 **0.9% 생리식염수**와 **5% 포도당액**을 기본으로 만들어집니다. 각 특징은 아래와 같습니다.

- **0.9% 생리식염수** : **세포외액**(혈액 중과 세포 사이)에 널리 퍼진다.

세포외액에는 나트륨 이온과 염화물 이온이 많이 포함되어 있으며, 순환혈액량을 증가시킬 때(혈압을 높이고 싶을 때) 사용됩니다.

- **5% 포도당액** : **세포내액(intracellular fluid)**, **세포외액(extracellular fluid)**에 널리 퍼진다.

포도당액은 몸의 체액과 같은 농도로, 흔히 말하는 설탕물이기 때문에 인슐린의 작용으로 인해 포도당이 세포 내로 운반되어 물(자유수)이 됩니다. 포도당은 세포 내에서 에너지(ATP)를 만드는 재료가 됩니다.

세포외액과 세포내액의 이미지는 **그림 1**과 같습니다.

기타 수액의 접근법

기본적으로 위의 두 가지 수액이 기본으로 만들어져 있습니다.

- **링거액[등장액(isotonic solution)]** : 세포외액 보충액이라 불리는 것으로 0.9% 생리식염수에 나트륨 이온이나 염화물 이온 이외에 미량의 전해질(미네랄)을 첨가하여 조절한 것(**그림 2**)
- **1~4호액[저장액(hypotonic solution)]** : 0.9% 생리식염수와 5% 포도당액을 믹스 주스처럼 섞은 것(**그림 3**). 등장액에 비해 나트륨 이온 농도에 차이가 있습니다.

탈수의 경우, 등장액과 저장액의 특징을 이해하고 사용합니다(**그림 4**). 기타 아미노산이나 지방을 보충하는 수액이나 포도당액 등의 당액과 아미노산을 섞은 것이 있으며, 농도가 높은 수액의 경우 투여 중에 혈관 통증이 없는지 확인합니다. 또한, 지방은 흰 액체의 지방유제 대사(분해)를 생각해 천천히 투여[시간당 0.1g/kg(체중)]합니다. 예를 들어, 지방유제 20%로 100mL면 20g이기 때문에 50kg 환자는 시간당 5g이므로 4시간 투약합니다.

수액 사용 시 주의사항

말초 수액을 통한 점적으로는 충분한 영양을 보충할 수 없습니다. 일시적인 사용에 그치고, 장기간 수액 투여하지 않도록 주의해야 합니다. 중장기적으로 영양 점적이 필요하다면 중심정맥 유치카테터를 이용한 TPN(중심정맥영양법)으로 투여합니다(**9-2장 그림 2** 참조). TPN은 말초 점적보다 농도가 높은 영양 점적을 할 수 있다는 특징이 있으나(**합병증으로서 고혈당**에 주의합니다) 가능한 한 식사를 통해 영양을 섭취(경장영양)할 수 있도록 합니다.

또한, 수액은 몸의 체액과 가깝도록 만들어져 있지만 일부 주사제끼리 결정이 생겨 버리는 것이 있어(예를 들면 산성과 알칼리성 주사를 합치는 등) 그대로 투여하면 혈관을 막을 수 있으므로 주사제의 조합(배합 변화라고 합니다)에도 주의해야 합니다. 더불어 두 가지로 구분된 제제는 반드시 개통 후 투여합니다(**그림 5**).

그림 1 세포외액과 세포내액, 0.9% 생리식염수와 5% 포도당액이 널리 퍼지는 부위 (핵심 POINT)

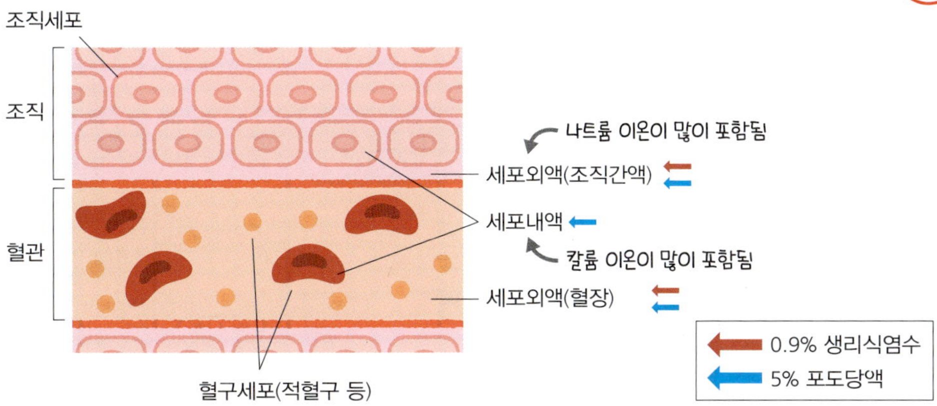

그림 2 링거액(등장액)

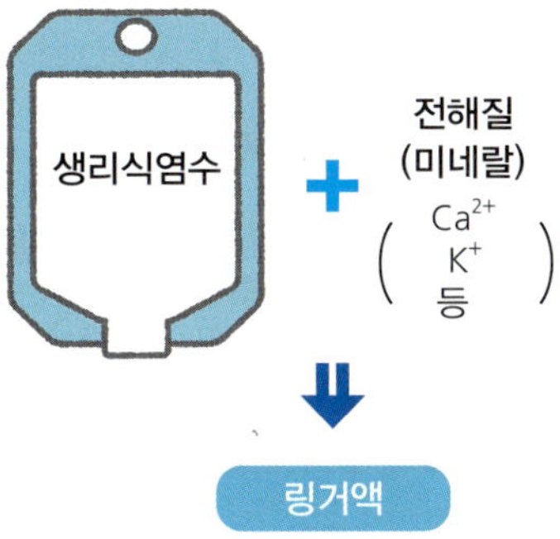

그림 3 1~4호액(저장액)

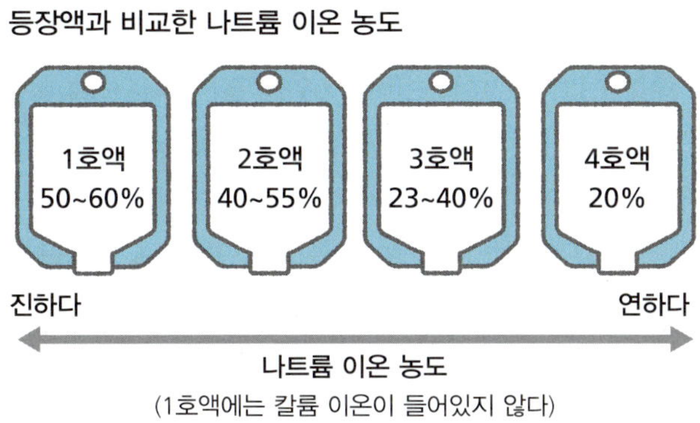

그림 4 탈수 (핵심 POINT)

- 고장성 탈수(1차 탈수 : 세포내외의 수분이 감소하는 탈수)

↓

치료 — **저장액**: 1~4호액 등을 투약

- 저장성 탈수(2차 탈수 : 나트륨이 감소하는 탈수)

↓

치료 — **등장액**: 생리식염수나 링거액 등을 투여

위의 두 가지 탈수가 함께 일어나는 혼합성 탈수도 있음

그림 5 두 가지로 구분된 수액의 투여 (의료안전)

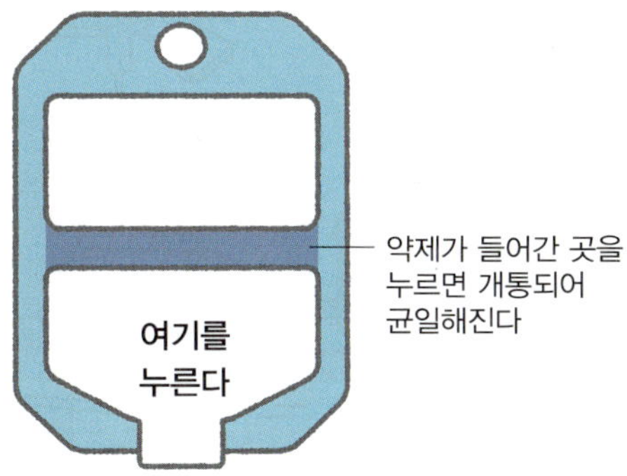

제11장 마무리 문제

다음 문제에 대한 설명이 올바르지 o, ×로 답하라.

① 녹내장은 시야가 녹색으로 보이는 증상이 나타난다.

② 백내장은 적극적인 약물치료로 완전히 고칠 수 있다.

③ 녹내장은 실명 원인 중 제1위이다.

④ 녹내장의 약물치료에는 안방수의 생성을 억제하는 약물을 사용한다.

⑤ 욕창의 원인 중 하나로 저영양을 들 수 있다.

⑥ 욕창은 복부에 발생하기 쉬운 특성이 있다.

⑦ 욕창 발생의 리스크 평가로 욕창평가척도(braden scale)가 있다.

⑧ 요추의 압박골절 치료는 적극적으로 수술을 한다.

⑨ 대퇴골 경부골절의 중증도 분류에 Garden 분류가 있다.

⑩ 골절 수술 후 재활 시 통증이 발생하는 경우 비스테로이드성 진통제(NSAIDs)나 아세트아미노펜을 사용한다.

각 장의 마무리 문제(해답 · 해설)

제1장 마무리 문제(해답 · 해설)

① × : 약물에 따라 달라집니다.

② ○ : 내복약은 초회통과효과(간의 통과)에 의해 대사되지만, 주사제는 초회통과효과를 피할 수 있습니다.

③ × : 결합형 약물은 세포로 이행하지 않으며 약효를 나타내지 않습니다. 약효를 나타내는 것은 유리형(비결합형)입니다.

④ × : 치료 영역과 중독 영역이 가까운 약물은 약물 혈중농도 모니터링을 실시합니다.

⑤ × : 노화로 인해 신장 기능이 저하됨으로써 배설 지연이 일어나므로 반감기는 연장되고, 약효는 증강됩니다.

⑥ × : 대부분의 약물은 모유로 이행되는 것으로 알려져 있습니다. 소량이라도 영유아에게 영향을 주는 약물은 사용하지 않습니다.

⑦ ○ : 마약의 잔약이나 주사제의 빈 앰플은 마약 관리자에게 반납합니다.

⑧ ○ : 약물에 대한 정보는 정확성을 판단하여 사용해야 합니다.

⑨ × : 폴리파머시는 약물의 중복으로 인해 부작용이나 남은 약물이 많이 발생하는 문제입니다.

⑩ ○ : 보고를 통해 작업환경을 재검토하는 것이 중요합니다.

제2장 마무리 문제(해답 · 해설)

① × : 신경의 구조는 혈관과 달리 틈이 있는 구조로 신경전달물질이 정보를 전달합니다.

② ○ : α_1수용체의 자극으로 혈관이 수축되어 혈압이 상승합니다. 반대로 차단하면 혈관의 수축을 억제할 수 있어 강압제로 사용됩니다.

③ × : β_2수용체를 자극해 기관지가 확장합니다. 차단하면 기관지가 수축합니다.

④ ○ : 항콜린제는 부교감신경의 기능을 억제하기 때문에 장의 움직임을 제어하고, 변비를 일으킵니다.

⑤ × : 통합실조증은 신경전달물질인 도파민이 과도하게 분비됩니다.

⑥ × : 알츠하이머병 치료에는 아세틸콜린의 분해를 억제하여 작용을 증강시키는 약물이나 글루탐산을 억제하는 약물을 사용합니다. SSRI는 항우울제입니다.

⑦ × : 논렘수면과 렘수면이 일정한 비율로 발생함으로써 양질의 수면을 얻을 수 있습니다.

⑧ ○ : 벤조디아제핀계 약물은 기타 항불안제로 사용합니다.

⑨ × : 오렉신은 각성 호르몬으로 수용체 차단제가 수면제로 사용됩니다.

⑩ ○ : 간질은 발작을 예방하는 것이 중요합니다.

제3장 마무리 문제(해답 · 해설)

① × : 골수로 만들어집니다.

② ○ : 염분의 과다섭취는 고혈압을 유발합니다.

③ ○ : 자몽주스는 칼슘길항제의 대사를 저하시킵니다. 그 결과, 약물의 작용을 증가시켜 혈압의 저하를 일으킬 수

있어 병용을 피하는 것이 중요합니다.

④ O : 혈액 내 수분을 줄이는 목적으로 이뇨제가 사용됩니다.

⑤ × : 완전 폐색되는 질환은 심근경색입니다. 협심증은 관상혈관의 일부가 얇아져 심근에 산소와 영양이 부족해 발생하는 질환입니다.

⑥ O : 발작 시에는 니트로글리세린의 설하정을 사용합니다. 설하정은 간에서의 초회통과효과를 피할 수 있고, 효과가 빠르게 나타납니다. 예방을 위해 혈관확장 효과가 있는 첩부제도 사용해야 합니다.

⑦ O : 아드레날린은 $\alpha \cdot \beta$수용체 양쪽에 작용하므로 혈관의 수축 및 심장 기능 증강의 상승효과로 혈압이 상승합니다.

⑧ O : 기타 부작용으로 부정맥이 있습니다.

⑨ O : 루프 이뇨제는 루프관에서의 물과 나트륨 이온의 재흡수를 억제하는 작용이 있기 때문에 혈액 내 나트륨 이온이 저하될 수 있으므로 주의가 필요합니다.

⑩ × : 통풍은 혈중의 요산이 증가하는 질환이므로 요산의 재료가 되는 푸린체를 많이 함유한 식품(맥주나 어란 등)의 과다 섭취를 자제해야 합니다.

제4장 마무리 문제(해답 · 해설)

① O : 호르몬은 혈액 내에 분비되며 혈류를 통해 작용기관에 도달합니다.

② O : 당뇨병은 생활습관이 관련된 2형이 환자 수가 많습니다.

③ × : 초기에 발병하는 것은 말초신경장애입니다.

④ × : 인크레틴은 인슐린의 작용을 강화하며 혈당을 간접적으로 낮추는 작용을 합니다.

⑤ O : 바소프레신은 뇌하수체 후엽에서 분비됩니다. 신장에서 물의 재흡수를 촉진하는 호르몬입니다.

⑥ × : 알도스테론은 부신피질에서 분비됩니다. 신장에서 물과 나트륨 이온의 재흡수를 촉진합니다. 부신수질에서는 아드레날린이 주로 분비됩니다.

⑦ O : 갑상선 기능항진증의 하나인 Graves병의 증상에는 그 외에 빈맥이나 대사의 항진(발열 · 발한 등)이 있습니다.

⑧ O : 고칼슘혈증에 주의해야 합니다. 증상으로 권태감(나른함)이나 섬망을 일으킵니다.

⑨ O : 칼시토닌은 주사제로서 근육 내 주사로 투여합니다.

⑩ O : 기타 수용성 비타민은 비타민 C에 항산화 작용이 있습니다.

제5장 마무리 문제(해답 · 해설)

① × : 이산화탄소는 물에 녹으면 산성을 나타냅니다. 많은 이산화탄소가 혈액 내에 쌓임으로써 호흡성 아시도시스(respiratory acidosis)를 일으킵니다.

② × : 혈액의 pH는 약 7.4이며 약알칼리성입니다.

③ × : 과환기증후군에서는 혈액 내의 이산화탄소가 감소(산성 요인의 감소)함으로써 알칼로시스를 가져옵니다. 과환기증후군은 패닉 시 발생하기 쉽기 때문에 주의가 필요합니다.

④ O : 기관지천식은 즉시형의 I형 알레르기입니다.

⑤ O : 기관지천식은 예방하는 것이 가장 중요하며, 예방에 스테로이드제의 흡입(염증 방지)이나 장시간 작용형의 β_2자극제(기관지 확장 작용)가 사용됩니다.

⑥ O : 인산코데인은 간에서 대사되며 모르핀이 됩니다. 모르핀의 부작용인 변비가 나타납니다.

⑦ O : β자극제의 사용으로 β_1작용이 출현하여 두근거림을 가져올 수 있습니다.

⑧ O : 흡인성 폐렴은 구강 내 세균의 기관에 대한 오연이 원인이 되므로 정기적인 구강 관리가 중요합니다.

⑨ ○ : 만성 폐쇄성 폐질환(COPD)은 흡연 습관에 의해 발생하는 질환입니다. 약물요법의 효과는 적으며, 재택산소요법(HOT)을 실시합니다.

⑩ × : 수면무호흡증후군(SAS)은 생활습관과 관계가 있다고 여겨지며, 체중 감소를 위해 생활습관의 개선이나 기기를 이용한 양압산소 흡입 등의 치료가 이뤄집니다.

제6장 마무리 문제(해답 · 해설)

① × : 위산의 pH는 1.0~2.0 정도로 강산성입니다.

② ○ : 지방은 다른 당질이나 아미노산과 달리 흉관(림프관의 일부)을 거쳐 전신으로 보내집니다. 당질이나 아미노산은 소장 점막에서 흡수되어 문맥에서 간을 거쳐 전신으로 보내집니다.

③ ○ : 역류성 식도염은 위산 배출이 원인이므로 위산 분비를 억제하는 H_2수용체 차단제나 프로톤펌프 억제제를 사용합니다.

④ × : 프로톤펌프를 저해함으로써 위산 분비를 억제합니다.

⑤ ○ : 헬리코박터 파일로리균은 위 · 십이지장 궤양의 원인 중 하나로 여겨지며, 항균제 두 종류와 프로톤펌프 억제제를 이용해 제균합니다.

⑥ × : 항암제로 인한 구역질에는 세로토닌이나 P물질이 관여합니다.

⑦ × : 산화마그네슘은 장관에서는 거의 흡수되지 않으며, 변에 수분을 유지하는 기능이 있습니다. 장기적인 복용으로 인해 약간의 흡수 축적이 생겨 고마그네슘혈증을 일으킬 수 있으므로 주의해야 합니다.

⑧ ○ : 글리세린은 관장에 사용됩니다.

⑨ ○ : 궤양성 대장염의 치료에는 내복약이나 주사제뿐만 아니라 외용제인 스테로이드제도 사용됩니다.

⑩ × : 염증성 장질환(IBD)의 초기 치료 효과가 충분히 나타나지 않은 경우, 항TNF-α제제가 사용됩니다.

제7장 마무리 문제(해답 · 해설)

① ○ : 간에서 생성되는 영양분으로 알부민이 만들어지므로 저영양이나 중증의 간기능 저하로 저알부민혈증(hypoalbuminemia)을 일으킵니다.

② ○ : 혈액 내 알부민이 저하됨으로써 교질삼투압(혈중의 수분을 유지하는 힘)이 저하됩니다. 그 결과 혈액 내 수분이 세포로 이행하기 때문에 부종이 발생합니다.

③ ○ : 프로트롬빈(prothrombin)이나 피브리노겐(fibrinogen) 등의 혈액응고인자는 간에서 만들어지기 때문에 중증의 간기능 저하로 생성량이 줄어 출혈 경향이 있으므로 수술 시에는 주의가 필요합니다.

④ × : 암모니아는 간에서 무해한 요소로 변하여 신장에서 배출되지만 간기능 저하로 인해 고암모니아혈증(hyperammonemia)을 일으킬 수 있습니다.

⑤ ○ : 간경변증이나 간암의 주된 원인으로 바이러스 감염이 있습니다.

⑥ ○ : 기타 부작용으로 신경정신 증상(자살기도 등)이나 간질성 폐렴 등도 들 수 있습니다.

⑦ × : 2014년에 C형 간염 바이러스의 치료제가 출시되어 치유될 가능성이 대폭 증가했습니다.

⑧ ○ : γ-GTP는 알코올성 간염 진단에 사용됩니다.

⑨ ○ : 담즙은 간에서 만들어져 담낭에 쌓여 필요시 소화관에서 분비됩니다.

⑩ ○ : 담도를 폐색시키는 원인(암이나 결석)이 있는 경우, 담즙 성분이 소화관이 아닌 혈액 내로 이행되어 전신으로 보내지면 황달이 발생합니다.

제8장 마무리 문제(해답 · 해설)

① × : 예방접종은 능동면역의 예로서 자기 면역 기능을 이용해 항체를 만들고 감염증의 중증화를 막습니다.
② × : 꽃가루 알레르기는 1형 알레르기로 기타 예로는 기관지천식이나 아나필락시스 등을 들 수 있습니다.
③ ○ : 1형 알레르기는 IgE항체가 관여하고 있으며, 비만세포에서 히스타민이 혈액 내 분비됨으로써 발생합니다.
④ × : 혈액 내 IgG항체가 가장 많이 포함되어 있습니다.
⑤ ○ : 전신홍반루푸스(SLE)는 자가면역 질환으로 스테로이드제가 치료에 사용됩니다.
⑥ ○ : 프로스타글란딘은 세포막의 인지질에 포함된 아라카돈산으로 만들어지며 염증성 물질인 브라디키닌의 분비를 촉진하고, 통증을 유발하는 작용을 합니다.
⑦ × : 비스테로이드성 진통제(NSAIDs)는 아라키돈산으로부터 사이클로옥시게나아제의 작용을 억제하고, 프로스타글란딘의 생성을 억제합니다.
⑧ × : 스테로이드제는 부작용으로 고혈당이나 역감염(감염증에 취약)이 있으므로 주의해야 합니다.
⑨ ○ : 비스테로이드성 진통제(NSAIDs)는 위점막을 보호하는 작용이 있는 프로스타글란딘을 억제하고, 점막장애를 일으킵니다.
⑩ ○ : 주사제나 내복약으로 스테로이드가 사용됩니다.

제9장 마무리 문제(해답 · 해설)

① × : 국내 사망 원인 제1위는 악성 신생물(암), 제2위는 심장질환, 제3위가 폐렴입니다.
② × : PSA는 전립선암의 지표이며, 간암의 지표로는 PIVKA-II 등이 있습니다.
③ × : 알킬화제는 유전자 DNA의 두 가닥이 풀어지지 않도록 하는 작용으로 암세포의 증식을 억제합니다.
④ ○ : 유방암의 치료에는 여성호르몬 생성에 관여하는 효소를 저해하는 약물 등을 사용합니다.
⑤ × : 면역관문억제제는 직접 암세포에 작용하는 것이 아니라 암세포가 발생하는 '면역 기능을 억제하는 물질'을 억제함으로써 면역 기능을 높이고, 암세포의 증식을 억제합니다.
⑥ ○ : 골수 억제에 의한 부작용에는 적혈구의 감소로 인한 빈혈, 백혈구의 감소로 인한 역감염, 혈소판의 감소로 인한 출혈 등이 있습니다.
⑦ × : 암 통증의 WHO 3단계 진통제 사다리에서 제1단계는 비스테로이드성 진통제(NSAIDs)나 아세트아미노펜 등의 진통제를 사용합니다.
⑧ ○ : 모르핀의 기타 부작용에는 구역질 · 구토, 졸음이 있고, 빈도는 적으나 중대한 부작용으로서 호흡 억제가 있습니다.
⑨ ○ : 돌출통에는 설하정도 사용됩니다. 지속통에는 펜타닐 첩부제(1일용, 3일용)나 지속주사 등을 이용해서 통증을 억제할 수 있습니다.
⑩ × : 신경장애성 통증(찌릿찌릿한 통증)에는 진통보조제를 사용합니다.

제10장 마무리 문제(해답 · 해설)

① ○ : 사람의 세포에는 세포벽이 없고, 세균의 세포에는 있습니다. 그 차이를 이용하여 사람의 세포에 영향을 주지 않으며, 세균만을 사멸시키는 항균제가 사용됩니다.
② × : 결핵은 공기를 통해 감염됩니다. 폐결핵 등 체외에 결핵균이 나올 가능성이 있는 경우, 음압실 등의 개인실에 격리할 필요가 있습니다.
③ ○ : 인플루엔자 증상인 발열이나 기침 등이 있는 경우, 환자에게 서지컬 마스크를 사용하게 하여 비말을 일으키지 않도록 하는 것이 중요합니다.

④ × : 항균제에 따라 항균 효과가 있는 균의 종류가 각각 다릅니다. 이를 항균 스펙트럼이라고 합니다. 제한된 균에만 대응할 수 있는 약물을 협역 스펙트럼, 폭넓고 많은 종류에 대응할 수 있는 약물을 광역 스펙트럼이라고 합니다.

⑤ × : 감염증은 혈액검사뿐만 아니라 감염징후(바이탈 등)나 영상검사 등을 종합적으로 판단해 평가합니다.

⑥ ○ : 항균제 사용으로 체내 환경을 보호하는 장내 세균 등도 사멸시켜 균교대증(중복감염)도 발생하고 설사 등의 증상을 일으킬 수 있습니다. 이러한 증상이 나타나면 약제의 중지를 검토합니다.

⑦ × : 바이러스 치료에는 항균제로 효과를 얻을 수 없습니다. 인플루엔자 등의 치료에 사용되는 약물처럼 바이러스의 종류에 따라 사용되는 약물은 한정되어 있습니다. 또한, 감기증후군에는 대증요법을 실시합니다.

⑧ ○ : 계절성 인플루엔자 감염증의 예방을 위해서는 10월~11월경에 백신을 접종합니다.

⑨ × : 에르고스테롤은 사람의 세포막에 포함되지 않습니다.

⑩ × : 글루타랄은 고수준 소독제로 손 소독에는 사용할 수 없습니다.

제11장 마무리 문제(해답 · 해설)

① × : 녹내장은 안방수의 유출 불량으로 안압이 상승하는 질환입니다.

② × : 백내장은 약물치료로 효고를 볼 수 없기 때문에 수술을 해야 됩니다.

③ ○ : 실명 원인의 제2위는 당뇨병성 망막증입니다.

④ ○ : 기타 안방수 배출을 촉진하는 약물이 사용됩니다.

⑤ ○ : 식사의 섭식 상황이나 저알부민혈증의 유무를 확인하는 것이 중요합니다.

⑥ × : 복부는 욕창이 발생할 일이 없으며, 바로 누운 자세나 옆 누운 자세에서 체중이 실리는 곳에 욕창이 발생하기 쉬우므로 주의가 필요합니다.

⑦ ○ : 기타 욕창 자체의 평가에는 DESIGN-R이 사용됩니다.

⑧ × : 요추 압박골절은 코르셋을 사용하는 등 허리에 체중이 가해지지 않도록 안정하고 치료하는 경우가 많으며, 수술 적응이 되는 경우는 적지만 요추에 골 시멘트(bone cement)를 넣는 수술도 있습니다.

⑨ ○ : 1형~4형까지 있으며, 숫자가 커질수록 중증도가 커집니다.

⑩ ○ : 통증이 있을 때는 진통제를 복용하면서 재활치료를 합니다.

약어 목록

5-HT : 5-hydroxytryptamine(5-하드록시트립타민)
ACE : angiotensin converting enzyme(안지오텐신 변환효소)
ACTH : adrenocorticotropic hormone(부신피질 자극 호르몬)
ADH : antidiuretic hormone(항이뇨 호르몬)
AED : automated external defibrillator(외부형 자동 심장 충격기)
ALT : alanine aminotransferase(알라닌아미노기전달효소)
AMR : antimicrobial resistance(항생제 내성)
APTT : activated partial thromboplastin time(활성화부분트롬보플라스틴시간)
ARB : angiotensin II receptor blocker(안지오텐신 II 수용체 차단제)
AST : aspartate aminotransferase(아스파르트산 아미노기 전달효소)
BCG : bacillus Calette-Guerin(칼메트-게랭막대균)
BPSD : behavioral and psychological symptoms of dementia(치매의 행동 · 심리 증상)
CCS : cannulated cancellous screw
CD : Clostridium difficile(클로스트리듐디피실레)
CHS : compression hip screw(압박고 나사)
COPD : chronic obstructive pulmonary disease(만성 폐쇄성 폐질환)
COX : cyclooxygenase(사이클로옥시게나아제, 고리산소화효소)
CPAP : continuous positive airway pressure(지속기도양압)
CTZ : chemoreceptowr trigger zone(화학수용기 방아쇠 영역)
DC : direct current defibrillator(직류심장충격기)
DNA : deoxyribonucleic acid(데옥시리보핵산)
DOTS : directly observed treatment, short-course(직접 복약 확인)
DPP4 : dipeptidyl peptidase-4(다이펩타이드분해효소-4)
DSS : dopamine system stabilizer(도파민계 안정제)
EGFR : epidermal growth factor receptor(상피 성장인자 수용체)
ENBD : endoscopic nasobiliary drainage(내시경적 비담도배액술)
EMR : endoscopic mucosal resection(내시경적 점막절제술)
ERBD : endoscopic retrograde biliary drainage(내시경적 역행담도배액술)
ERCP : endoscopic retrograde cholangiopancreatography(내시경적 역행성 췌담관조영술)
ESBLs : extended spectrum β lactamases(광범위 베타락타마제)
ESD : endoscopic submucosal dissection(내시경적 점막하 박리절제술)
EST : endoscopic sphincterotomy(내시경적 유두괄약근 절개술)
FSH : follicle stimulating hormone(난포 자극 호르몬)
G-CSF : granulocyte colony-stimulating factor(과립구 집락 자극인자)
GH : growth hormone(성장 호르몬)
GIP : gastric inhibitory polypeptide(위산 억제 폴리펩타이드)
GLP-1 : glucagon-like peptide-1(글루카곤 유사 펩타이드-1)
GnRH : gonadotropin releasing hormone(생식샘 자극 호르몬 방출 호르몬)

GTP : glutamyl transpeptidase(글루타밀 펩타이드 전이효소)
HDL : high-density lipoprotein(고밀도 리포단백질)
HER2 : human epidermal growth factor receptor type 2(사람상피세포증식인자수용체 2형)
Hib백신 : Haemophilus influenzae type b 백신(헤모필루스 인플루엔자 b형 백신)
HIV : human immunodeficiency virus(사람면역결핍 바이러스)
HMG-CoA : hydroxymethylglutaryl-coenzyme A(히드록시메틸글루타릴 보조효소 A)
HOT : home oxygen therapy(재택산소요법)
HPV : human papillomavirus(인유두종 바이러스)
IBD : inflammatory bowel disease(염증성 장질환)
IBS : irritable bowel syndrome(과민성대장증후군)
Ig : immunoglobulin(면역글로블린)
IGRA : interferon-ɣ release assays(인터페론-ɣ 배출평가)
ITP : idiopathic thrombocytopenic purpura(특발성 혈소판 감소성 자반증)
LOL : low-density lipoprotein(저밀도 리포단백질)
LH : luteinizing hormone(황체 형성 호르몬)
LT : leukotriene(류코트라이엔)
LTBI : latent tuberculosis infection(잠복 결핵감염)
MAC : mycobacterium avium complex(미코박테륨 아비움 복합체)
MARTA : multi-acting receptor-targeted antipsychotics(다수용체 표적화 항정신병제)
MRSA : methicillin-resistant Staphylococcus aureus(메티실린 내성 황색포도알균)
MMR 백신 : measles-mumps-rubella combined vaccine(홍역/볼거리/풍진 백신)
NaSSA : noradrenergic and specific serotonergic antidepressant(노르아드레날린 및 선택적 세로토닌 항우울제)
NK 1 : neurokinin 1(뉴로키닌 1)
NK세포 : natural killer세포(자연살해세포)
NMOA : N-methyl-D-asparate receptor(N-메틸-D-아스파레이트 수용체)
NRS : numerical rating scale(수치평가척도)
NS5A, NS5B : Non-structural protein 5A, 58(비구조 단백질 5A, 5B ; HCV가 증식하는데 필요한 단백질)
NSAIDS : nonsteroidal anti-inflammatory drugs(비스테로이드성 항염증제)
NYHA : New York Heart Association(뉴욕심장협회)
PCR : polymerase chain reaction(종합효소 연쇄반응)
PG : prostaglandin(프로스타글란딘)
PGE2 : prostaglandin E2(프로스타글란딘 E2)
PMOA : Pharmaceuticals and Medical Devices Agency(의약품의료기기종합기구)
PT-INR : prothrombin time-international normalized ratio(프로트롬빈시간국제표준비율)
PTCD : percutaneous transhepatic cholangial drainage(경피 경간 담도배액술)
PTGBD : percutaneous trans hepatic gallbladder drainage(경피경간담도배액술)
PTH : parathormone(부갑상선 호르몬)
RNA : ribonucleic acid(리보핵산)
SAS : sleep apnea syndrome(수면무호흡증후군)
SOA : serotonin-dopamine antagonist(세로토닌-도파민 길항제)
SGL T2 : sodium glucose co-transporter 2(나트륨-포도당 공동수송체 2)
SLE : systemic lupus erythematosus(전신홍반루푸스)
SNRI : serotonin-noradrenaline reuptake inhibitor(세로토닌 · 노르아드레날린 재흡수억제제)
SSRI : selective serotonin reuptake inhibitor(선택적 세로토닌 재흡수억제제)

ST합제 : sulfamethoxazole-trimethoprim 합제
SU제 : sulfonylurea agent(설포닐우레아제)
t-PA : tissue plasminogen activator(조직플라스마노겐활성제)
T3 : triiodothyronine(트라이아이오도타이로닌)
T4 : thyroxine(티록신)
TOM : therapeutic drug monitoring(치료약물 농도감시)
TNF-α : tumor necrosis factor-α(종양괴사인자-α)
TSH : thyroid stimulating hormone(갑상샘 자극 호르몬)
TX : thromboxane(트롬복세인)
VAS : visual analogue scale(시각 아날로그 척도)
VDT : visual display terminals(영상 화면 단말기)
VLDL : very low-density lipoprotein(초저밀도 리포단백질)
VRE : vancomycin-resistant enterococci(반코마이신 내성 장구균)
WHO : World Health Organization(세계보건기구)

찾아보기

• 한글

ㅊ · ㅋ

ㅌ · ㅍ

• 영문

D · E · F

G · H · I

K · L · M

N·O·P·Q

R·S

T·V·W·X

기타

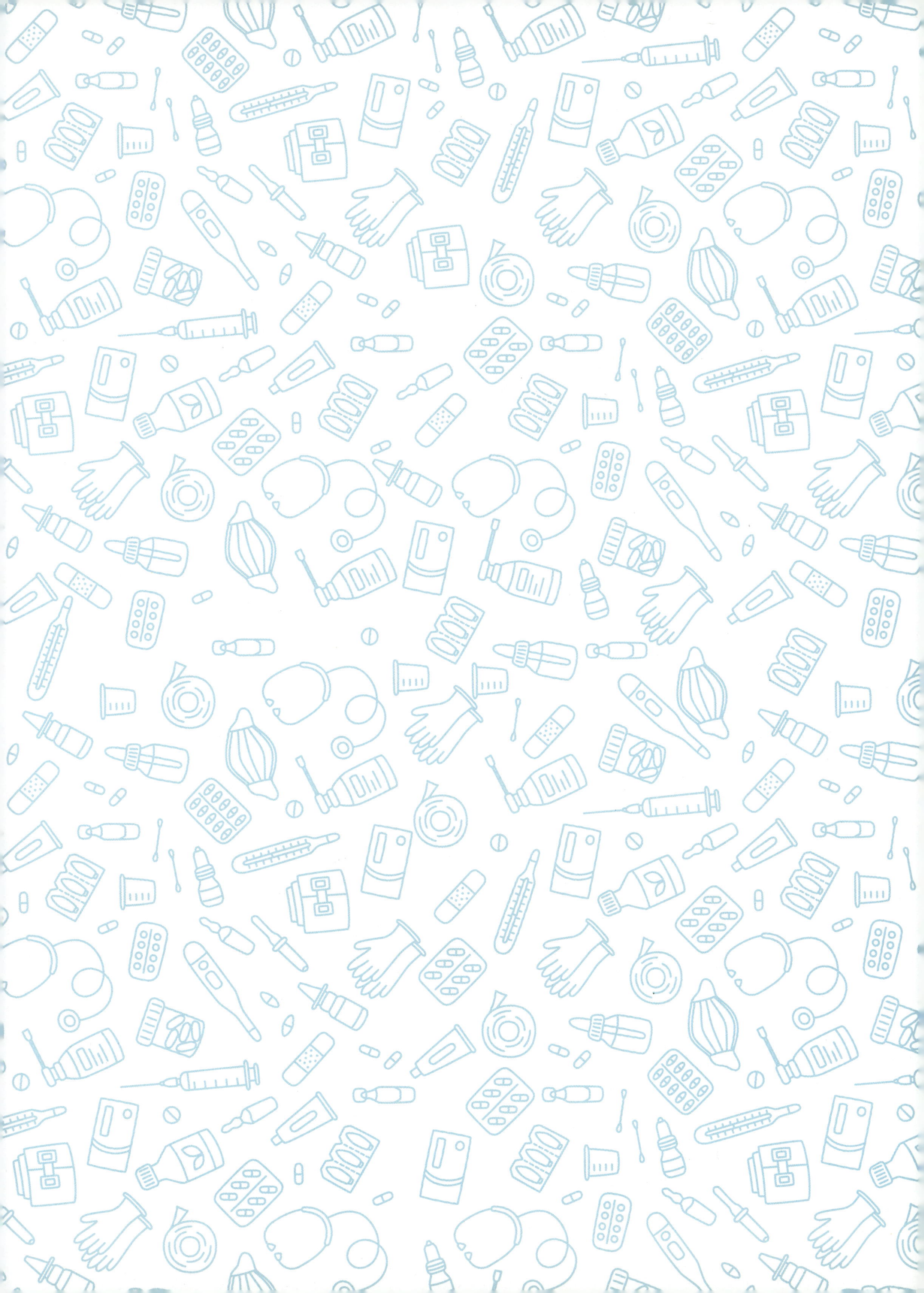

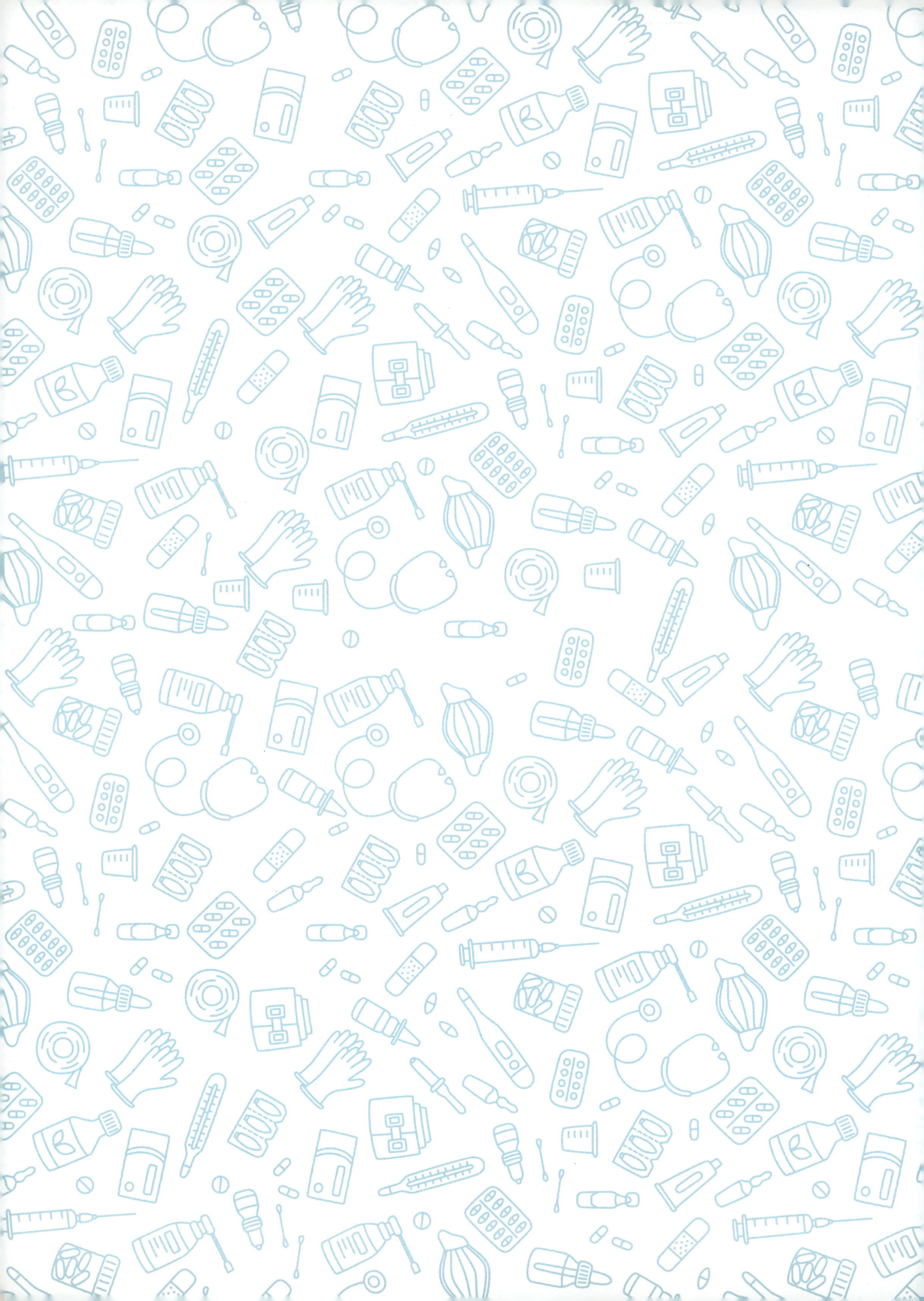